感染制御の基本がわかる
微生物学・免疫学

著／増澤俊幸

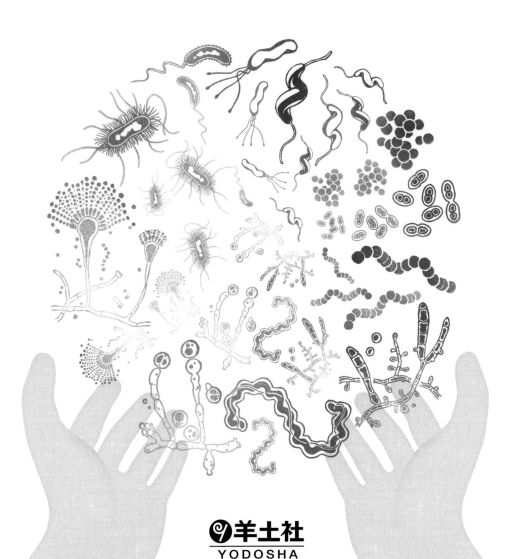

羊土社
YODOSHA

■**正誤表・更新情報**

https://www.yodosha.co.jp/textbook/
book/6643/index.html

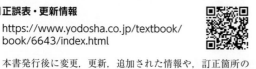

本書発行後に変更，更新，追加された情報や，訂正箇所のある場合は，上記のページ中ほどの「正誤表・更新情報」からご確認いただけます．

■**お問い合わせ**

https://www.yodosha.co.jp/
textbook/inquiry/index.html

本書に関するご意見・ご感想や，弊社の教科書に関するお問い合わせは上記のリンク先からお願いします．

序

　これまで30年以上にわたり看護師・薬剤師教育のための微生物学の授業を行ってきました．その体験から，学生は「病原微生物の名前をたくさん覚えなければならないきつい科目」と思っていると感じてきました．

　この教科書の執筆は，ひょんなことから持ち上がりました．別の教科書の打ち合わせで来られた編集者との会話のなかで，さまざまな教科書の書評を行い，「この教科書はここがいいよね」とか，「この教科書はここを変えたらもっといいのにね」というような，たわいもない話のなかから，よりコンパクトな新しい微生物学の教科書を作る話にまで発展しました．医療職を目指す学生にとって，この科目の最も重要な到達目標は「病原微生物の感染制御法について理解する」ことです．

　そうこうしている間に，新型コロナウイルス感染症（COVID-19）のパンデミックが起こり，医療や介護施設などにおける感染制御の重要性を再認識させられることになりました．そこで，一歩踏み込んで，手指消毒やマスクの脱着，個々の病原微生物による院内感染対策などの説明を加えて，感染制御法の実施を意識した理解も本書の到達目標に加えました．もちろん，これらは実習でも学ぶことと思いますが，病原微生物学のなかで学ぶことで，その必要性や意義も理解しやすいのではないかと思います．この他にも看護師国家試験に出題されたことがある箇所に黄色のアンダーラインを引いたり，院内感染症の原因となる微生物に重要アイコンをつけたり，感染症に関する情報検索サイトのリストを付録としてつけたりすることで，これまでにない教科書になったと思います．

　最後に，院内感染症の制御について貴重なご意見をいただきました千葉科学大学看護学部の梅田君枝先生，上杉英生先生，冨樫千秋先生に感謝申し上げます．また，芸術作品ともいえる素晴らしい表紙オブジェを作成された判子作家の京楽堂片山瑳紀様にも感謝いたします．そして，編集者の田頭氏にはさまざまな斬新なアイデアを提供していただきました．この教科書の執筆がとても楽しいものとなりました．

　まったく新しい教科書なので，忌憚ないご意見をいただけると幸いです．本書で学んだことが医療の現場に立った際にも，意義あるものになることを願っています．

2020年8月

増澤俊幸

目次概略

感染制御の基本がわかる 微生物学・免疫学

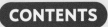
CONTENTS

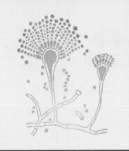

病原体の各論編 ※チェック問題は各章末にあります

第7章 細菌学各論 116

第8章 ウイルス学各論 146

感染症の臨床編

※チェック問題は章末にあります

コラム

本書の使い方

1 アンダーラインについて

本書では，看護師国家試験において出題頻度の高い内容や各章の重要なポイントを，黄色のアンダーラインで示しています．学習にお役立てください．

2 検索アイコン（🔍検索）について

書籍内容に関する最新情報がわかるサイトを示しています．詳細は，巻末の付録「感染症，病原微生物，免疫，治療などに関する情報サイト」をご確認ください．

3 重要アイコン（重要!）について

院内感染症の原因となる重要な微生物を示しています．

4 側注（★）について

用語解説もしくは用語に関する補足情報を記載しています．

5 参照（●）について

他のページに解説がある場合，その参照先を示しています．

6 チェック問題について

章の最終ページにあるチェック問題で学習の振り返りができます．

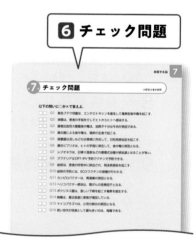

6 チェック問題

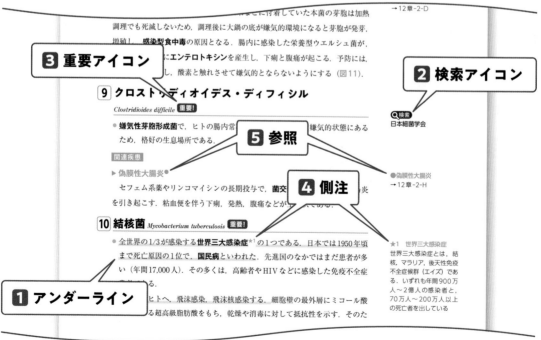

→12章-2-D

調理でも死滅しないため，調理後に大鍋の底が嫌気的環境になると芽胞が発芽，増殖し，**感染型食中毒**の原因となる．腸内に感染した栄養型ウエルシュ菌が，にエンテロトキシンを産生し，下痢と腹痛が起こる．予防には，し，酸素と触れさせて嫌気的とならないようにする（図11）.

3 重要アイコン

9 クロストリディオイデス・ディフィシル

Clostridioides difficile 重要!

● 嫌気性芽胞形成菌で，ヒトの腸内常 嫌気的状態にあるため，格好の生息場所である．

5 参照

関連疾患

▶ 偽膜性大腸炎●

セフェム系薬やリンコマイシンの長期投与で，菌交 炎を引き起こす．粘血便を伴う下痢，発熱，腹痛などが

4 側注

10 結核菌 *Mycobacterium tuberculosis* 重要!

● 全世界の1/3が感染する**世界三大感染症**★1の1つである．日本では1950年頃まで死亡原因の1位で，**国民病**といわれた．先進国のなかではまだ患者が多い（年間17,000人）．その多くは，高齢者やHIVなどに感染した免疫不全症

1 アンダーライン

ヒトへ，飛沫感染，飛沫核感染する．細胞壁の最外層にミコール酸 超高級脂肪酸をもち，乾燥や消毒に対して抵抗性を示す．その

2 検索アイコン

🔍検索
日本細菌学会

● 偽膜性大腸炎
→12章-2-H

★1 世界三大感染症
世界三大感染症とは，結核，マラリア，後天性免疫不全症候群（エイズ）である．いずれも年間900万人〜2億人の感染者と，70万人〜200万人以上の死亡者を出している

※上記の紙面はイメージです

感染症の基本編

ここで学ぶこと

学習の意義

医療の現場には，病原微生物に感染した患者と，身体の抵抗力が低下して感染を受けやすい状態の患者が共存し，感染事故が起こりやすい環境にある．医療の現場における感染制御は，医療者に課せられ義務である．この前提があって，はじめて病気の治療が実現できることは新型コロナウイルス感染症のパンデミックからも理解できよう．

感染症の制御を実現するためには，まずさまざまな病原微生物の基本的な特性（感染経路や各種滅菌消毒に対する感受性など）を理解することが必要である．そこから，最適な感染制御方法が見つかるはずである．この「感染症の基本編」を学ぶことで，医療者として感染制御を行ううえで，何をなすべきかを学びとってほしい

第1章 微生物学・免疫学の発展の歴史

- ◎ 肉眼で見ることのできない微生物が感染症の原因であることを，どのような現象から人類が知りえたのかを説明できる．
- ◎ 病原微生物の制御や感染症の治療法の発見・発明の歴史，およびそれに伴う死亡原因の変化との関連を説明できる．
- ◎ 感染症の現状と解決すべき問題について説明できる．

1 微生物とは

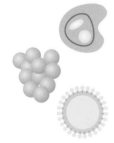

微生物とは，肉眼で見ることができないほど小さな生き物の総称である．肉眼の分解能（内眼で見える限界）は0.2 mmとされるため，微生物はこれより小さい生き物ということになる．土壌，海，空気中など地球上のいたるところに生息しており，さらにはわれわれの体の表面や体内にも存在する．微生物は多種多様で，さまざまな病気を引き起こす．一方で，抗生物質などの感染症の治療薬やさまざまな物質生産，アルコール飲料や味噌，醤油などの発酵食品の製造に利用される有用な微生物も多い．

このような小さな微生物を人類はどのようにして発見したのだろうか．また，どのようにして感染症の原因となることを明らかにし，その治療法を編み出してきたのであろうか．微生物学を学ぶにあたって，まずその歴史を知るところから学習をはじめよう．

2 微生物学・免疫学の発展の歴史

1 微生物学の歴史

1）伝染病の発見

微生物学の歴史は感染症の歴史でもある（図1）．そのはじまりを考えると，古代まで歴史をさかのぼる．かつて疫病（現在の感染症）は神罰によるものと恐れられていた．ギリシャ時代になると，疫病は汚れた空気により起こるとする**ミアズマ説**[★1]が生まれた．その後，14世紀にはヨーロッパを中心にペスト（黒死病）の大流行が起こり，ヨーロッパの人口の1/3である約2,000万人が死亡した．このときペストの患者を看病した者にさらに感染が広まったことから，

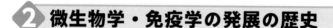

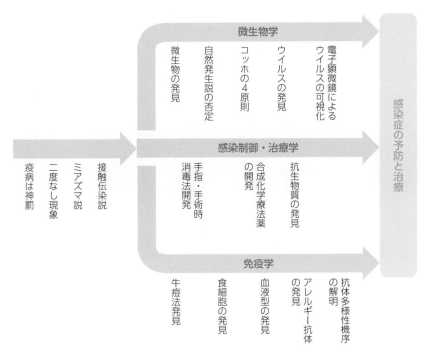

図1 微生物学・免疫学の発展の歴史

患者との接触が病気の原因と考えられるようになった．さらに，16世紀にはコロンブスによるアメリカ新大陸の発見がなされ，そこからもたらされた梅毒<rt>ばいどく</rt>がヨーロッパに蔓延<rt>まんえん</rt>した．この梅毒が広まった理由については，患者との性的接触が原因と考えられた．これらのことから，患者との接触で感染が起こるとする**接触伝染説（コンタギオン説）**[★2]が中心となっていった．このように，この時代においては"病気が伝染する"，つまり"伝染病"というものがあることは既知の事実であった．しかし，その伝染病が何によって広まっているのか，その原因は不明であった．

2）微生物の発見

17世紀になるとロンドン王立協会の物理学者**フック**（Hooke，1635〜1703年）が，複数のレンズを組み合わせた複式顕微鏡を使ってコルクが小さな部屋からなることを発見した．修道院の小部屋に似ていることからこれをCell（細胞）と名付けた．他にもさまざまな動植物を観察し，スケッチとして残し，1665年『顕微鏡図譜（Micrographia）』として出版した．1670年頃にはオランダの**レーウェンフック**（Leeuwenhoek，1632〜1723年：図2）が単レンズを使用した顕微鏡を考案した．この顕微鏡は単レンズでありながら，フックの複式顕微鏡より倍率や解像度が高く，口腔内や水溜りの水などの中に今日でいうところの原生動物，藻類，酵母，細菌などを発見することにつながった．微生物の世界の存在を明らかにしたことから，レーウェンフックは「微生物学の父」とよ

★2 接触伝染説（コンタギオン説）
イタリアの医師フラカストロによって16世紀に提唱された説で，「伝染病は目に見えない伝染源によって広められる」とするもの．これは現在の解釈とほぼ同じである

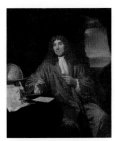

図2 レーウェンフック

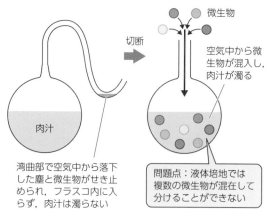

微生物

切断

空気中から微生物が混入し，肉汁が濁る

肉汁

湾曲部で空気中から落下した塵と微生物がせき止められ，フラスコ内に入らず，肉汁は濁らない

問題点：液体培地では複数の微生物が混在して分けることができない

図4　白鳥の首フラスコの実験
「微生物学」（大橋典男／編），p16，羊土社，2020より引用

ばれている．しかし，この時点ではこの小さな生物が，ヒトを死に至らしめるような重大な感染症の原因になるとの考えには至らず，微生物のような下等生物は自然発生するとの考え方（**自然発生説**）が主流であった．

3）病原微生物・有用微生物の発見

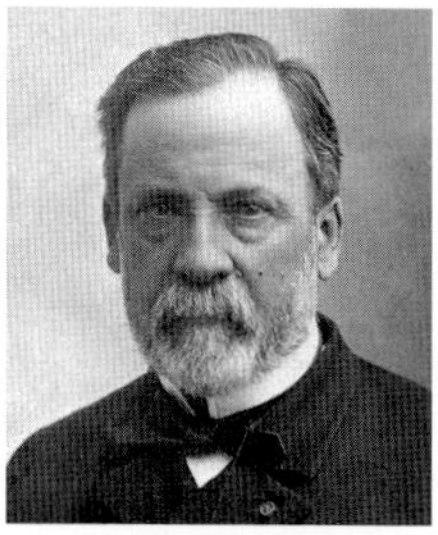

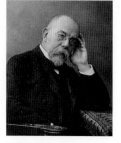

図3　パスツール

　19世紀になると，フランスの**パスツール**（Pasteur，1822〜1895年：図3）が，微生物は微生物から生まれるのであって自然発生はしないことを示すために，有名な白鳥の首フラスコの実験を行った（図4）．これは肉汁をベースとした液体培地が入った「白鳥の首」フラスコを煮沸し，空気の出入りは妨げないように管の口を閉じないで長時間放置するというものである．フラスコ内に微生物はいないが，増殖に必要な材料はそろっている状態である．結果，培地は濁らず，無菌の状態を保った．しかし，このフラスコの曲がった首を切断すると，またたくまに微生物が増殖した．この実験から，微生物は空気中にすでに存在し，培地に混入し，増殖するのであって，自然に生まれるわけではないことが示された．また，パスツールは，ブドウの絞り汁がアルコールを含むワインに変わるのは，酵母のアルコール発酵によることを突き止めるとともに，ワインなどの腐敗を防ぐ低温殺菌法（パスツリゼーション）を開発した．さらに，狂犬病，ニワトリコレラに対するワクチン（後述）を開発した．これらの研究成果をもとに，微生物が，ヒトや動物に感染する病原体である可能性を示唆した．

4）病原細菌の発見

　ドイツの医師**コッホ**（Koch，1843〜1910年：図5）は，腐ったジャガイモにさまざまな色のカビが生えている様子をヒントに，ゼラチンなどで固めてつくった固形培地を発明した．そして培地上に微生物の集落（コロニー）を形成させる

図5　コッホ

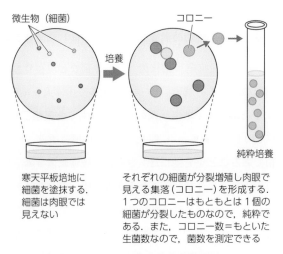

図6　固形培地を用いた微生物の単離方法
「微生物学」（大橋典男/編），p16，羊土社，2020より引用

寒天平板培地に細菌を塗抹する．細菌は肉眼では見えない

それぞれの細菌が分裂増殖し肉眼で見える集落（コロニー）を形成する．1つのコロニーはもともとは1個の細菌が分裂したものなので，純粋である．また，コロニー数＝もといた生菌数なので，菌数を測定できる

純粋培養

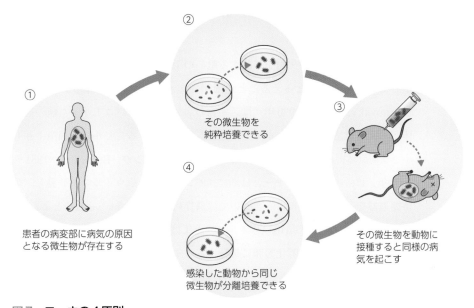

① 患者の病変部に病気の原因となる微生物が存在する

② その微生物を純粋培養できる

③ その微生物を動物に接種すると同様の病気を起こす

④ 感染した動物から同じ微生物が分離培養できる

図7　コッホの4原則

ことにより，細菌を純化し単離する純粋培養法を考案した（図6）．純粋培養した細菌を実験動物に接種することで病原性を確認し，さらには病気とその細菌との関連性を科学的に証明するため，**コッホの4原則**を提起した（図7）．すなわち，特定の病原体がある疾患の原因菌であることを証明するためには，次の4条件を満たさなくてはならない．

- ①その病原体が常にその疾患の病変部から検出されること
- ②病変部からその病原体が純粋培養されること
- ③純粋培養した病原体を感受性のある動物に接種したとき，もとと同じ病変

が観察されること

● ④実験的に感染させた動物の病変部から，再び同じ病原体が検出されること

　この4条件により，炭疽菌，結核菌，コレラ菌など現在でも重要な多くの病原菌を発見したのである．また，コッホは数多くの偉大な細菌学者を育てた．日本を代表する細菌学者で破傷風菌の発見者である**北里柴三郎**（1853～1931年：図8）がその1人である．北里は，コッホの研究所で，破傷風菌が酸素を嫌う嫌気性菌であることを発見した．さらに，破傷風菌毒素，ジフテリア菌毒素に対する抗毒素血清を作製し，これらが破傷風，ジフテリアの治療に有効であることを示した．この発見は生体防御タンパク質である**免疫グロブリン（抗体）**●の発見でもある．ジフテリアに関する研究はドイツの**ベーリング**（Behring, 1854～1917年）との共同研究であったが，ベーリングのみが第1回のノーベル賞を受賞した．北里の弟子であった赤痢菌の発見者である**志賀潔**（1871～1957年）や**野口英世**（1876～1928年）もこの分野で活躍した．

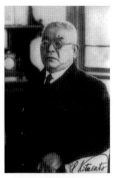

図8　北里柴三郎

●免疫グロブリン（抗体）
→4章-5-3

5）ウイルスの発見

　光学顕微鏡が病原微生物を確認する唯一の手段であった時代には，これより小さな病原体の姿をとらえることが困難であった．ロシアの**イワノフスキー**（Ivanovsky, 1864～1920年）は，植物の病気であるタバコモザイク病の病原体が，細菌を濾しとることができる濾過器をすり抜けることから，細菌よりも小さな病原体であることを示した．オランダの**ベイエリンク**（Beijerinck, 1851～1931年）は，イワノフスキーとは別にタバコモザイク病ウイルスを発見し，細菌濾過器を通過する性質にもとづいて濾過性病毒（filterable virus）とよんだ．後に，これにちなんでvirus（ウイルス）とよばれるようになった．これらの実体をとらえるために，孵化鶏卵に接種するウイルス培養法が開発され，インフルエンザウイルスが分離された．さらには，1931年にドイツの**クノール**（Knoll）と**ルスカ**（Ruska）により電子顕微鏡が発明され，ウイルスの構造を見ることができるようになった．

2　感染制御と治療学

1）消毒と感染制御方法の発見

　19世紀前半，ハンガリーの医師**ゼンメルワイス**（Semmelweis, 1818～1865年：図9）は，助産院で産褥熱のため死亡した妊婦と，検死解剖の際に誤って自らの指に傷を負った後に死亡した友人医師の病状が似ていることに気がつき，検死死体由来の何らかの因子により，この致死的疾病が起こったと推定した．この時代にはまだ病原体は発見されておらず，医師は検死解剖を行ったその手でそのままお産にも対応していた．そこでゼンメルワイスは，解剖室から妊婦

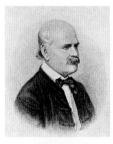

図9　ゼンメルワイス

の検診に向かう際にはカルキ（次亜塩素酸カルシウム）による消毒を行うことを提案した．この措置により産褥熱の患者は激減したが，一方医師の手指が汚染されているとの考えは多くの医師には受け入れがたいものであった．その結果，この方法は全く理解されず，ゼンメルワイスは不遇な生涯を終えた．後にこの手指消毒が感染防止に重要であることが明らかになると，消毒法および院内感染予防の先駆者とされ，「院内感染予防の父」「母親たちの救い主」とよばれるようになった．

　19世紀中頃から麻酔法が進歩し，外科手術がさかんに行われるようになったが，その一方で，手術後の傷口が化膿し敗血症を起こし，死亡する人が増加していた．イギリスの外科医**リスター**（Lister，1827〜1912年）は，パスツールの研究成果やゼンメルワイスの論文をもとに，フェノールで手術器具などを消毒することによって，敗血症による死亡率を下げることに成功した．彼の開発した消毒法は今日の無菌手術の基礎となっており，この功績によりビクトリア女王より男爵（Sir）の称号が与えられた．また，食中毒の起因菌の一種であるリステリアは彼を記念して命名されたものである．

2）抗菌薬の発見

　19世紀後半，コッホにより病原微生物の培養法が確立されると，その増殖を阻止する物資の探索がはじまった．コッホの弟子であったドイツの**エールリッヒ**（Ehrlich，1854〜1915年）は選択毒性[★3]を満たす化学物質の探索を行った．そして1909年，秦佐八郎（はたさはちろう）（1873〜1938年）とともについに梅毒の治療薬サルバルサンを発明した．実際には有機ヒ素化合物であるサルバルサンは副作用が強く，今日では使用されない．さらに，ドイツの**ドーマク**（Domagk，1895〜1964年）が，合成化学療法薬プロントジルはレンサ球菌感染症の治療に有効であることを発見した．後に，これはプロントジルの生体内代謝産物が抗菌作用を示していることが明らかとなった．本剤は今日でもサルファ剤として使用されている．1929年にイギリスの医師**フレミング**（Fleming，1881〜1955年：図10）は青カビからペニシリンを発見し，微生物が産生する抗微生物薬である**抗生物質**（antibiotics）を発見した．これが現在の感染症の化学療法の礎となっている．

3 免疫学の歴史

1）ワクチンの発見

　このように微生物の研究が進む一方，医学的な観点からは「どのようにすれば伝染病を予防できるか」という，後の免疫学にもつながることが考えられてきた．その突破口となったのはイギリスの医師**ジェンナー**（Jenner，1749〜1823年）によるワクチンの発見である．

　それまで伝染病の予防の観点では，痘瘡（とうそう）に一度罹（かか）ると二度と罹らないという

★3　選択毒性
病原微生物に毒性を示すが，生体の細胞に対する毒性は低い

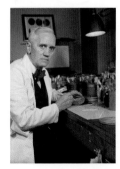

図10　**フレミング**

二度なし現象の存在が，紀元前1000年頃のインドで知られていた．痘瘡患者の膿を塗りつけて人為的に感染させ，発病後運よく回復すれば感染予防が成立するという命がけの予防法が行われていたのである．そこでジェンナーは，ウシの痘瘡（牛痘）に感染した搾乳婦はヒトの痘瘡に罹らないことに着目し，より安全な牛痘の膿を接種する予防接種法を確立した（牛痘法）．弱毒化された病原体を接種することで，その疾患に対する免疫を獲得するという**ワクチン**の機序を，経験的に発見したのである．つまり，これは世界ではじめてのワクチンの使用であったといえる．ワクチン（Vaccine）の名前は，牛痘法を発見したジェンナーの業績をたたえ，ラテン語のVacca（雌牛の意）が由来となっている．しかし，この時代にはどのような機序で二度なし現象が起こるのかは全く不明であった．これは後の免疫学の発展により，はじめて明らかとなる．

2）自然免疫と獲得免疫の発見

ロシアの生物学者**メチニコフ**（Mechnikov，1845〜1916年）は，ミジンコが細菌などを取り込むこと，それを消化する細胞がミジンコの体内に存在することを発見した．この細胞を食細胞●と命名し，この**食菌現象**が生体防御の機序の1つであるとして「食細胞学説」を発表した．この現象は，現在の免疫学では**自然免疫**●とよばれる感染初期の生体防御システムである．

一方，二度なし現象に代表される**獲得免疫**●の本体の1つである抗体は，北里とベーリングにより破傷風菌抗毒素として見出された．また，同僚のエールリッヒは，この抗体の産生理論として側鎖説を唱えた．すなわち，白血球はその細胞表面にさまざま抗原受容体を側鎖としてもっており，抗原により刺激を受けると，この受容体が過剰生産され血液中に分泌されたのが抗体であるとの仮説である．この理論が誤りであることが，後にラントシュタイナーの研究で明らかになる．無限とも思われるさまざま抗原に対応する抗体がどのようにつくられるかは100年以上説明ができなかった．詳細な抗体産生理論は，利根川進や本庶佑らの研究から明らかになった（p19，コラム）．

3）血液型の発見

オーストリア・ハンガリーの医師であった**ラントシュタイナー**（Landsteiner，1868〜1943年）は，他人の血液同士を混ぜると血球が凝集して固まる現象を発見し，そのメカニズムの解明を試みた．血液を赤血球と血漿に分けて，おのおのの血球に別人の血漿を加えると，凝集する組み合わせと，凝集しない組み合わせがあることを見出した．そして北里が発見した抗体が，この現象にかかわっていることを突き止めた．すなわち，凝集は血漿中の抗赤血球抗体が引き起こしているのである．赤血球が凝集を起こす組み合わせにもとづいて，今日の**ABO式血液型**●を発見した．以降，血液型不適合輸血による死亡事故が劇的に

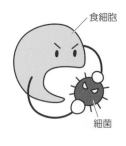

食細胞

細菌

●食細胞
→4章-4-3

●自然免疫
→4章-4
●獲得免疫
→4章-5

●ABO式血液型
→4章-8-1

減少したことから，**輸血革命**とよばれる．

4）アレルギー抗体の発見

　　石坂公成（1925〜2018年）・**照子**（1926〜2019年）夫妻は，ジョンズホプキンス大学において，ブタクサに対してアレルギーをもつ患者の血清からその原因となる因子の精製を試みた．石坂夫妻は，花粉症の患者血清よりアレルギーの原因とおぼしき微量の抗体を抽出し，これを抗原である花粉抽出物と混ぜた後，自らの背皮内に注射した．狙い通り背中は赤く腫れ上がり，アレルギー抗体 **IgE●** を発見した．アレルギー抗原と IgE 反応物が，生体内の好塩基球を刺激しヒスタミンを放出させた結果，アレルギーの一病態である皮膚の発赤が起こることを自らの身体を使用した人体実験で再現されたのである．IgE の "E" はこの抗体が紅斑（erythema）を惹起することに由来する．アレルギーの原因が免疫のしくみにあることを明らかにした，免疫学の歴史上の大発見であった．

●IgE
→4章-5-3

❸ 感染症の現状

　　日本における死亡原因の年次推移を示した（図11）．戦後すぐは，結核が死亡原因の圧倒的第1位であった．その後，抗結核薬が開発され，また栄養状態や生活環境の改善なども進み，結核による死亡者は激減した．抗菌薬の発明で結核などの感染症が治療できるようになったことで，平均寿命は長くなり，その結果高齢者が増えた．それにより，2018年には，悪性新生物（がん）が死亡原因の第1位，さらに心疾患が第2位，脳血管疾患が第3位，老衰が第4位となった．感染症としては，肺炎が第5位になっている．これは，高齢者の死亡原因として誤嚥性肺炎などが多いためである．高齢者の肺炎予防のため，現在，肺炎球菌ワクチンとインフルエンザワクチンが定期接種に指定されている．

近年の日本人研究者の業績

利根川進（1939年〜）：遺伝子再構成により多様な抗原と反応する抗体タンパク質生成の分子遺伝的機序を解明し，1987年ノーベル生理学・医学賞を受賞した．

大村智（1935年〜）：真菌より抗生物質アベルメクチンを発見し，それをもとに抗寄生虫薬**イベルメクチン**を開発した．犬のフィラリア症や，アフリカ諸国で問題であった人のオンコセルカ症（河川盲目症）に劇的な効果があった．その功績が認められ2015年ノーベル生理学・医学賞を受賞した．

本庶佑（1942年〜）：抗体を用いた医薬品（免疫チェックポイント阻害剤**ニボルマブ**）を発見し，がん治療に応用した功績で，2018年にノーベル生理学・医学賞を受賞した．また，抗体のクラススイッチの機序を明らかにした．

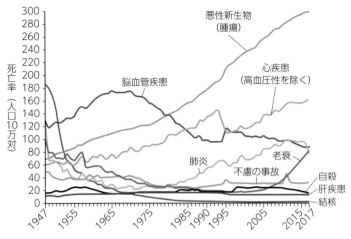

2017 年の日本の三大死因と，それに続く死因別死亡率の順位は以下	
悪性新生物	(27.8%)
心疾患	(15.2%)
脳血管疾患	(8.2%)
老衰	(7.6%)
肺炎	(7.2%)
不慮の事故	(3.0%)
誤嚥性肺炎	(2.7%)
腎不全	(1.9%)
自殺	(1.5%)
血管性および詳細不明の認知症	(1.5%)
その他	(23.4%)

図11　主な死因別にみた死亡率（人口10万対）の年次推移

注：1) 平成6（1994）年までの「心疾患（高血圧性を除く）」は，「心疾患」である
　　2) 平成6・7（1994・1995）年の「心疾患（高血圧性を除く）」の低下は，死亡診断書（死亡検案書）（平成7年1月施行）において「死亡の原因欄には，疾患の終末期の状態としての心不全，呼吸不全等は書かないでください」という注意書きの施行前からの周知の影響によるものと考えられる
　　3) 平成7（1995）年の「脳血管疾患」の上昇の主な要因は，ICD-10（平成7年1月適用）による原死因選択ルールの明確化によるものと考えられる
　　4) 平成29（2017）年の「肺炎」の低下の主な要因は，ICD-10（2013年版）（平成29年1月適用）による原死因選択ルールの明確化によるもとの考えられる

「平成30年（2018）人口動態統計月報年計（概数）の概況」（厚生労働省）を改変して転載

　一方，開発途上国では，結核，マラリア，エイズ（後天性免疫不全症候群）で亡くなる人は，2014年の1年間に，それぞれ150万人，44万人，120万人と推定されており，感染症は重要な疾病であり続けている．2019年に出現した新興感染症である新型コロナウイルス感染症（COVID-19）は，全世界の感染者1億2000万人，死者270万人に達し，世界最大の感染症となった（2021年3月）

　また，抗菌薬などの開発で一度は治療できるようになった細菌性感染症でも，**薬剤耐性菌**●の出現により治療に難渋する例が増えている．ひととおりのめぼしい抗菌薬が見つかってしまった現在では，耐性菌に有効な新しい抗菌薬の開発は容易ではなくなっている．このため，今ある抗菌薬に対するAMRが出現しないよう，乱用を控え，必要なときにだけ適正に抗菌薬を使用することが求められている．

●薬剤耐性菌
→6章-2-7

第1章

チェック問題

※解答は巻末参照

以下の問いに○または×で答えよ.

☐☐ **Q1** ゼンメルワイスは, 手指の消毒が感染制御に有効であることに気がついた.

☐☐ **Q2** 液体培養では純粋な細菌の培養を得ることができない.

☐☐ **Q3** 日本において結核は, かつては死亡原因の1位であった.

☐☐ **Q4** 抗菌薬の開発で感染症が治療できるようになり, 新たな抗菌薬の開発は望まれていない.

☐☐ **Q5** 抗生物質をはじめとする抗菌薬は, 多くの感染症の治療に有効なので, 使用を拡大するべきだ.

第2章 微生物学の基礎（生物学的特徴）

ポイント

◎ 真核生物（動物や植物，真菌を含む）と原核生物（細菌）の細胞構造の違いを説明できる．

◎ 原虫・真菌・細菌（リケッチアやクラミジア，マイコプラズマを含む），ウイルスの大きさ，構造，増殖の特徴などの違いを説明できる．

◎ 細菌の増殖に影響を及ぼす因子に何があるか説明できる．

◎ ウイルスの特異な増殖様式を説明できる．

◎ プリオンの本体を説明できる．

1 生物の分類

　生物は，その形態や生化学的あるいは生理学的な性質にもとづいて分類されてきた．その基本単位となるものは，**種**（species）である．さらにその上位は属，科，目，綱，門，界，ドメインにまとめられる（表1）．

　微生物のみならず，すべての動物，植物などの**学名**は，「分類学の父」とよばれる**リンネ**（Linné，1702〜1778年）の**二名法**により表記される．すなわち，属名と種小名（細菌の場合は種形容語）の組み合わせによる表記で，イタッリク体（斜体）で記す．人でいえば，属名は姓，種小名は名になぞらえることができる．

　生物の分類法は，古くからあり，ヘッケルやホイタッカーによって提案されてきたが（p23，コラム），遺伝子の配列解析が容易になった現代では，従来の形態や構造にもとづく分類ではなく，遺伝情報にもとづく分類が行われている

表1　二名法の例

分類階級		例：ヒト	例：黄色ブドウ球菌
domain	ドメイン	真核生物（Eukaryota）	細菌（Bacteria）
kingdom	界	動物界（Animalia）	―
phylum	門	脊索動物門（Chordata）	フィルミクテス門（Firmicutes）
class	綱	哺乳綱（Mammalia）	バシラス綱（Bacilli）
order	目	霊長目（Primate）	バシラス目（Bacillales）
family	科	ヒト科（Hominidae）	ブドウ球菌科（Staphylococcaceae）
genus	属	ヒト属（*Homo*）	ブドウ球菌属（*Staphylococcus*）
species	種	ヒト（*Homo sapiens*）	黄色ブドウ球菌（*Staphylococcus aureus*）

通常，学名は，属名＋種小名で表記される．

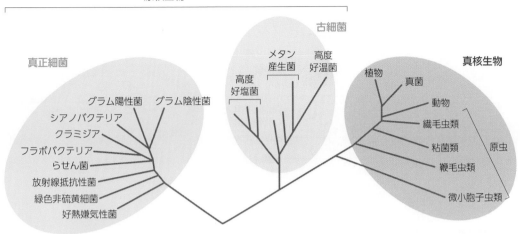

図1　3ドメイン説
「薬学領域の病原微生物学・感染症学・化学療法学　第4版」（増澤俊幸，河村好章／編），廣川書店，2018を参考に作成

（図1）．具体的には，1990年**ウーズ**によって提案された**3ドメイン説**で，生物を3つのドメイン[*1]分類したものである．すなわち，**真正細菌**（Bacteria），**古細菌**（Archaea），**真核生物**（Eukaryota）の3つに分ける方法である．

★1　ドメイン
界より上位の分類階級．遺伝情報の進化の違いを反映した分類

② 真核細胞と原核細胞の相違点

生物は，細胞の特徴から**真核生物**と**原核生物**の大きく2つに分けることができる[*2]．動物や植物，真菌，原虫は真核細胞からなる真核生物である．真核細胞の構造は，**核膜**で仕切られた核，ミトコンドリア，ゴルジ体，小胞体などの**細胞小器官**，**80Sリボソーム**[*3]（40Sサブユニット＋60Sサブユニット）などを有し，複雑な構造をとる（図2，表2）．一方，細菌は単細胞の原核細胞からなる原核生物である．細菌に代表される原核細胞の構造は，むき出しの染色体が細胞質に核様体として浮遊して存在し，核膜は存在しない（図2，表2）．少し小型の**70Sリボソーム**（30Sサブユニット＋50Sサブユニット）をもってい

★2
前述の3ドメイン説に則ると，原核生物はさらに真正細菌と古細菌に分けることができる

★3　80Sリボソーム
リボソームは大小2つのサブユニットからなる構造体で，Sは沈降速度をあらわす単位である．真核生物のリボソームは80Sリボソームとよばれるが，細菌や古細菌はそれよりやや小さく70Sリボソームとよばれる．沈降速度は分子量や形態と密接に関係するため，30Sと50Sのサブユニットからなるリボソームが80Sとなるわけではない

三界説と五界説

ヘッケルは，生物を動物界，植物界，原生生物界の三界に分類する三界説を提案した．三界説では，微生物は，原生生物界に分類される．その後，さらに分類が見直され，ホイタッカーによって，動物界，植物界，菌類界，原生生物界，およびモネラ界よりなる五界説が提案された．その分類は栄養生産の違いに着目したものである．微生物である原虫や一部の単細胞の真菌は原生生物界に，細菌はモネラ界に分類される．

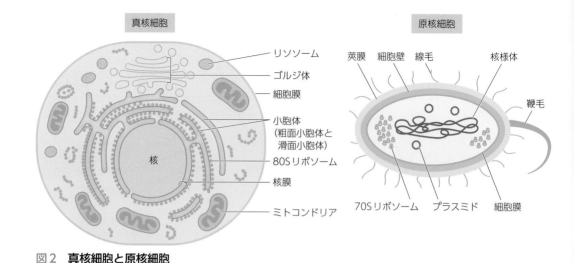

図2 真核細胞と原核細胞
植物や真菌は細胞膜の外側に細胞壁をもつ.

表2 真核生物と原核生物，ウイルスの構造の比較

	真核生物（動物，植物，真菌，原虫，藻類）	原核生物（真正細菌，古細菌）	ウイルス（細胞生物ではない）
核膜	あり	なし	なし
ゲノム（染色体）	複数，直線状DNA	1本，環状DNA	DNA または RNA
リボソーム	80S（40S＋60S）	70S（30S＋50S）	宿主細胞のリボソームを利用
ミトコンドリア	あり	なし	なし
細胞壁	なし（植物・真菌は保有）	あり	なし
細胞壁の主成分	セルロース，グルカン，マンナン，キチンなど	ペプチドグリカン	なし

る．エネルギー（アデノシン三リン酸：ATP）の産生装置であるミトコンドリアを有しない．ミトコンドリアをもたない細菌ではATP産生酵素系は細胞膜に存在する．

❸ 微生物の生物界における位置づけ

　まず，本書において"微生物"として取り扱うものとしては，**原虫**，**真菌**，**細菌**である．細菌には，一般的な細菌とはやや性質の異なるリケッチア，クラミジア，マイコプラズマ，スピロヘータも含まれる．また，**蠕虫**は多細胞動物の寄生虫であるが，その虫卵は顕微鏡的大きさであるため，ここで取り扱う．なお，本書においては，生物とはいえないウイルス（Virus）とプリオン★4も扱う．

　大きさは，原虫10〜100 μm，酵母5〜10 μm，細菌1 μm程度，ウイルス20〜300 nm程度である．細菌までは光学顕微鏡で観察できるが，ウイルスは

★4　プリオン
正常なプリオンタンパク質の構造が異常化，蓄積することで致死的病気の原因となる（後述）

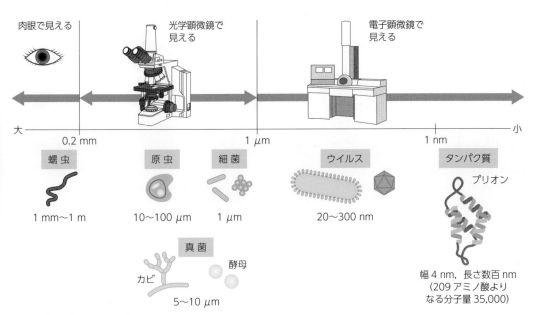

肉眼で見える　　　　光学顕微鏡で見える　　　　電子顕微鏡で見える

大　　　　　　　　　　　　　　　　　　　　　　　　　　　　小
　　0.2 mm　　　　　　　　　　1 μm　　　　　　　　　　1 nm

蠕虫　　　　原虫　　　　細菌　　　　ウイルス　　　　タンパク質
1 mm〜1 m　10〜100 μm　1 μm　　20〜300 nm　　　　プリオン

真菌
酵母
カビ
5〜10 μm

幅4 nm，長さ数百 nm
（209アミノ酸より
なる分子量 35,000）

図3　微生物の大きさ比べ
「微生物学」（大橋典男／編），p14，羊土社，2020より引用

電子顕微鏡を用いてはじめて見ることができる（図3）.

　第1章で，"微生物"は肉眼で見ることができない（0.2 mm以下）小さな生物の総称であると述べたが，その実態はそれぞれ細胞構造が異なる生物の寄せ集めである. 生物は3つのドメイン，真正細菌，古細菌，真核生物に分けられるが，微生物はどこに分類されるのか，種類ごとに見ていきたい.

　原虫，真菌は真核生物に，細菌は原核生物に分類される. 古細菌には，高度好塩菌，メタン産生菌，高度好温菌など特殊環境微生物が分類される（図1）. この遺伝系統解析から動物，植物，真菌などからなる真核生物は，細菌より古細菌により分類が近いことが明らかになった.

　これよりはるか以前，1970年に**マーグリス**は，真核生物の起源は，古細菌に近い生物（原始的真核細胞）に好気性細菌が細胞内寄生しミトコンドリアとなったことに由来すると考えた. これが動物細胞の起源であり，さらにシアノバクテリアが寄生し葉緑体となることで植物細胞の起源となったとの説，**細胞内共生説**を提唱した（図4）. それが，後にミトコンドリアDNAや葉緑体DNAの解析から正しいことが証明された.

4 微生物の特徴

　微生物の大枠をつかんだあとは，その特徴について説明したい. なお，さらに細かい分類や特徴については「病原体の各論編」にて学ぶ.

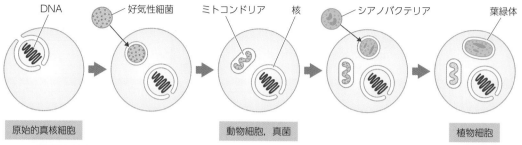

図4　細胞内共生説
原始的真核細胞に好気性細菌が，細胞内寄生し，共生化しミトコンドリアになった．
シアノバクテリア（光合成能のある細菌）が，細胞内寄生し，共生化し葉緑体になった．
「微生物学」（大橋典男／編），p14，羊土社，2020より引用

1 原虫（真核生物）

　単細胞の**原虫**（**原生動物**）と，多細胞の動物である**蠕虫**を合わせて**寄生虫**とよぶ．寄生とはある寄生生物が，別の生物（宿主）の表面や体内に入り，害を与えて増殖することをいう．衛生環境の整った今の日本では寄生虫症の発生は多くはない．一方で，開発途上国ではいまだ重要な感染症である．

　原虫は細菌に比べはるかに大型で，10〜50 μmの運動性のある従属栄養動物性単細胞の真核生物である．偽足[★5]により運動する**根足虫類**（アメーバ），数本の鞭毛（後述）により運動を行う**鞭毛虫類**，有性生殖[★6]と無性生殖[★7]を交互に営む**胞子**[★8]**虫類**や，多数の繊毛で運動する**繊毛虫類**の4種類に分類できる（図5）．病原性のある栄養型が，環境の変化により抵抗力の強い感染性の嚢子（シスト）[★9]に形を変えることもある．これらの一部はヒトや動物に寄生する寄生虫の仲間である．

1）原虫の細胞構造

　基本的構造は動物細胞と同じである．核は核膜に包まれ，80Sリボソームを有し，真核生物としての特徴を備えている．原虫の外側を占める原形質は，根足虫類ではゲル状で，運動，摂食，排泄などのすべての機能を担っている．さらにこれが分化して，さまざまな器官や偽足，鞭毛，繊毛，口器などを形成する原虫を鞭毛虫類や繊毛虫類とよぶ．

2）原虫の増殖

　原虫の増殖様式は，その種類により大きく異なる．根足虫類，鞭毛虫類，線毛虫類は無性生殖により分裂して増殖する．根足虫類の赤痢アメーバ，鞭毛虫類のランブル鞭毛虫は，母虫体が二分裂して2個の娘虫体となって増殖する．一方，マラリア原虫は，一度に多数の娘虫体に分裂する．トキソプラズマでは細胞が等分に二分裂するのではなく，母虫体から小さな娘虫体が芽が出るように成長し，やがて分裂する出芽で増殖する．さらには，マラリア，トキソプラズ

★5　偽足
原生動物の原形質から形成される一時的な突起

★6　有性生殖
精子と卵子の接合によって，新たな遺伝子の組み合わせをもつ個体が生じる生殖方法

★7　無性生殖
一個体の生物の体の一部あるいは細胞が，単独で新個体を形成する生殖方法．単細胞生物では細胞分裂によって，多細胞生物ではその体が大きく2つに割れて数を増やす場合がある

★8　胞子
無性生殖を行う生殖細胞の1つ．胞子をつくって増殖する原虫を胞子虫類とよぶ

★9　嚢子（シスト）
原生動物が膜を被って一時的な休眠状態に入ったもの

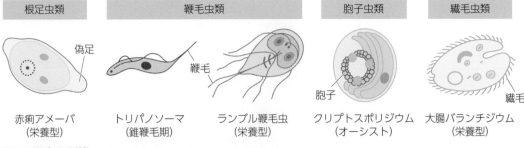

根足虫類	鞭毛虫類		胞子虫類	繊毛虫類

偽足

鞭毛

胞子

繊毛

赤痢アメーバ
（栄養型）

トリパノソーマ
（錐鞭毛期）

ランブル鞭毛虫
（栄養型）

クリプトスポリジウム
（オーシスト）

大腸バランチジウム
（栄養型）

図5　原虫の形態

マなど胞子虫類では，無性生殖の他に，有性生殖を行うものがある．

2 真菌（真核生物）

　真菌は，多細胞性の**キノコ・カビ**，単細胞性の**酵母**など多様な形態を示す真核生物である．細胞外に分解酵素を分泌して有機物を消化し，その栄養源を細胞表面から摂取する従属栄養微生物[★10]である．真菌の種類は十数万種にのぼるがヒトの病気を引き起こすのは一部である．古くから人類は，真菌の二次代謝産物を味噌，醤油，酒，パンなどの発酵食品の製造や，抗生物質の生産に利用してきた．一方，病原真菌には二次代謝産物として**カビ毒（マイコトキシン）**を産生するものがあり，食中毒や発がんなどの原因となる．また，真菌の胞子を吸入することで喘息の原因になることもある．

★10　従属栄養微生物
エネルギー源として有機化合物を必要とする微生物．これに対し二酸化炭素などの無機化合物を利用して自ら有機物を合成できる微生物は独立栄養微生物という

1）真菌の形態と細胞構造

　真菌は真核生物に属し，原核生物の細菌とは大きく細胞構造が異なっている．基本的に単細胞生物であるが，細胞分化が進んでおり多様な形態を示す．発育様式から**菌糸型**と**酵母型**の2つに分けられる（図6）．菌糸は管状の構造をした細胞であり，このような菌糸から構成される多細胞の菌類は**糸状菌**ともよばれる．俗にいうカビは，糸状菌のことを指している．酵母は，球状または卵形の単細胞で増殖する形態である．パンやアルコール醸造に利用される．

　真菌は，細胞内に核膜に包まれた核とミトコンドリア，小胞体などの細胞小器官を有する（図7）．リボソームは80Sで，動植物と同じである．また，細胞膜の外側に強固な細胞壁を有する．細胞壁は細菌ではペプチドグリカンでできているが，真菌の細胞壁は**β-D-グルカン**や**キチン**などからできている．

2）真菌の増殖

　真菌の増殖は複雑である．酵母型真菌では，二分裂増殖あるいは出芽増殖する．菌糸型では，菌糸体が分裂して増殖し，さらには**胞子**を形成し，これを散布することで一度に多くの子孫を増やすことができる．真菌は基本的には無性生殖で増えるが，多くの真菌は有性生殖も行うことができる．無性生殖では，

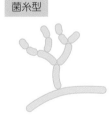

菌糸型

酵母型

図6　真菌の形態
菌糸型，または酵母型の形態をとる．菌種によっては，発育温度や環境中と生体内で異なる形態をとるものがある（二形性真菌）

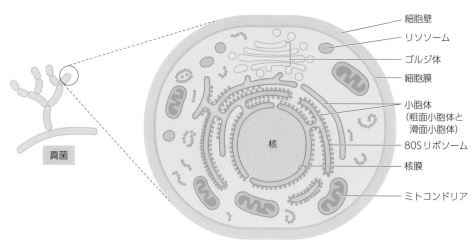

図7 真菌の細胞構造
細胞壁は，β-D-グルカン，キチンなどからなる．

親細胞から，分裂したり胞子を形成して，遺伝的に全く同一の子孫（クローン）が増殖する．つまり一個体で増殖できるため効率がよい．一方，有性生殖では二個体のそれぞれの配偶子が接合して，新しい遺伝子の組み合わせをもつ子孫が生まれる．すなわち有性生殖を行うことで，より優良な性質をもつ個体が生まれる可能性がある．これが積み重なって進化につながる．

3 細菌（原核生物）

細菌（真正細菌）は原核生物であり，動物・植物・真菌・原虫などとは細胞の構造が大きく異なり，より単純である．特に真核細胞との決定的違いは，核膜が存在せずむき出しのDNAが**核様体**として細胞質に存在することである．また，リボソームの大きさは，**70S**（30Sサブユニット＋50Sサブユニット）であり，真核生物の80Sよりやや小さい．また，ミトコンドリアや小胞体，ゴルジ体などの細胞小器官はない．進化の過程を考えれば，原核生物は真核生物よりも原始的な生物である．

1）細菌の形態

細菌の形態は，顕微鏡観察により球状の**球菌**，棒状の**桿菌**，らせん型の**らせん菌**に分けることができる（図8）．また，顕微鏡で観察したときの菌の並び方により，双球菌，四連球菌，ブドウ球菌，レンサ球菌のように分けることもある．

2）細菌の細胞構造

細菌は**核（核様体）**，**細胞壁**，細胞膜，細胞質，**莢膜**，それに付属する**鞭毛**，**線毛**[*11]などからなる（図2右）．

★11
原虫の繊毛とは異なる

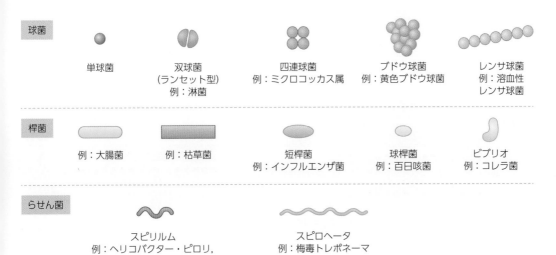

図8　細菌の形状と配列

◎ 核（核様体）

　細菌の核には核膜がなく，DNAは細胞質にむき出しで存在する．そのため**核様体**とよばれることもある．この他に，核様体以外の小さな遺伝子**プラスミド**（二本鎖の環状DNA）を細胞質にもつものもある．プラスミドには，薬剤耐性遺伝子が存在することがある．

◎ 細胞壁

　細菌は，細胞膜の外側に**ペプチドグリカン**を主成分とする強固な細胞壁を有する．真核生物である植物や真菌も細胞壁を有するが，その主成分はそれぞれセルロース，グルカンやマンナンでできており，細菌とは異なる．ペプチドグリカンを含む細胞壁の構造は，後述のグラム染色法による染め分けに関連する．グラム陽性菌の細胞壁は1層で，その主要な成分は厚いペプチドグリカン層とそれを支える鉄骨の役割を果たすタイコ酸である．一方，グラム陰性菌では，細胞壁が2層に分けられ，内側の薄いペプチドグリカン層の外側に，さらに外膜が存在する．外膜の外葉は**リポ多糖体**（lipopolysaccharide：**LPS**）を含み，内葉はリン脂質よりなるヘテロ二重層構造をとる（図9）．

▶ ペプチドグリカン

　N-アセチルグルコサミンとN-アセチルムラミン酸のヘテロ二糖のくり返し構造を横糸とし，N-アセチルムラミン酸に結合するテトラペプチドを縦糸とする**ムレインモノマー**を基本構成単位とする．ムレインモノマーの相対する鎖のテトラペプチドがお互いに架橋し縦糸を形成する．ペプチドグリカンをブロック塀にたとえれば，ムレインモノマーはそのブロック1つ1つである．このような網目状構造をとることで，強固な細胞壁を形成している（図10）．

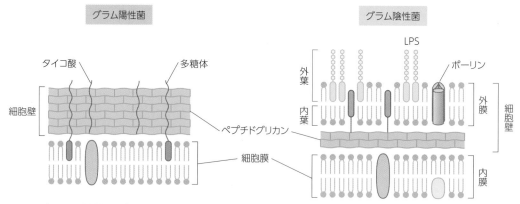

図9　グラム陽性菌とグラム陰性菌の細胞壁構造比較
グラム陽性菌は，細胞壁（厚いペプチドグリカン層）と細胞膜からなる．
グラム陰性菌は，細胞壁（薄いペプチドグリカン層と外膜）と細胞膜（内膜）からなる．
「はじめの一歩のイラスト感染症・微生物学」（本田武司／編），p64，羊土社，2011より引用（外葉と内葉という言葉は著者による追記）

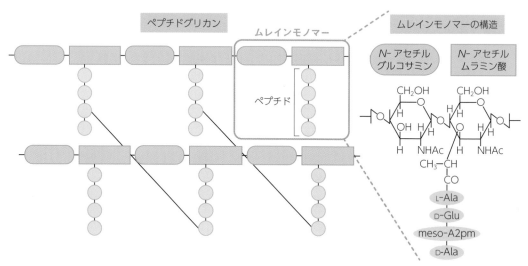

図10　ペプチドグリカンの構造
「シンプル微生物学　改訂第6版」（小熊惠二，他／編），南江堂，2018を参考に作成

▶ リポ多糖体（LPS）

　細胞壁の内側より**リピドA**，**コア糖鎖**，**O抗原糖鎖**よりなる（図11）．O抗原糖鎖は，大腸菌やサルモネラ属菌，コレラ菌などの同一菌種内での抗原型別による分類（**O血清型分類**）にも利用される．最もよく知られたO血清型は腸管出血性大腸菌O157やO1コレラ菌などである．また，LPSは**内毒素（エンドトキシン）**ともよばれる．これが汚染された注射液として血液中に直接入ると発熱を引き起こし（**発熱物質，パイロジェン**），重症となると**播種性血管内凝固症候群**（disseminated intravascular coagulation：**DIC**）を呈し死亡することもある．この内毒素作用の活性本体は，リピドAである．LPSは菌体が溶菌などで壊れると，血液中に拡散し，より激しい発熱を引き起こす（図12）．

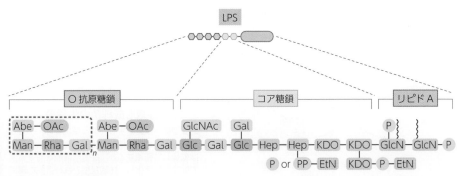

図11　LPSの構造

リポ多糖体（LPS）は内側よりリピドA（内毒素活性成分），コア糖鎖，O抗原糖鎖（O血清型分類に利用）からなる．Abe：アベコース，OAc：アセチル基，Man：マンノース，Rha：ラムノース，Gal：ガラクトース，GlcNAc：N-アセチルグルコサミン，Glc：グルコース，Hep：グリセロマンノヘプトース，KDO：2-ケト-3-デオキシオクトン酸，EtN：エタノールアミン，GlcN：グルコサミン，P・PP：リン酸，〜〜〜：脂肪酸

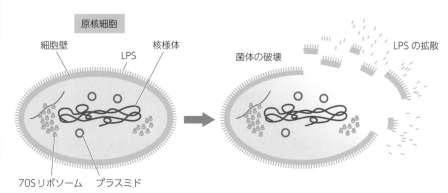

図12　内毒素の拡散

グラム陰性菌の細胞壁成分であるリポ多糖体（LPS）などが，菌体の破壊（溶菌）で血液中に放出されると，発熱などの急性炎症を起こす．

◎ 莢膜

　莢膜は細胞壁の外側にある多糖などでできた厚い膜である．宿主に感染したときに食細胞に貪食されるのを阻害する働きがある．細菌の鎧のようなものである．莢膜を有する肺炎球菌は食菌を逃れて増殖し，肺炎を起こす．

◎ 鞭毛

　鞭毛は，菌体の周囲に1本から数本出ている．大腸菌などはこれを鞭のように回転させて推進力を得ている．すべての細菌が鞭毛をもっているわけではない．鞭毛のないブドウ球菌などは自ら移動することができない．

◎ 線毛

　線毛は宿主の細胞表面などに接着するために必要である．線毛を失った淋菌では，病原性が失われることが知られている．

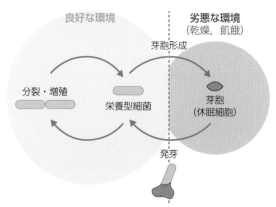

図13　芽胞形成細菌の生活環

栄養型は，栄養や水分がある環境では，二分裂で増殖できる．環境が悪化すると，通常の細菌は乾燥して死滅するが，芽胞形成能を有する菌では芽胞に変化し，休眠状態となり過酷な環境を生き延びる．芽胞は栄養や水分が与えられると栄養型にもどり，増殖をはじめる．

◎ 芽胞

　通常の分裂可能な状態の細胞を**栄養型**とよぶ．多くの栄養型細菌は，70℃，1分間の加熱で死滅する．一方，バシラス属菌，クロストリジウム属菌では，生存環境が乾燥し栄養物や水分が枯渇すると**芽胞**という休眠細胞に変わる．芽胞は厚い殻で覆われており，100℃の加熱や乾燥，消毒液に対しても抵抗し生存することができる．ただし，芽胞のままでは分裂増殖することができない．芽胞に水分や栄養分が与えられると再び二分裂増殖可能な栄養型にかわり，分裂して増殖する．芽胞形成する有名な細菌としては，炭疽菌や食中毒の起因菌として重要なボツリヌス菌，ウエルシュ菌，セレウス菌などがある．滅菌温度や時間は，芽胞を殺菌できる条件に設定されている（図13）．

3）細菌の毒素

　細菌がヒトや動物に感染し病態を形成するうえで，産生する毒素は重要な役割を担っている．毒素には，**外毒素**と**内毒素**がある．

◎ 外毒素（エクソトキシン）

　細菌が産生し菌体外に分泌されるタンパク質毒素である．タンパク質性であるため熱に対して比較的不安定で，加熱により容易に失活する．それぞれの組織に特有の毒性をもっており，**腸管毒素**，**神経毒素**，心臓毒素などに分けられる．またその毒素活性から麻痺毒素，溶血毒素，下痢毒素，嘔吐毒素などに分類される．

▶ 腸管毒素

　黄色ブドウ球菌の腸管毒素（**エンテロトキシン**）は，嘔吐中枢を刺激して，嘔吐や下痢を起こす．タンパク質毒素であるが例外的に耐熱性で，100℃，10分間の加熱に耐える．

▶ 神経毒素

　ボツリヌス毒素と**破傷風毒素**は，神経末端のシナプスからの神経伝達物質の

放出を阻害する．ボツリヌス毒素では興奮性神経伝達物質であるアセチルコリンの放出を阻害するため，結果として骨格筋の弛緩性麻痺が起こる．一方，破傷風毒素は抑制性神経伝達物質であるγ-アミノ酪酸（GABA）の放出を阻害するため神経細胞の過興奮が生じ，結果として骨格筋の硬直痙攣麻痺が起こる．

▶ トキソイド

これらの毒素を化学処理などで無毒化したものを**トキソイド**という．このトキソイドを予防ワクチンとして接種することで，毒素に対する抗体を人工的に産生させ感染防御することができる．ジフテリア毒素や破傷風毒素に対するトキソイドがDPT三種混合ワクチン[★12]に使用されている．

◉ **内毒素（エンドトキシン）**

グラム陰性菌の細胞壁成分であるLPSが活性本体である．LPSが直接血液中にはいると**発熱作用（パイロジェン作用）**を示す．感染宿主内で菌体が壊れるとLPSを含む破片が血液中に散布される（図12）．LPSは免疫担当細胞を刺激して，インターロイキン1（IL-1）や腫瘍壊死因子（TNF-α）などの炎症性サイトカイン産生を刺激する．炎症性サイトカインにより，高熱や悪寒，戦慄，血圧低下などのショック症状（**エンドトキシンショック**）を引き起こす．このような症状がさらに進行すると播種性血管内凝固症候群（DIC）とそれに続く多臓器不全などが起こり，致死率はきわめて高い．

LPSは経口摂取しても問題にならないため，飲料水（無菌ではなく一定数の細菌などを含む）を飲んでも発熱はしないが，直接血管内に入ると発熱を起こす．注射用水は発熱物質を除去（パイロジェンフリー）するために，逆浸透膜を用いた超濾過法による精製後に滅菌を行っている．さらに，注射用水にLPSの残留がないことを，カブトガニ血球成分のゲル化反応などの発熱物質試験（パイロジェンテスト）で確認してから出荷される．また，LPS阻害作用を有する抗菌薬ポリミキシンBは外用軟膏として化膿の治療などに使用されている．

4）細菌のグラム染色

グラム染色は最も基本的な細菌の分類・鑑別方法の1つである．この方法で紫に染色される**グラム陽性菌**と赤に染色される**グラム陰性菌**に分けることができる（図14）．まず，クリスタルバイオレットで染色すると，すべての細菌が染色される（図14①）．続いてルゴール液（ヨウ素－ヨウ化カリウム溶液）処理するとクリスタルバイオレットと複合体を形成し不溶物となって細菌に固着する（図14②）．さらに，アルコールで脱色処理を行うとグラム陽性菌はそのまま紫色が残るが，グラム陰性菌は紫色の色素が脱色されてしまう（図14③）．このままでは観察しにくいので，さらにサフラニン，またはフクシンなどの赤色色素をかけて染色する（図14④）．これを**対比染色**とよぶ．この結果，グラ

★12　DPT三種混合ワクチン
ジフテリア，百日咳，破傷風に対する混合ワクチン．現在定期接種では，ここにポリオを加えた四種混合（DPT-IPV）ワクチンを接種することになっている

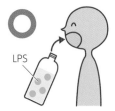

飲むのはOK！

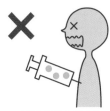

血液に入るとダメ！

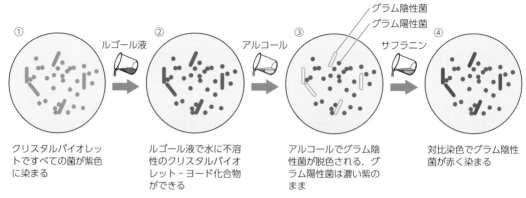

①	ルゴール液	②	アルコール	③ グラム陰性菌 グラム陽性菌	サフラニン	④

クリスタルバイオレットですべての菌が紫色に染まる

ルゴール液で水に不溶性のクリスタルバイオレット‐ヨード化合物ができる

アルコールでグラム陰性菌が脱色される．グラム陽性菌は濃い紫のまま

対比染色でグラム陰性菌が赤く染まる

図14　グラム染色法の染めわけ機序
「微生物学」（大橋典男／編），p20，羊土社，2020より引用

ム陽性菌は紫色に，グラム陰性菌は赤色に染まることになる．この鑑別のメカニズムは細胞壁のペプチドグリカン層の構造の違いに由来する．すなわち，グラム陽性菌では厚いペプチドグリカン層が紫色の色素を保持しているのに対して，グラム陰性菌ではアルコール脱色の際，脂質よりなる外膜が溶解してしまい，薄いペプチドグリカン層に保持されているクリスタルバイオレットが流出してしまうのである．

5）細菌の増殖

　細菌は**二分裂増殖**する．細菌が分離し，細胞数が2倍になる時間を**世代時間**という．最適な栄養条件，最適な温度条件下で，細菌の増殖速度は動物細胞に比べて著しく速い．動物細胞の世代時間は20〜24時間であるのに対し，大腸菌の世代時間は16〜30分である．ここで世代時間を仮に20分とすると，1つの細菌から培養を開始して11時間後（33世代後）には100億個まで増える計算になる（図15）．食中毒の起因菌である腸炎ビブリオは世代時間が10分で，きわめて増殖が速い．一方，結核菌の世代時間は非常に長く15時間前後かかる．1個の細菌が数億個にまで増殖すると，それは菌の集団となって肉眼で見える大きさとなる．これを**コロニー**とよぶ．コロニーは，もともとは1個の細菌が分裂して増殖したものであり，1つのコロニーを形成する細菌はすべて同じ性質（クローン）である．

6）細菌の増殖因子

　増殖に必要な因子として，**水分**，**温度**，**水素イオン濃度（pH）**，**酸素分圧**，**塩濃度（イオン強度）**などが影響する．

◉水分

　細胞の80％は水分である．そのため，乾燥下では，一般の細菌は死滅する．食品を乾燥することで，細菌の増殖を抑え保存食とすることができるのはその

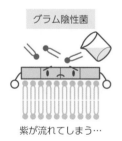

グラム陽性菌

アルコール

＼紫のまま！／

グラム陰性菌

紫が流れてしまう…

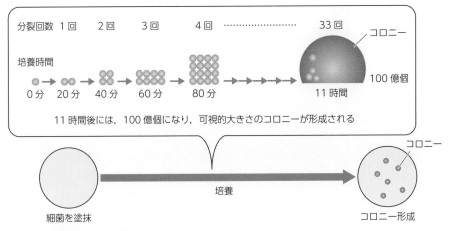

図15 細菌の二分裂増殖とコロニー形成
平板培地に細菌を塗抹して培養する．一晩の培養中に，1世代時間ごとに1回分裂し，その都度菌数は倍になる．1個の細菌は，倍々に増え，一晩の培養後は肉眼で確認できる菌塊（コロニー）となる．1つのコロニーは，もともとは1個の細菌が分裂増殖したものであるため，コロニー数はもともといた菌の数を反映する．

ためである．魚の干物はその例である．しかし，一部の芽胞形成能があるバシラス属の炭疽菌などやクロストリジウム属のボツリヌス菌，ウエルシュ菌などは，芽胞となって生存できる．

◉ 温度

　細菌の種類により増殖可能温度は異なるが，多くの病原細菌はヒトの体温に近い37℃で良好に増殖する．しかし，これより低い温度でも増殖は可能である．例えば，手指の常在菌で，食中毒の起因菌でもある黄色ブドウ球菌は，幅広い温度で増殖可能で，4℃の冷蔵庫でもゆっくりだが増殖可能である．一方，性行為感染症の起因菌の1つである淋菌は，生体を離れて37℃以下の温度になると死滅する．このため，ヒトからヒトへ性行為を通じて直接感染するしかない．

◉ 水素イオン濃度（pH）

　多くの細菌は，pH 6.5〜8.5の中性域で増殖する．コレラ菌などのようにアルカリ性を好むもの，乳酸菌のように酸性を好むものもある．

◉ 酸素分圧

　細菌は酸素に対する性質により3種類に分けられる．増殖に酸素を必要とし，**呼吸**によりエネルギーを生み出す**好気性菌**，次に酸素存在下では死滅するため，無酸素下で**発酵**によりエネルギーを獲得する**偏性嫌気性菌**，そして酸素があれば酸素を利用して呼吸し，酸素がなければ発酵する**通性嫌気性菌**である．呼吸の方が発酵よりエネルギー産生効率がいいので，通性嫌気性菌は酸素存在下の方が増殖が速い．グルコースを分解しエネルギーを産生するが，最終的に二酸化炭素まで分解する呼吸に対して，発酵では不完全燃焼となり，グルコースの

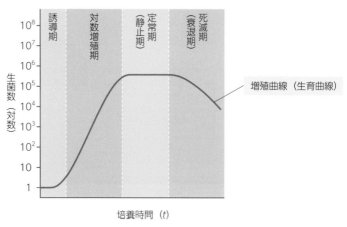

図16　増殖曲線

（図中のラベル）
誘導期　対数増殖期　定常期（静止期）　死滅期（衰退期）

生菌数（対数）

培養時間（*t*）

増殖曲線（生育曲線）

燃えかすとして，乳酸やアルコールなどの副産物ができる．ヒトはこれを乳酸飲料や酒として飲用している．なお，ヒトの腸内はほとんど無酸素状態にあるため，腸内細菌の多くは偏性嫌気性菌と通性嫌気性菌よりなる．大腸菌は通性嫌気性菌であるが，腸内では通性嫌気性菌より偏性嫌気性菌の方がはるかに多い．

◎ **塩濃度（イオン強度）**

　細菌は強固な細胞壁で包まれるため高塩濃度による浸透圧に耐えるが，塩濃度が高いと利用できる自由水[★13]が限られるため，増殖が抑制される．人類は太古より食品を塩漬けにする方法で，保存食としてきた．梅干し，塩辛，塩漬けのハムなどが腐りにくいのはこのためである．

7）細菌の増殖曲線

　細菌は，適当な栄養や温度，pH，酸素分圧などの条件が与えれば二分裂増殖する．しかし，培地に生菌を接種してもただちに二分裂増殖を開始するわけではない．細菌が分裂するためには，まず分裂に必要な栄養素の取り込みや，分裂にかかわる酵素などを産生するための時間が必要となる．このため，しばらく菌数の増加はみられない．この時期を**誘導期**とよぶ．誘導期が終了すると，細胞分裂の準備が完了し二分裂増殖がはじまる．一定時間ごとに菌数が2倍になっていくため，この期のことを**対数増殖期**とよぶ．ある程度まで菌が増殖すると，培養液中の栄養素がしだいに枯渇し，一方で有害な老廃物が蓄積し，細菌の分裂速度はだんだんと遅くなっていく（**定常期**または**静止期**）．そのまま放置しておくとだんだん菌が死滅する**死滅期**（**衰退期**）に入る（図16）．

★13　自由水
溶質分子に結合していない水．微生物が利用できるのは自由水である．これに対し，溶質分子が結合した（微生物が利用できない）水は結合水という．例えば，食品に食塩や砂糖を少し加えると腐りにくくなる．これは食塩や砂糖が食品中の「自由水」と結びついて「結合水（塩水，あるいは糖水）」となり，微生物が利用できない水分になったからである

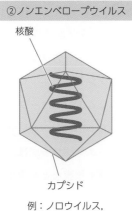

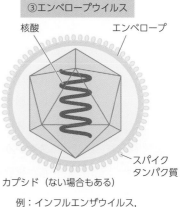

①バクテリオファージ

カプシド　核酸

尾線維

尾部プレート

②ノンエンベロープウイルス

核酸

カプシド

例：ノロウイルス，ロタウイルス

③エンベロープウイルス

核酸　エンベロープ

スパイクタンパク質

カプシド（ない場合もある）

例：インフルエンザウイルス，コロナウイルス

図17　ウイルスの構造

8）特殊な細菌

　特殊な細菌として，リケッチア，クラミジア，マイコプラズマ，スピロヘータがあげられる．**リケッチア**と**クラミジア**は，ともに生きた宿主細胞内でのみ二分裂で増殖する（偏性細胞内寄生性）．宿主細胞に寄生した結果，エネルギー産生や代謝にかかわる多くの遺伝子が不要となり失われた．リケッチアはダニなどの吸血性媒介動物を介して感染する．一方，クラミジアは飛沫感染する．これはリケッチアの細胞がきわめて弱い構造であるのに対し，クラミジアは乾燥などに耐える強固な構造を有しているためである．

　マイコプラズマは，細菌に特徴的な細胞壁を欠いた特殊な細菌である．そのため細胞壁合成を阻害する抗菌薬であるペニシリンなどは無効である．また，非常に小さいためウイルスのように細菌濾過器を通過してしまう．

　スピロヘータは，細長いらせん型の細菌で，スクリューのように菌体を回転させて遊泳運動を行う．鞭毛は，菌体外に露出せず細胞内にある．

4 ウイルス

　ウイルスは原核生物や真核生物とは全く異なる．細胞生物ではなく，電子顕微鏡を使わなければ見ることができないきわめて小さな病原体である．その実体は細胞構造をもたず，エネルギー産生系やタンパク質合成能ももたない，自己増殖ができない感染因子である．簡単に表現すれば，遺伝子であるDNAまたはRNAをタンパク質のカプセルに詰め込んだ，遺伝子カプセルということができる．ウイルスは，ヒトや昆虫を含む動物，植物，細菌などさまざまな生物に感染するが，それぞれ感染する宿主域が決まっている．細菌に感染するウイルスを特にバクテリオファージ★14とよぶ（図17①）．

★14　バクテリオファージ
「細菌を食べるもの」を意味する．感染を受けた細胞は溶菌する．代表的なものに，大腸菌に感染するλファージ，T4ファージなどがある

1）ウイルスの構造

　遺伝子であるウイルスゲノムはDNAまたはRNAのどちらか一方が含まれる．ウイルスの遺伝子を包み込む**カプシド**はタンパク質でできた殻であり，核酸と合わせて**ヌクレオカプシド**とよぶ．ウイルスの種類によっては，カプシドがさらに脂質二重層よりなる**エンベロープ**で包まれたものがある（エンベロープウイルス：図17③）．なお，エンベロープがないものをノンエンベロープウイルスという（図17②）．エンベロープは，ウイルスが宿主細胞から放出する際に宿主細胞由来の細胞膜や核膜などを獲得したものである．その形態には球形，弾丸状，糸状などがある．エンベロープの表面にはウイルスの遺伝子から発現した**スパイクタンパク質**があらかじめ埋め込まれている．

　スパイクはウイルスが宿主細胞に感染する際，宿主細胞表面の受容体と結合するのに必要である．ウイルスの臓器や細胞への親和性を決定する因子である．例えば，インフルエンザウイルスではエンベロープ上に赤血球凝集素（ヘマグルチニン）スパイクをもっており，これを利用して宿主細胞表面のシアル酸糖鎖と結合し接着し，細胞内に侵入する．

　加えて，ウイルス粒子内に酵素活性をもつ非構造タンパク質を含む場合がある．例えば，インフルエンザウイルスではRNA依存性RNA合成酵素，ヒト免疫不全ウイルス（HIV）などのレトロウイルスでは逆転写酵素などをカプシド内にもっている．

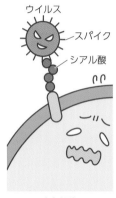

ウイルス
スパイク
シアル酸

宿主細胞

2）ウイルスの増殖（素材の合成と集合）

　ウイルスはタンパク質や核酸の合成が必要な材料を欠いているため宿主細胞を含まない人工の培養液中では増殖できない．そのため，生きた細胞に寄生し，その細胞の代謝酵素や材料，リボソームを利用してタンパク質や核酸などの自己成分を合成し増殖する．要するに，宿主細胞をウイルスの合成工場に変えてしまう．

　ウイルスの増殖過程は次の6段階に分けられる（図18）．

- **①吸着**：ウイルス表面にあるスパイクタンパク質を介して，宿主細胞膜上の受容体に結合し吸着感染する．
- **②侵入**：結合したウイルス粒子は細胞の貪食作用によって細胞に取り込まれるか，あるいはエンベロープウイルスの場合にはエンベロープと細胞膜が融合し細胞内に侵入する．
- **③脱殻**：細胞質に侵入したカプシドから殻タンパク質が取り除かれ，むき出しのウイルス核酸となる．これを脱殻とよぶ．この状態では宿主細胞内に完全なウイルス粒子が見えなくなることから，これ以後**暗黒期（エクリプス期）**とよぶ．

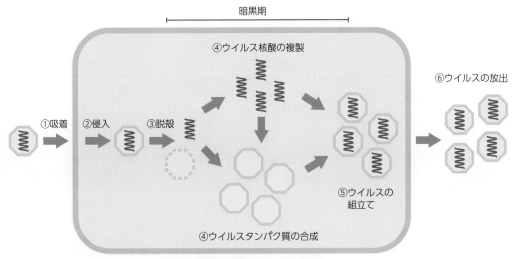

図18　ノンエンベロープウイルスの増殖（素材の合成と集合）
「微生物学」（大橋典男／編），p23，羊土社，2020より引用

- ●**④ウイルス核酸の複製とタンパク質の合成（素材の合成）**：ウイルス核酸の遺伝情報はmRNAに転写され，宿主細胞のリボソームでさまざまなウイルスタンパク質の合成が開始される．さらに合成されたウイルス核酸合成酵素を用いてウイルス核酸を合成する．その過程はウイルスの種類によって異なっている．
- ●**⑤組立て（素材の集合）**：宿主細胞中で複製されたウイルス核酸，合成されたウイルス粒子を構成するタンパク質が組み合わされ，完全なウイルス粒子が形成される．この段階で宿主細胞内に完成されたウイルス粒子が現れるため，暗黒期はここで終わる．
- ●**⑥放出**：エンベロープウイルスはスパイクタンパク質を細胞膜に導入し，この細胞膜をエンベロープとしてかぶったカプシドが細胞外に放出される．ノンエンベロープウイルスはそのまま膜を通過する．

3）ウイルス感染細胞の行方

　1つのウイルス粒子が1つの細胞に感染すると，10時間後には放出が起こり数百～数千個のウイルス粒子が生産される．ウイルスの感染を受けた細胞は最終的にはウイルスの放出によって崩壊してしまう．これをウイルスによる**細胞変性効果**とよぶ．一方，感染したウイルスに対して生体防御機構である免疫応答が起こると，ウイルス感染細胞は後述の細胞性免疫を担当する細胞傷害性T細胞などに攻撃され，感染細胞ごと排除される．その結果，ウイルスが駆逐される．ただし，C型肝炎ウイルスのように慢性感染するウイルスでは，感染肝細胞を細胞傷害性T細胞が攻撃して破壊し，慢性肝炎や肝硬変を起こす．このような慢性感染する一部のウイルスでは，感染細胞を無制限に増殖するように変

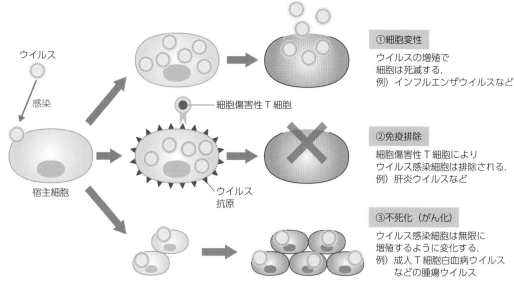

①細胞変性
ウイルスの増殖で
細胞は死滅する.
例）インフルエンザウイルスなど

②免疫排除
細胞傷害性T細胞により
ウイルス感染細胞は排除される.
例）肝炎ウイルスなど

③不死化（がん化）
ウイルス感染細胞は無限に
増殖するように変化する.
例）成人T細胞白血病ウイルス
などの腫瘍ウイルス

図19　ウイルス感染細胞の行方

えてしまうものがある（**不死化**）．この場合，細胞は**がん化**する．このような性
質をもつウイルスを，**がんウイルス**とよぶ．成人T細胞白血病ウイルス，ヒト
パピローマウイルス（子宮頸がんウイルス），C型肝炎ウイルス，B型肝炎ウイ
ルスなどがある（図19）．

4）ウイルスの培養

　ウイルスは人工の培養液では増殖させることができないので，宿主となる細
胞を培養しそれに感染させて増やす．宿主となる細胞としては動物個体そのも
の，孵化鶏卵，培養細胞が用いられる．動物としてはマウス，モルモット，ハ
ムスター，ニワトリ，ウサギ，サルなどが用いられる．ただ感染した動物個体
から大量のウイルスを回収することは容易ではない．

　孵化鶏卵を用いる場合は，発育途中にある受精卵の殻に穴を開け，注射器で
ウイルスを接種し感染させる．ウイルスを接種後2〜3日の培養で大量にウイ
ルスを得ることができる．インフルエンザワクチンの生産などに利用されて
いる．

　培養細胞としては，種々の動物細胞から作製された初代培養細胞や，あるい
は継代培養可能な株化培養細胞が用いられる．この場合は試験管内で細胞を培
養し，ウイルスを感染させる．多くのワクチンのウイルス培養に用いられてい
るが，いまだ培養不可能なウイルスも多くある．

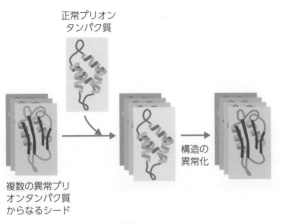

正常プリオン
タンパク質

複数の異常プリ
オンタンパク質
からなるシード

構造の
異常化

図20　プリオンの増殖過程
「微生物学」（大橋典男／編），p26，羊土社，2020より引用

5 プリオン

　プリオンは，タンパク質のみからなる感染性因子で，生物ではない．しかし，食品（例えば，狂牛病を発症したウシの肉）などを感染源として，増殖し疾病を引き起こすため，本章で取り扱う．正常なプリオンタンパク質は，ヒトの正常な細胞に存在し，特に脳神経に多く分布する．そのタンパク質の立体構造が，異常となった異常プリオンタンパク質を食物とともに摂取すると，これが複数個集合してシード（種）とよばれる凝集体を形成する．これが周りの正常なプリオンタンパク質を取り込んで異常なものに変え，どんどん蓄積していくと考えられている（**シード仮説**，図20）．神経などに異常プリオンタンパク質が蓄積し，**アミロイド斑**を形成するようになると，神経の変性が起こる．**牛海綿状脳症**（いわゆる狂牛病：**BSE**）や，ヒトの**クロイツフェルト・ヤコブ病**（Creutzfeldt-Jakob disease：**CJD**）の原因となる．現時点で治療法はない．

第2章

チェック問題

※解答は巻末参照

以下の問いに○または×で答えよ.

□□　**Q1**　ウイルスは，細菌より大きい.

□□　**Q2**　原核生物には核膜はない.

□□　**Q3**　真菌は，細菌に比べると細胞構造が動物や植物に近い.

□□　**Q4**　カビとは真菌のことである.

□□　**Q5**　酵母菌と大腸菌は近縁である.

□□　**Q6**　細菌は，グラム染色で2種に大別できる.

□□　**Q7**　増殖の速い細菌は，30分に1回細胞分裂する.

□□　**Q8**　すべての細菌は，栄養型から耐熱性の芽胞に変化できる.

□□　**Q9**　ウイルスは二分裂で増殖する.

□□　**Q10**　リケッチアはウイルスの仲間である.

第3章 微生物と感染症

ポイント

◎ 感染の成立過程について説明できる.
◎ 感染源から宿主への感染経路について説明できる.
◎ 感染源を絶つ,あるいは感染経路を遮断することが感染制御につながることを説明できる.
◎ 目に見えない微生物が,どのようにヒトや動物の体内に入り感染を広げるのかを理解することで,微生物を制御し,感染から身を守ることができる.

1 感染症とは

病原微生物（病原体）がヒトや動物などの宿主[★1]内に侵入し,定着した場合,これを**感染**（infection）という.その結果として起こった病気を**感染症**（infectious disease）という.特にヒトからヒトへ,あるいは動物からヒトへ感染しやすい感染症を,**伝染病**とよぶ.食品などの物品に微生物が付着することを**微生物汚染**（contamination）という.また,感染が主に起こる組織や部位により,肺や気道などに感染が起こる呼吸器系感染症,胃や腸管に感染が起こる消化器系感染症,生殖器や泌尿器に起こる性行為感染症,脳脊髄に起こる中枢神経系感染症,心臓などに起こる循環器系感染症,耳や鼻,目などに起こる感覚器感染症,全身性感染症,皮膚・軟部組織感染症などに分けられる（表1）.

★1 宿主
病原体の感染を受けるヒトや動物.ホストともいう

1 感染の成立

感染の成立には,3つの要因が必要である.病原体の出現元である**感染源**,そしてヒトなど感染をうける**宿主**の存在,そして感染源から宿主に至る**感染経路**である.感染を断つには,感染源をなくす.あるいは,感染経路を遮断すればよい（図1）.病原体が生体内に侵入する際の入り口は**侵入門戸**という（後述）.

病原体の宿主への侵入から発病に至る過程は,細菌感染を例にあげれば,病原体と①宿主の接触,②生体内への侵入,③生体内での拡散,④特定部位への定着と増殖,⑤組織傷害,⑥発病のように分けることができる.

2 感染症の一般的な経過

感染が成立してから発病までの無症候期間を**潜伏期間**とよび,感染が起こっていながら生体防御機構の働きで発病に至らない状態を**不顕性感染**という（表1）.病原微生物の侵入があっても,宿主の**免疫**（**生体防御機構**）が十分に働いていてこれを排除できれば,感染は起こらないが,病原性の強い微生物で

表1　感染症，感染の種類

臓器別の分け方	呼吸器系感染症，消化器系感染症，性行為感染症，中枢神経感染症，循環器感染症，感覚器感染症，全身性感染症，皮膚・軟部組織感染症	
発病の有無	ある	顕性感染
	なし	不顕性感染
経過の速度の違い	速い	急性感染
	遅い	慢性感染

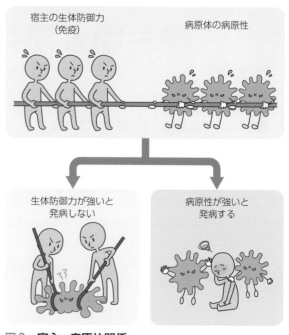

図2　宿主－病原体関係
「微生物学」（大橋典男／編），p27，羊土社，2020をもとに作成

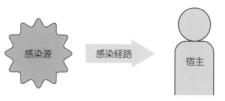

図1　感染の3要因

は，この生体防御機構を突破して感染を成立させる．また，免疫機能が未熟な乳幼児や，その機能が低下している高齢者，がん患者，免疫不全者などの**易感染性宿主**（compromised host）では，病原性の弱い微生物に対しても感染，発病してしまう．このような生体防御機構の破綻によって起こる感染症を**日和見感染症**（後述）という．このように感染とは，病原体側の病原性の強さと感染を受ける側である宿主の生体防御機構との力関係によって起こる現象である．これを**宿主－病原体関係**という（図2）．

　一般に病原性の強い病原体が感染した場合，潜伏期間や，発病から治癒，もしくは死に至るまでの経過が短い．これを**急性感染**という．一方，病原体が宿主内で徐々に病状を進展させる場合を**慢性感染**という（表1）．

　ブドウ球菌，レンサ球菌，大腸菌などが生体防御機構を突破し，肺，尿路，腸，皮膚などに感染を広げ血液中に侵入し増殖すると**敗血症**となる．悪寒，倦怠感，認識力の低下，血圧低下，著しい発熱を示す．一部の患者では逆に低体温症となる．その結果，低血圧（ショック）および多臓器不全が起こり，治療が遅れれば死に至ることがある．大腸菌などのグラム陰性菌では内毒素の作用で，エンドトキシンショックが起こり，全身の血管内で無秩序に血液凝固反応が起こる**播種性血管内凝固症候群**（**DIC**）を引き起こす．

❷ 感染源

　病原体が感染を受ける宿主の体外に由来する場合，これを**外因性感染**とよび，腸管内や皮膚や粘膜など生体にもともと存在する**常在微生物**によって起こる感染症を**内因性感染**とよぶ．

1 外因性感染

　感染源としては，感染症の**患者**や健康な**保菌者（キャリア）**，**保有動物（リザーバー）**，**媒介動物（ベクター）**や病原体で汚染された食品，水，空気，器物などである．

▶患者

　強力な感染源となる．例えばコレラのような腸管感染症であれば糞便中に，インフルエンザや結核のような呼吸器感染症であれば呼気中や喀痰中に，B型肝炎のような血液媒介性感染症であれば血液中に病原体が存在する．

▶保菌者（キャリア）

　感染を受けているが潜伏期にある者や不顕性感染している健康な保菌者などである．見かけは健康であるため，気がつかないうちに感染を広げることがある．例えば，性行為感染症の1つクラミジア性病では自覚症状が少ないため，感染していることに気づかないことも多い．

▶保有動物★2（リザーバー）

　ヒトにも動物にも感染する**人獣共通感染症（動物由来感染症）**の起因病原体は動物が感染源となる．病原体を保有している動物を保有動物とよぶ．咬まれる，引っかかれる，口をなめられる，加熱せずに食べるなどで感染する．

▶媒介動物（ベクター）

　その動物自体が病原体ではないが，病原体を移動させる動物を媒介動物という．吸血性の昆虫（ハエ，カ），節足動物（ノミ，ダニ，シラミ）などが媒介動物となって，ヒトや動物の血液を吸血する際に病原体を獲得し，これを別の個体に吸血した際に伝播する．カによって媒介されるのは日本脳炎やマラリア，デング熱，黄熱病，ジカ熱などである．ダニにより媒介されるのは重症熱性血小板減少症候群（SFTS），日本紅斑熱，ツツガムシ病などである．

▶汚染物質により汚染されたもの

　原因微生物で汚染された食品，水などは食中毒の原因となる．上水道が汚染されると大規模な感染が起こるリスクが高いため，上水道の管理は厳重にする必要がある．

★2　保有動物
例として，**ウシ**：腸管出血性大腸菌．**ブタ**：カンピロバクター．**ニワトリ**：カンピロバクター，腸炎菌．**ネズミ**：ネズミチフス菌

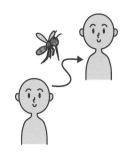

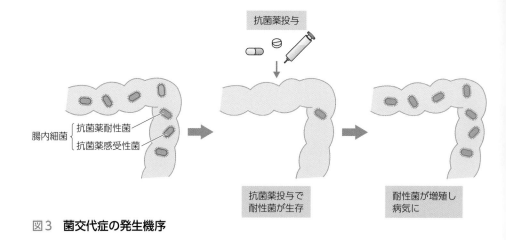

抗菌薬投与

図3　菌交代症の発生機序

2 内因性感染

　常在微生物は多くの場合，健康人には病気を起こさず，何らかの基礎疾患が
ある場合や免疫能の低下した患者に対してのみ病原性を示す．このような菌を
日和見感染菌とよび，これらの感染症を**日和見感染症**という．例えば，慢性気
管支炎患者の気道には，常在菌であるインフルエンザ菌や肺炎桿菌が増殖し，
急性増悪の原因となる．また，膀胱炎の多くは，腸内細菌である大腸菌などが，
肛門から尿道に紛れ込むことによって起こる．この場合，本来の存在場所とは
異なる場所に入り込んで感染を起こすため，**異所性感染**とよばれる．特に，尿
道から膀胱，腎臓と，より内部へ感染が広まることを**上行性感染**とよぶことが
ある．

　通常，体内から病原体を排除することができれば感染は終わり，症候も消え
る．しかし，なかには症候はおさまったものの病原体が体内で潜伏感染を続け
ており，後に発症することがある．これを**回帰発症（再発）**とよび，帯状疱疹
や口唇ヘルペスなどで起こることが多い．また，長期に抗菌薬を服用する患者
では，腸内細菌叢が抗菌薬で死滅して減少し，一方でその使用した抗菌薬に耐
性の常在菌が増殖する．その結果，少数派から多数派へと変わることで，病気
を引き起こすことがある．これを**菌交代症**とよぶ（図3）．セフェム系薬，リン
コマイシンの服用で起こるクロストリディオイデス・ディフィシルによる偽膜
性大腸炎はその例である．

3 感染経路

　ヒトからヒト，動物からヒトと個体間で感染が起こることを**水平感染**とよぶ．
これに対し，妊婦の感染者から胎児や新生児など，次世代へ感染が起こる場合，
これを**垂直感染（母子感染）**とよぶ（表2，図4）．

1 水平感染

水平感染は，病原体の伝播の仕方で**直接感染**と**間接感染**に分けられる（表2）.

1）直接感染

直接感染とは病原体がヒトからヒト，あるいは動物からヒトへと直接伝播することである．感染の形態として主に次の2つがある.

▶ 接触感染

性行為感染症や皮膚病などの患者の病巣部に直接接触することで，病原体の伝播が起こる．狂犬病のように感染動物の咬み傷からの感染も含まれる.

▶ 飛沫感染

インフルエンザのように，病原体を含む唾液などが，くしゃみや咳とともに飛沫（5 μm以上）となって噴霧され，それを吸入することにより感染が起こる．飛沫が届く距離は1 m程度であるため，患者と被感染者が近くにいるとき

表2 感染経路の種類

水平感染	直接感染	接触感染
		飛沫感染
	間接感染	飛沫核感染（空気感染）
		食物媒介性感染
		水系感染
		血液媒介性感染
垂直感染（母子感染）		経胎盤感染
		産道感染
		母乳感染

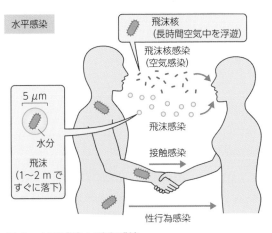

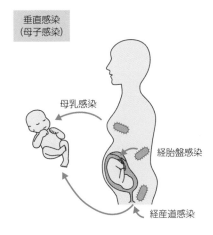

図4 水平感染と垂直感染
「イラストでわかる微生物学 超入門」（齋藤光正／著），p11，南山堂，2018より引用

に感染が起こりやすい．また，例えば糞便中に排泄されるノロウイルスにおいては，便器の蓋を閉めずに水を流すと，ウイルスを含む飛沫が便座の上25 cmまで舞い上がり90分間は対流し，感染源となることが知られている．流す場合は，便器の蓋を閉めるべきである．

2）間接感染

間接感染とは，感染源により汚染された空気，食品，水や器物などを介し，間接的に感染が起こることである．代表的なものに，以下の4つの形態がある．

▶ **飛沫核感染（空気感染）**

乾燥に強い病原微生物である結核菌や麻疹ウイルスなどは患者の呼気中に排出され，水分が蒸発乾燥して微細な飛沫核（5 μm以下）となる．飛沫核は飛沫より軽いので空気中に拡散し，より遠くまで運ばれ広汎な感染を起こす．

▶ **食物媒介性感染（食中毒）**

病原体で汚染された食品を食することで起こる．食材自体が最初から汚染されている場合と，起因病原体が調理者に由来する場合がある．前者は海産性魚介類による腸炎ビブリオや鶏卵によるサルモネラ属菌食中毒，後者は調理食品による黄色ブドウ球菌食中毒などがある．ノロウイルスや腸管出血性大腸菌では，食材と調理者の両方が感染源となる（図5）．

▶ **水系感染**

飲料水などが病原体に汚染されていると，大規模な感染が起こる．赤痢菌，腸管出血性大腸菌，A型肝炎ウイルス，クリプトスポリジウム原虫のオーシストなどが原因となる．

▶ **血液媒介性感染**

病原体で汚染された血液輸血や血液製剤の投与，あるいは針刺し事故などの医療事故で病原体の伝播が起こる．B型肝炎ウイルス，C型肝炎ウイルス，ヒト免疫不全ウイルスなど血液媒介病原体が感染する．

エアロゾル感染

エアロゾルは，空気中に浮遊する直径が0.001～100 μmの粒子である．飛沫感染と飛沫核感染は，粒子径が5 μm以上か，5 μm未満かで区別するため，エアロゾル感染は飛沫感染と飛沫核感染（空気感染）の両方を含むものということになる．WHOは飛沫も飛沫核もエアロゾルと認識している．

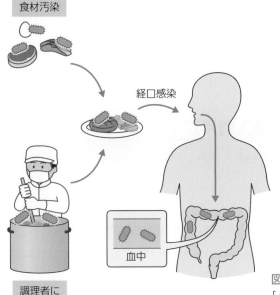

食材汚染

経口感染

血中

調理者に
よる汚染

図5　食物媒介性感染
「イラストでわかる微生物学　超入門」（齋藤
光正／著），南山堂，2018を参考に作成

2 垂直感染（母子感染）

垂直感染（**母子感染**）とは，母親から子どもへ，世代間で感染症が伝播する
ことをいう．直接感染の一形態である．胎盤を介する**経胎盤感染**と新生児が産
道通過時に感染を起こす**産道感染**が大部分であるが，なかには出生後，母乳を
介して感染する場合も含まれる（**母乳感染**）．

経胎盤感染は，母体のどこかに感染した病原体が胎盤に移行し胎児に感染す
る場合と，胎盤に感染し増殖した病原体が胎児に感染する場合がある．新生児
の肝臓や腎臓の腫大，心臓の奇形，白内障や網膜炎，難聴などの感覚器障害，
水頭症や小頭症，脳脊髄膜炎などの中枢神経異常や骨や皮膚の異常が起こるこ
とがある．産道感染は出産の際に起こり，胎児が産道を通過するときに母体の
血液中や子宮頸管，腟，外陰部などに存在する病原体に直接接触し感染が起
こる．

胎児，新生児に先天異常（奇形）の原因となる病原体を**TORCH症候群病原**

薬害エイズ事件

1980年代に日本で発生した薬害事件である．血友病患者の治療に用いられる
血液凝固因子製剤について，加熱処理を行わず，ウイルスを不活性化しないまま
市場に流通させた．その結果，原料となる血液提供者にヒト免疫不全ウイルス感
染者がいたため，多数のエイズ患者を出すこととなった．

体とよぶことがある．Toxoplasma（トキソプラズマ），またはTreponema（梅毒トレポネーマ），Other agents（リステリア，コクサッキーウイルス，B型肝炎ウイルス，パルボウイルスB19型，ヒト免疫不全ウイルスなど），Rubella virus（風疹ウイルス），Cytomegalo virus（サイトメガロウイルス），Herpes simplex virus（単純ヘルペスウイルス）の各頭文字に由来する．

③ 病原体の侵入口（侵入門戸）

　病原体の宿主内への侵入口を**侵入門戸**とよぶ．侵入経路別に以下に分類される（表3）．

▶ 経気道感染

　病原体が飛沫あるいは飛沫核となって，呼気とともに呼吸器系に侵入し，感染することを経気道感染という．咽頭や口腔内に常在する微生物が，誤嚥により肺に侵入する誤嚥性肺炎も経気道感染である．

▶ 経口感染

　食中毒の起因病原体が，食品や水などとともに口より侵入し，消化管に感染することを経口感染という．多くの腸管感染症では，起因病原体が糞便中に排泄され，これが飲食物や手指を介して経口感染する．これを，特に**糞口感染**とよぶ．

▶ 経皮感染と経粘膜感染

　傷のない健康な皮膚は，病原体の侵入を防ぐ強固な防御壁である．皮膚に傷を負うと微細な傷でも病原体が侵入できるようになる．これを経皮感染という．病原体の種類によっては，健康な皮膚からも侵入し，感染を起こすものもある．一方，口，目，鼻，肛門，尿道などの粘膜組織は，病原体の侵入門戸となりやすく，これらの粘膜から感染が起こることを**経粘膜感染**という．

▶ 性行為感染

　生殖器に感染した病原体が，性行為を通じて別の宿主に直接接触伝播する場合，これを性行為感染（性感染）という．生殖器の粘膜から感染が起こるので，経粘膜感染の1つでもある．

表3　**侵入門戸の種類**

経気道感染	空気とともに吸入される
経口感染（糞口感染）	口腔から吸入される
経皮感染	皮膚から侵入される
経粘膜感染	粘膜から侵入される
性行為感染（性感染）*	性器の粘膜から侵入される

＊経粘膜感染の1つ

④ 新興・再興感染症

　第1章で述べたように，感染症は抗菌薬や予防ワクチンの開発などの医療の発達，上下水道の整備など衛生環境の改善により，先進国では激減した．その典型例は，結核患者の減少である．抗結核薬の発明により，1940年以前は，毎年10万人あたり200人の結核死亡者があったが，現在では2人程度に激減している．また，痘瘡は予防接種の普及により，1980年に世界保健機関（WHO）により根絶された．

　しかし，エボラ出血熱，後天性免疫不全症候群（AIDS），重症急性呼吸器症候群（SARS）や新型インフルエンザ，中東呼吸器症候群（MERS），新型コロナウイルス感染症（COVID-19）など新しい感染症が次々と出現している．このような公衆衛生上問題となる新しい感染症を**新興感染症**とよぶ（表4）．また，人類がかつてその制御に成功したが，再び流行を広げ脅威となりつつあるものを**再興感染症**とよんでいる．再興感染症には，前述で取り上げた結核などが該当する．抗結核薬の開発で一度は制御に成功したが，再び多剤耐性結核菌が出現し，その脅威を増している．

　また，ある特定の感染症が多発することを**流行**とよぶ．そのなかでも世界的な大規模流行のことを**汎発性流行（パンデミック）**とよぶ．具体例として2009年のインフルエンザ世界流行は，インフルエンザパンデミックとよばれている★3．単位人口（通常10万人）あたりの特定の疾患の患者数のことを**罹患率**という．例えば，日本の2021年度の結核罹患率は9.2である．

Q検索
世界保健機関

★3
2019年に突如出現し，瞬く間に全世界に広がった新型コロナウイルス感染症の流行も，まさにパンデミックである．

Q検索
国立国際医療研究センター研究所

表4　**代表的な新興感染症**

発見年	病原体	病名など
1977	エボラウイルス	エボラ出血熱
1983	ヒト免疫不全ウイルス	後天性免疫不全症候群（AIDS）
1996	牛海綿状脳症プリオン	新型クロイツフェルト・ヤコブ病
2003	SARSコロナウイルス	重症急性呼吸器症候群（SARS）
2009	新型インフルエンザH1N1	新型インフルエンザ
2011	SFTSウイルス	重症熱性血小板減少症候群（SFTS）
2012	MERSコロナウイルス	中東呼吸器症候群（MERS）
2019	新型コロナウイルス	新型コロナウイルス感染症（COVID-19）

以下の問いに○または×で答えよ.

☐☐ **Q1** ヒトからヒトへ感染を広げる病原体による病気を，伝染病とよぶ.

☐☐ **Q2** 感染の潜伏期であれば，感染源とはならない.

☐☐ **Q3** 健康な保菌者は，感染源とはならない.

☐☐ **Q4** きわめて病原性の弱い微生物は，病気を起こすことはない.

☐☐ **Q5** 病原微生物は常に，体外から感染する.

☐☐ **Q6** 易感染性宿主の免疫抵抗力は健常者と変わらない.

☐☐ **Q7** 母体から新生児に感染が起こることを，水平感染とよぶ.

☐☐ **Q8** 性行為感染症は，患者から器物を介して感染する.

☐☐ **Q9** 結核菌は，飛沫核感染する.

☐☐ **Q10** B型肝炎ウイルスは，飲食物を介して感染する.

☐☐ **Q11** 母乳を介して，母体から新生児に感染が起こることはない.

☐☐ **Q12** 結核は代表的な新興感染症である.

第4章 免疫と生体防御機構

ポイント

- 免疫が生体に有益に働く場合，不利益に働く場合の例をあげて説明できる．
- 免疫組織の特徴と機能を説明できる．
- 免疫担当細胞の特徴と機能，役割分担を説明できる．
- 獲得免疫の4つの特徴を説明できる．
- 抗体の種類と特徴，機能を説明できる．
- 4つのアレルギー反応の特徴と反応にかかわる細胞や分子について説明できる．

1 免疫とは

　病原体は日常的に生体に侵入しているが，これらが自己増殖を開始する以前に，これを**非自己物質**（**抗原**）として認識し迅速に排除する生体防御機構がある．この機構により病原体はすばやく排除されるため，ヒトはこれらの侵入を意識することはない．このようなヒトの健康の恒常性維持に働く生体防御機構の正体が**免疫**[★1]である．免疫には生まれながらに備わっている**自然免疫**と，生後異物の侵入を経験することで備わる**獲得免疫**に大別される（後述）．

　免疫のなかでも特に，病原体などの外的要因から生体を守ってくれる防御システムを**生体防御機構**という．それだけでなく，免疫は内的に生じたがん細胞などにも攻撃をしかけ，発生を予防する機能をもつ（**がん免疫**，**腫瘍免疫**）．

　一方で，免疫は病原体や有害物質に向かうだけでなく，本来は免疫が反応する必要のない物質（例えばスギの花粉や食物など）に反応し，激しい免疫反応を引き起こすことがある．これが生体にとって不利益になるような場合，**過敏症反応**（**アレルギー反応**）とよぶ．また，老化やある種の病的状況において，本来は反応しないはずの自己成分に対する免疫が誘導されることがある．これを**自己免疫疾患**という．生体成分であっても，他人の臓器や皮膚，自分の血液型と違う血液などは，体内に入ると異物として排除される（**拒絶反応**）．これも免疫による生体防御反応の1つである（**移植免疫**：図1）．

2 抗原

1 抗原とは

　抗原とは，免疫系を刺激してリンパ球（後述）の活性化（**感作**[★2]）や抗体産

★1　免疫
免疫という名前は「疾病を免れる」という意味に由来している

生体に有益
・感染防御免疫
・がん免疫

生体に不利益
・過敏症反応
・自己免疫疾患
・移植免疫

図1　生体に有益な免疫反応と不利益な免疫反応

★2　感作
抗原がリンパ球を刺激して免疫応答を誘導すること．抗原刺激を受けたリンパ球を感作リンパ球とよぶ．逆に，アレルギーの原因となる抗原に免疫応答が成立した状態から，免疫不応答に誘導することで治療する方法を脱感作療法という

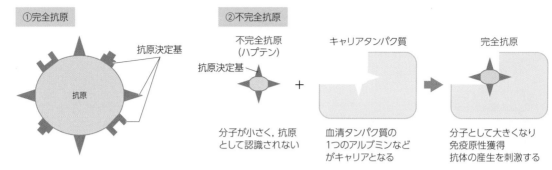

図2 完全抗原と不完全抗原
一般に完全抗原は，複数の抗原決定基をもっている.

生などの**免疫応答**を引き起こす**非自己物質**の総称である．その結果，生成する
感作リンパ球や抗体に特異的に認識される性質がある．抗原として免疫系が認
識するのは外来の病原体だけでなく，本来は自己細胞であったがん細胞や，あ
るいは生体にほとんど無害なはずの花粉や，食物に含まれる卵白タンパク質な
ど，アレルギーの原因物質などにも及ぶ．

2 完全抗原と不完全抗原

　抗原には抗体産生や感作リンパ球の誘導を引き起こす性質（**免疫原性**）と，
産生された抗体や感作リンパ球と特異的に反応する性質（**反応原性**）がある．
この両方の性質を備える抗原を**完全抗原**という（図2①）．抗原となるために
は，ある程度の大きさが必要である．通常1つの抗原には複数の抗体，あるい
は感作リンパ球と特異的に結合する**抗原決定基**（エピトープ）という構造があ
る．タンパク質性抗原の場合，抗原決定基は通常数個のアミノ酸で構成される．
したがって，低分子量の物質，例えば医薬品などは，通常は抗原と認識されな
い．しかし，このような低分子量物質でも，血清タンパク質などの大分子（キャ
リアタンパク質）と結合することで，抗原として認識されるようになることが
ある．このように，その分子単独では免疫原性はないが，キャリアタンパク質
と結合することで免疫原性を獲得する抗原分子を**不完全抗原（ハプテン）**とよ
ぶ．ひとたび，このような不完全抗原が異物として免疫系に認識されると，キャ
リアタンパク質に結合していない同じ分子にも免疫反応が及ぶ．これが医薬品
で起こると，薬物アレルギーとなる（図2②）．

③ 免疫担当細胞

1 免疫組織と臓器

　免疫担当細胞のすべては**骨髄**で生産される**多能性造血幹細胞**より分化・成熟

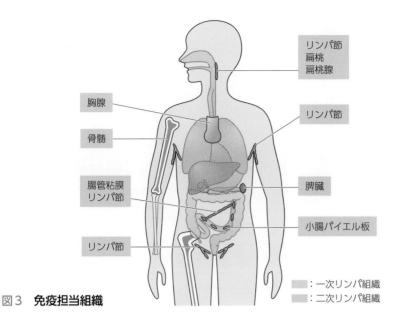

図3　免疫担当組織

一次リンパ組織
二次リンパ組織

して生まれる．まず，免疫担当細胞は体内のどこで生まれ，分化しているのか
をみていこう．免疫を担当する主な組織・臓器はリンパ組織である．リンパ組
織は，リンパ球の生成と成熟への関与により，**一次リンパ組織（骨髄と胸腺）**
と二次リンパ組織（扁桃，リンパ節，脾臓，腸管粘膜リンパ組織など）に分け
られる（図3）．

　一次リンパ組織は幹細胞の増殖の場であり，またリンパ球が成熟し分化する
場所である．人間の社会に例えれば学校のような場所である．リンパ球は骨髄
で分化成熟する**B細胞（Bリンパ球）**と骨髄から移行して胸腺で分化成熟する
T細胞（Tリンパ球）に大別される（後述）．それぞれが**体液性免疫と細胞性免**
疫の主体となる．リンパ球は成熟すると二次リンパ組織へ移行しそこから実際
の免疫反応を始動する．リンパ球は二次リンパ組織に維持される．人間の社会
で例えれば，二次リンパ組織は会社に相当する．

2 免疫担当細胞 （図4）

　血液中の細胞（血球細胞）は，赤血球，血小板，白血球の大きく3つに分け
ることができる．このなかで免疫を担当するのは**白血球**である．白血球は，単
球，リンパ球，顆粒球などの総称である．

　すべての血球細胞は，造血型骨髄幹細胞から分化する．造血型骨髄幹細胞は，
リンパ系前駆細胞と骨髄系前駆細胞に分化する．さらに，リンパ系前駆細胞は
B細胞とT細胞に，骨髄系前駆細胞は顆粒球（好中球，好酸球，好塩基球），単
球，樹状細胞，肥満細胞に分化する．単球は，血液中から各組織に遊走★3する
とマクロファージとなる．

★3　遊走
細胞が血液中から血管壁
をすり抜けて，組織中へ移
動することをいう．単球
は，血液中から遊走して組
織に移行した後は，マクロ
ファージとよばれる

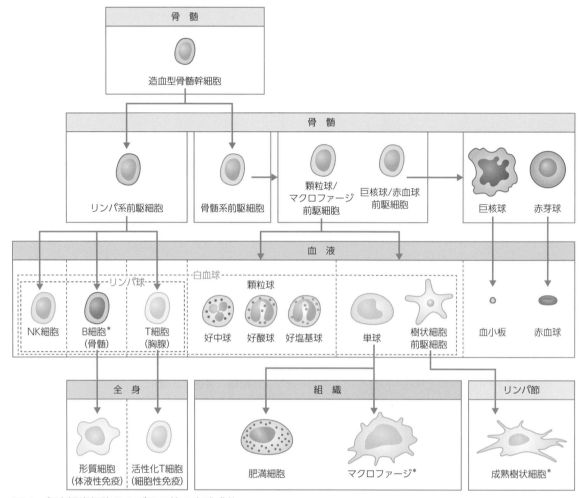

図4 免疫担当細胞およびその他の血球成分
＊抗原提示細胞

1）顆粒球

　　細胞質に多数の顆粒を有するため顆粒球とよばれる．また，核が複雑にくび
れていることから多形核白血球ともよばれる．細胞質に含まれる顆粒の染色性
により，さらに**好中球，好酸球，好塩基球**に分けられる．顆粒には，ヒスタミ
ンなどの化学伝達物質，プロテアーゼなどの殺菌作用のあるタンパク質や酵素
を有している．

　▶ **好中球**

　　末梢血液中の白血球の約50〜60％を占める．感染初期に病原体を貪食[★4]す
ることによって排除する．初期防御に最も重要な細胞の1つである．病原体（細
菌）を貪食した好中球は，貪食した細菌を細胞内の抗菌因子により細胞内殺菌
する．さらには殺菌するだけでなく，好中球自体も自己溶解してしまう．それ
が傷を負ったときの膿となる．後述のマクロファージとあわせて**食細胞**ともよ

★4　貪食
好中球やマクロファージな
どの食細胞が，細菌などの
病原体を自身の細胞内に
取り込み，殺菌すること

ばれる．マクロファージを大食細胞とよぶのに対して，**小食細胞**とよばれることもある．

▶ 好酸球

末梢血液中の白血球の1～数％程度を占める．細胞質に酸性色素で染まる顆粒をもつ．機能としては寄生虫に対する感染防御やアレルギー反応に関与することが指摘されている．

▶ 好塩基球

末梢血液中の白血球の0.5％程度を占める．細胞質に塩基性色素で染まる顆粒をもっている．好塩基球の表面にはアレルギー性抗体（**IgE**）に対する受容体が存在し，そこにIgEとアレルギーの原因物質であるアレルゲンが結合すると，好塩基球に刺激が伝わり細胞質の顆粒が放出される．これを**脱顆粒**とよぶ．顆粒のなかには**ヒスタミン**をはじめとする化学伝達物質が含まれている．血液中にヒスタミンが放出されると血管拡張や血管透過性の亢進，平滑筋の収縮などの**即時型アレルギー症状**を呈する．血管が拡張するため顔が赤くなったり，血管透過性が亢進することで炎症性の細胞（好中球やマクロファージ）が血管から組織へ移行し，各組織で炎症反応が生じる．スギ花粉症は，まさにこの反応である．この症状が非常に激しく起こると**アナフィラキシーショック**となる．ただちにアドレナリン（エピネフリン）を自己注射しなければならない（後述）．

2）肥満細胞

細胞内に多数の顆粒をもち膨れている様子から命名された．好塩基球とともにIgEを介した即時型アレルギー反応にかかわる．抗原と結合したIgEの刺激で細胞内顆粒中のヒスタミンをはじめとする化学伝達物質を放出し，アレルギー反応を引き起こす．

3）抗原提示細胞

細菌などの異物を貪食・分解し，その断片を抗原物質として自己の細胞表面上に表現する細胞の総称である．これらの細胞は抗原情報を免疫の司令官であるヘルパーT細胞に提示し，自然免疫から獲得免疫への橋渡しをする．**マクロファージ**，**樹状細胞**などが抗原提示能をもつ．

▶ マクロファージ

血液中の単球が組織に移行し分化成熟したのがマクロファージ（大きい食細胞の意味）である．貪食能をもち，生体内に侵入した病原体を非特異的に貪食する．そのため清掃細胞（スカベンジャー細胞），あるいは好中球より大きな貪食細胞のため**大食細胞**ともよばれる．

▶ 樹状細胞

　主に皮膚や粘膜組織などの外界と接触する組織や鼻腔，肺，胃，腸などに存在する．木の枝のように分枝した特徴な形状をしている．皮膚に存在する樹状細胞は，ランゲルハンス細胞ともいう．

4）リンパ球

　骨髄で分化成熟する**B細胞**と，骨髄で生まれ胸腺に移行して分化成熟する**T細胞**に分けられる．この2つの細胞はどちらも，後述の獲得免疫にかかわる．この他に自然免疫を担当する**ナチュラルキラー細胞（NK細胞）**がある．

▶ B細胞

B細胞

　骨髄で分化成熟する．抗原に対する抗体を産生する機能をもつ．1つのB細胞は1つの抗原に対応する抗体を産生するため，病原体に対して特異的に反応することができる．獲得免疫，特に体液性免疫にかかわる細胞である．抗原の刺激を受けて抗体を産生する状態になったB細胞のことを，特に**形質細胞**とよぶ．また，一部のB細胞は**記憶細胞**となり保存され，再び同じ病原体が体内に入ってきたとき，すばやく形質細胞に変わることができる．

▶ T細胞

　骨髄から移行して胸腺で分化成熟する．**T細胞受容体**を表面にもっており，これでマクロファージや樹状細胞から提示された抗原情報を受け取る．その後，T細胞は活性化して，獲得免疫，特に細胞性免疫にかかわる．さらに，T細胞は，**ヘルパーT細胞**とよばれる免疫の司令官にあたる細胞と，**細胞傷害性T細胞（キラーT細胞）**とよばれるウイルス感染細胞などを排除する細胞に分けられる．この2種類のT細胞は，表面に分布するマーカータンパク質**CD抗原**[5]（cluster of differentiation）によっても区別できるとされる．

▶ ヘルパーT細胞

★5　CD抗原
さまざまな細胞の表面に発現する分子（抗原）に結合するモノクローナル抗体の国際分類をCD分類という．CD抗原はそのモノクローナル抗体が認識する抗原（つまり細胞表面に発現する分子）のことである

　細胞表面にCD4抗原をもつことから，**CD4陽性T細胞**ともよばれる．免疫にかかわる細胞をすべて統括する．免疫をオーケストラに例えると指揮者に相当する細胞である．ヘルパーT細胞はさらに**1型ヘルパーT細胞（Th1）**と**2型ヘルパーT細胞（Th2）**に分けることができる．Th1細胞は主に細胞性免疫の働きの調節を行う．一方，Th2細胞は体液性免疫の調節を司る．エイズの原因となるヒト免疫不全ウイルス（HIV）は，この細胞に感染し，死に追いやることで，**免疫不全症**を引き起こす．

　さらに近年新たなT細胞サブセットの存在が明らかになった．**Th17細胞**と**制御性T細胞（Treg）**である．Th17細胞はインターロイキン-17（IL-17）を産生することからこの名がつけられた．好中球の遊走を促進し免疫反応を促進する．Th17細胞が過剰に働き過ぎると，関節リウマチ，炎症性腸疾患（ク

ローン病，潰瘍性大腸炎），多発性硬化症などの自己免疫疾患を誘導してしまう．一方，Treg細胞は抗炎症性サイトカイン（IL-10）を産生することで免疫応答を抑制し，自己免疫やアレルギー反応，過剰な炎症反応などを押さえ込む．

これらの最新の研究成果により，ヘルパーT細胞は，細胞性免疫を司るTh1細胞と体液性免疫を司るTh2細胞という免疫のハンドルに相当する細胞に加えて，Th17細胞とTreg細胞というアクセルとブレーキに相当する細胞により制御されていることが明らかになった（後述の図5）．

▶ **細胞傷害性T細胞**

細胞表面にCD8抗原をもつことから**CD8陽性T細胞**ともよばれ，ウイルス感染細胞やがん細胞などの異常な細胞に対して攻撃を仕掛ける．そのため別名**キラーT細胞**（殺し屋のT細胞）ともよばれる．

▶ **ナチュラルキラー細胞（NK細胞）**

自然免疫を担当する細胞傷害性リンパ球で，がん細胞やウイルス感染細胞に対して迅速な排除を行う．抗原感作を受けることなしに，これらの標的細胞に攻撃を仕掛けることができるため，生まれつき（natural）の細胞傷害性細胞とよばれる．

4 自然免疫

自然免疫とは，生まれながらにしてヒトに備わっている免疫機構であり，大きく2つのシステムに分けられる．1つは，物理的あるいは生理的な障壁などにより病原体の侵入を非特異的に防ぐ機構である．もう1つは，食細胞の働きにより侵入した病原体を貪食し排除する機構である．**常在微生物叢**も，外来の病原体が腸内や皮膚に定着するのを阻害するため，生体防御機構の一部ということができる．

1 物理的・生理的障壁

健康な皮膚や粘膜の上皮細胞は物理的障壁となって，病原微生物の侵入を防いでいる．そのため，一度火傷や傷を負うとその傷口から病原体が侵入して感染を受けてしまう．また，粘膜組織は皮膚よりも物理的に弱いことから，唾液や涙などの粘液・分泌液が存在し，これが常に粘膜表面を洗い流すことによって病原体の定着を防いでいる（生理的障壁）．粘液・分泌液である唾液や涙，鼻水には**リゾチーム**とよばれる酵素が含まれ，細菌の細胞壁を分解する感染防御因子として機能する．また，消化管や呼吸器などの上皮細胞からはさまざまな抗菌性成分が分泌されている．例えば，口から食物とともに病原菌が侵入しても，胃で強酸性の胃酸の働きにより多くは殺菌される．腸の蠕動運動は病原菌

の定着を防ぎ，排便により病原体を体外へ排出している．

2 常在微生物叢（フローラ）

　ヒトの腸内には**常在微生物叢**が存在しており，これらが外来の病原微生物の定着を防いでいる．叢とは「草むら」の意味である．腸内にはさまざまな種類の腸内微生物が共生しており，あたかも微生物の草むらのような状態にある．微生物叢という名前はここから来ている．この腸内微生物が存在することによって外来の病原微生物が侵入しても，それらと競合して増殖することができない．

3 食細胞

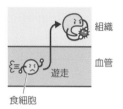

組織
血管
遊走
食細胞

　血液中に存在する**好中球**や**単球**，さらに単球が全身の臓器組織へ移動して定着した**マクロファージ**などの食細胞が外界からの異物を貪食し，侵入を防いでいる．マクロファージには臓器特異的に分布するものがあり，例として肝臓のクッパー細胞，腎臓のメサンギウム細胞などがある．

　これらの食細胞は，病原体の侵入を感知すると感染部位に集結し，病原体を貪食し，細胞質内のリソソームによって殺菌する．なお，マクロファージには自然免疫だけでなく，獲得免疫との橋渡しをする役割もある．自然免疫の壁を乗り越えて病原体の増殖が起こった場合は，マクロファージはその抗原情報を免疫の司令官にあたるヘルパーT細胞に伝達し，獲得免疫の誘導を引き起こす．すると，自然免疫よりさらに強力な，獲得免疫による病原体特異的排除が誘発される．

5 獲得免疫

　免疫の働きは，2段階で発動される．侵入した異物（抗原）に対して，まず①自然免疫による排除を行い，②それでも排除できない場合はより強力な獲得免疫を発動させる．自然免疫は常に体内を監視し，侵入した病原体などに対していち早く攻撃し排除する．獲得免疫は脊椎動物にのみに備わったシステムで，侵入した異物に対して自然免疫より特異的かつ強い破壊力を示す（図5）．

1 獲得免疫の4つの特徴

1）自己と非自己の区別

　免疫の特徴はなんといっても免疫担当細胞が敵（抗原）と味方を見分ける能力をもっていることである．敵と味方の区別は，自己成分の構造と比較して同じものであれば味方，異なっていれば敵とみなす．それによって自己と非自己を区別することができる．

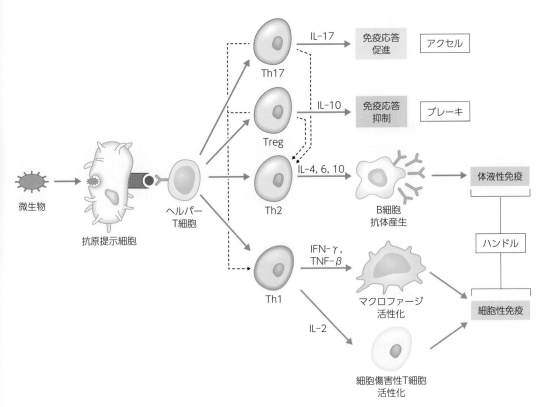

図5　ヘルパーT細胞サブセットによる獲得免疫の制御

2）免疫学的な記憶

　二度なし現象に代表されるように，例えば麻疹に一度かかると二度とかからない．これは麻疹（抗原）に対する免疫反応が記憶されるからである．これを免疫学的な記憶という．

3）反応の特異性

　麻疹ウイルスに対する免疫応答が成立したとしても，麻疹以外の別の感染症，例えばインフルエンザにはかかってしまう．獲得免疫は侵入した病原体に特異的に誘導されるのである．

4）反応の多様性

　さまざまな病原体に対処するため，免疫系は後述するように抗体がかかわる免疫反応（**体液性免疫**）や，細胞が直接かかわる免疫反応（**細胞性免疫**）などさまざまな反応のしかた（病原体との戦い方）で防御機構を構築し，多様な反応を起こすことができる．

2 獲得免疫の成立

　獲得免疫の成立過程は，①抗原認識，②免疫応答，③免疫反応の3つのステップからなる．

1）抗原認識

　マクロファージや樹状細胞は，侵入抗原を貪食して分解，処理し，その抗原の特徴的断片を細胞膜上に提示する（抗原提示）．これをヘルパーT細胞や細胞傷害性T細胞が認識する．この抗原の認識にはT細胞受容体がかかわる．

2）免疫応答

　抗原提示を受けたT細胞は活性化し，Th1細胞とTh2細胞に分化する．Th1細胞はインターフェロン-γ（IFN-γ）やインターロイキン-2（IL-2）といったサイトカイン[6]を産生し，細胞傷害性T細胞に対してウイルス感染細胞やがん細胞への攻撃準備を指令する．Th2細胞はIL-4，IL-6，IL-10といったサイトカインを産生し，B細胞に対して抗体産生を指令する．Th1細胞は細胞性免疫の，Th2細胞は体液性免疫の応答を促進するT細胞である（図5）．

3）免疫反応

　サイトカインの刺激により細胞傷害性T細胞は活性化し，ウイルス感染細胞やがん細胞などの異物化した細胞の排除を行う（細胞性免疫）．抗体産生の指令を受けたB細胞は形質細胞へと変わり，抗原特異的な抗体を産生して抗原の動きを封じ込める（体液性免疫）．

3 体液性免疫

　B細胞が産生する**抗体**を中心とした獲得免疫機構である．抗体を産生する状態に活性化したB細胞のことを特に，**形質細胞**とよぶ．

1）抗体の構造

　抗体は血清タンパク質の1つであり，γ-グロブリン分画に含まれることから，**免疫グロブリン（Ig）** ともよばれる（図6）．抗体は抗原と結合する部位の構造に多様性があるため，さまざまな抗原と特異的に結合することができる．抗体が抗原に結合すると，食細胞がその抗原を捕捉しやすくなり，貪食作用が促進される．このようにして，抗体は病原体の排除に働いている．抗体の基本構造は2本の長いタンパク質鎖（H鎖，重鎖）と2本の短いタンパク質鎖（L鎖，軽鎖）である（図7）．それぞれの鎖はジスルフィド結合（S-S結合）で結ばれている．抗原結合部位は，抗体分子によりアミノ酸配列が異なり（可変部），またそのなかでも著しく異なる領域を超可変部とよぶ．この部位の構造の違いによって，抗原と結合する抗体の特異性が決まる．一方，それ以外の領域はアミノ酸配列が比較的保存されており不変部とよばれる．抗体の抗原結合部位をFragment antigen-binding（Fab）とよぶ．抗体の免疫細胞の受容体との結合部位をFragment crystallizable（Fc）とよぶ．この名称はこの領域のタンパク質が結晶化できたことに由来する．

★6　サイトカイン
主にリンパ球をはじめとする免疫担当細胞が産生するタンパク質で，他の免疫担当細胞を刺激して活性化させたり，あるいは抑制したりする働きがある．サイトカインは，免疫細胞間でやりとりするメッセージといえる．一部のサイトカイン，例えばインターフェロン-α，β，γは，抗ウイルス薬，抗がん薬として使用されている．また，炎症を起こすサイトカインであるIL-6の作用を抑制する抗体医薬品が，関節リウマチの治療薬として使用されている

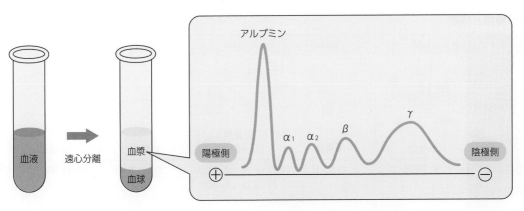

血液から血漿と血球の分離

γ-グロブリンが，抗体の本体である．
抗体のことを免疫グロブリンとよぶこともある．

図6　血漿タンパク質の電気泳動とイムノグロブリンの検出
遠心分離で血液から血球成分をとり除いた上清を血漿とよぶ．血漿を電気泳動法で分画すると，陽極側よりアルブミン，
α_1-グロブリン，α_2-グロブリン，β-グロブリン，γ-グロブリンに分離できる．さまざまなタンパク質が血漿に含まれる
ことがわかる．抗体は，γ-グロブリン分画に含まれる．感染などが起こるとγ-グロブリンが増加する．

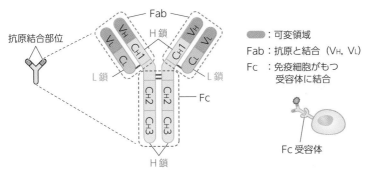

図7　抗体の基本構造
「微生物学」（大橋典男／編），p160，羊土社，2020より引用

2）抗体の種類

ヒトの抗体は5つのクラスに分けられる（表1）．

▶ IgM

血液中では，5分子の単量体がFc部分で結合して，巨大分子を形成している．
IgMは抗原が侵入した際に，B細胞が最初に産生する抗体である．やがてIgG
の産生へ**クラススイッチ**（後述）が起こり，IgMの産生量は低下していく．5
分子が抗合していることから合計10カ所の抗原結合部位があるため，初期に大
量の抗原を捕獲し効率的に排除できる．補体の結合能も高いため，補体活性化
による抗原の破壊も効率よく行われる．また，B細胞表面には膜結合型分子と
して存在し，抗原受容体として機能する．

▶ IgG

血液中に最も大量に存在する主力の抗体である．はじめて抗原が侵入した際

表1 抗体の種類と特徴

クラス		IgM	IgG	IgA	IgE	IgD
構造	形状	5量体	単量体	2量体 （分泌型IgA） 分泌片	単量体	単量体
	分子量	約90万	約15万	約16万（血清型） 約38万（分泌型）	約20万	約15万
	Fcの種類と その受容体	μ	γ	α	ε	δ
	分布	血清	血清，組織液	血清，分泌液	血清	血清
血清中濃度（mg/dL）		100〜150	1,000〜1,400	200〜300	0.02〜0.05	3
半減期（日）		5	21	6	3	3
特徴		最初に作られる，抗原結合部位10個，補体結合能高い，抗原受容体	主力の抗体，胎盤通過性（新生児の感染防御）	経母乳（乳児の感染防御），胃酸耐性	I型アレルギー反応の原因（スギ花粉症など）	機能不明（抗原受容体？）

「微生物学」（大橋典男／編），p160，羊土社，2020をもとに作成

★7
ワクチンの接種は2回以上行う方が効果的な免疫を誘導できるが，これも二次免疫応答を利用している（ワクチンのブースター効果）

（**一次免疫応答**）には，まずIgMが産生されるが，やがて形質細胞がクラススイッチを起こすと，IgG産生細胞に変わる．また，同じ抗原が再度侵入した場合（**二次免疫応答**★7）は，一次免疫応答の際に産生された記憶細胞がすばやく増殖し，IgGを短時間に大量に生成することで，抗原を排除する．2回目の方がより強い免疫反応が起こるということである．このため，生体は一度かかった感染症に二度とかからなくなる．これが二度なし現象のメカニズムである．

母体で産生されたIgGは，胎盤を通過し胎児へと移行する（**胎盤移行性抗体**）．新生児は，出生後しばらくは母体からの移行IgGにより，感染から防御される．しかし，半年もするとこの抗体も減少して効果がなくなるため，病気にかかりやすくなる．この時期になると新生児の免疫系も十分に発達しているので，しだいに自ら獲得免疫による防御を整えるようになる．

▶ IgA

血清型IgAと**分泌型IgA**の2種類がある．血清中は単量体，分泌液中では**分泌片**とよばれる分子を結合し2量体となる．母乳，唾液，涙などの外分泌液中に含まれており，粘膜における感染防御を担っている．分泌片を結合することで消化酵素に抵抗性となり，乳児は母体から，母乳の摂取によりIgAを得ることができる．

▶ IgE

血清中にはごく微量しか含まれない．スギ花粉症に代表される**即時型アレルギー反応（I型アレルギー反応）**の原因となる．IgEと抗原が結合し，これが

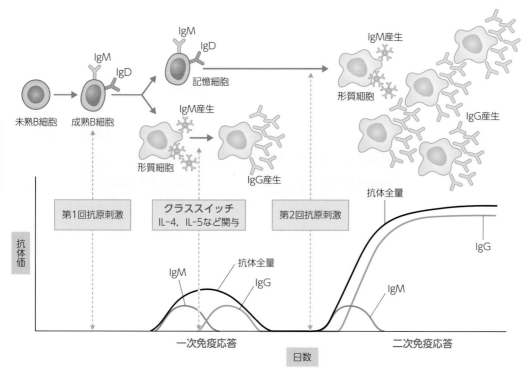

図8　免疫応答における抗体産生とクラススイッチ
「薬学領域の病原微生物学・感染症学・化学療法学　第4版」（増澤俊幸，河村好章／編），廣川書店，2018をもとに作成

肥満細胞や好塩基球の表面のIgE受容体に結合することで，細胞からの脱顆粒を引き起こす．顆粒中の**ヒスタミン**やセロトニンなどの化学伝達物質が血液中に放出されると，平滑筋の収縮，毛細血管の拡張や血管の透過性の亢進などのアレルギーに独特な症状が引き起こされる．本来は，寄生虫感染に対する感染防御機構として存在しているといわれている．

▶ IgD

血清中にわずかしか存在しない．B細胞の抗原受容体として機能すると考えられているが，IgMも抗原受容体として機能しており，その違いは明らかではない．

3）クラススイッチ

まず，抗原刺激あるいはTh2細胞から指令を受けたB細胞は，形質細胞となりIgMを産生する．IgMは5量体であり，効率的に抗原を捕らえる．一方，さらに抗原排除を行うために，形質細胞はIgGへ産生を切り替える．これを**クラススイッチ**という（図8）．抗原結合部位である抗体の可変部を変えずに，不変部が，IgMからIgGやIgEなどの産生へと切り替える．ヘルパーT細胞が産生するサイトカインの種類によって，どのクラスの抗体へ切り替わるかが決まる．サイトカインIL-4の刺激は，IgEへのクラススイッチを指令している．

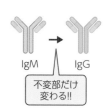

4）補体

　抗体は獲得免疫で主要な働きをする物質であるが，単に病原体を捕捉するだけでそれ以上の働きはない．捕捉した抗原を破壊するには，別の成分や細胞の関与が必要である．その抗原破壊にかかわる血清因子として補体がある．正常な血清中に存在し，複数の補体成分が連続して結合することによって活性化が起こり，抗原の破壊などのさまざまな免疫学的な反応を引き起こす．補体の活性化経路には次の3つがある．

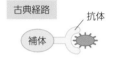

古典経路

- **①古典経路**：病原体などが抗原となって抗原抗体複合体が形成され，これに補体タンパク質が連続して結合することによって引き起こされる経路である．抗体の関与が必須なので，獲得免疫の1つである．

副経路

- **②副経路**：抗体の関与なしに補体成分が，病原体に結合してはじまる活性化経路である．抗体の関与がないので，自然免疫に分類される．

- **③レクチン経路**：血清中のマンノース結合レクチンが細菌やウイルス表面の糖鎖や糖タンパク質と結合することによって開始される活性化経路である．

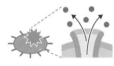

レクチン経路

　①〜③のような経路によって補体の活性化が起こり，最終的にはその活性化された補体が排除の対象となる抗原の細胞膜に結合すると，ドーナツ状の**膜障害性複合体（MAC）**を形成し，細胞膜に穴が開き，溶菌などの抗原破壊が起こる．その他に，一連の補体活性化のなかで生じた，分解した補体成分によりマクロファージの遊走や活性化，貪食の活性化，血管の透過性が亢進し，免疫担当細胞の血管外への遊走などのさまざま免疫反応が引き起こされる．

4 細胞性免疫

　マクロファージや細胞傷害性T細胞など，免疫担当細胞を中心とした獲得免疫機構である．免疫担当細胞が直接体内の異物（がん細胞やウイルス感染細胞，あるいは移植片など）の排除を行う（図5）．細胞傷害性T細胞の誘導には，Th1細胞からのサイトカインによる指令が必要である．また，Th1細胞はインターフェロン-γ，腫瘍壊死因子（TNF）などのサイトカインを産生し，マクロファージの活性化を刺激する．例えば，結核菌はマクロファージに貪食されても，食胞内で生存し増殖する．しかし，Th1由来サイトカインにより活性化したマクロファージは，貪食した結核菌を殺菌できるようになる．移植の際の**拒絶反応**や**遅延型アレルギー反応（Ⅳ型アレルギー）**も細胞性免疫がかかわる．

6 アレルギー （表2）

　免疫反応は本来感染防御など生体に有益なものである．しかし，これがときに生体に不利益をもたらす場合があり，これを**アレルギー（過敏症）反応**とい

表2 アレルギーの分類

分類 （関与する免疫）		反応	反応に関与するもの			主なアレルギー
			抗体または細胞	補体	その他	
即時型 （体液性免疫）	Ⅰ型	アナフィラキシー型	IgE	なし	好塩基球，肥満細胞	花粉症，アナフィラキシーショック，気管支喘息，蕁麻疹
	Ⅱ型	細胞障害型	IgG，IgM	あり	マクロファージなど	血液型不適合輸血，リウマチ熱，重症筋無力症，バセドウ病
	Ⅲ型	免疫複合体型 （アルサス反応）	主にIgG	あり	炎症性細胞全般	血管炎，急性糸球体腎炎，全身性エリテマトーデス，関節リウマチ
遅延型 （細胞性免疫）	Ⅳ型	遅延型	感作T細胞	なし	マクロファージ	接触性皮膚炎（かぶれ，金属アレルギー），ツベルクリン反応

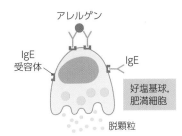

図9 Ⅰ型アレルギー
「免疫微生物学 第5版」（笹月健彦/監），
南江堂，2003より引用

う．アレルギーを引き起こす抗原のことを，特に**アレルゲン**とよぶ．アレルゲンの侵入によって数分〜数時間で反応が起こる**Ⅰ型アレルギー（即時型，アナフィラキシー型）**は抗体が主に関与する．一方，48時間後に反応のピークをもつ**Ⅳ型アレルギー（遅延型）**もある．これは感作リンパ球，すなわち細胞性免疫が関与する反応である．

1 Ⅰ型アレルギー（即時型，アナフィラキシー型）（図9）

スギの花粉症（アレルギー性鼻炎）に代表される．抗原となる花粉を吸入すると，アレルゲンとアレルギー性抗体であるIgEが結合し，これが好塩基球や肥満細胞の表面に存在するIgE受容体に結合することによって，細胞内の脱顆粒が起こる．顆粒中に含まれる化学伝達物質である**ヒスタミン**やセロトニンが放出されると，平滑筋の収縮や毛細血管の拡張と細胞透過性の亢進などが引き起こされる．この反応が局所で起こったものが，気管支喘息，花粉症，蕁麻疹などである．一方，この反応が全身的に起こった場合を**アナフィラキシーショック**とよび，呼吸困難などのショック症状で死に至ることもある．ハチ毒によるものや，抗生物質であるペニシリンによるペニシリンショックなどがある．ハチ毒によるアナフィラキシーショックでは，意識障害や急激な血圧低下，炎症反応による気道粘膜の浮腫で呼吸困難などが生じ生命にかかわることがある．アナフィラキシーショックが起きたときは，症状の進行を一時的に緩和しショッ

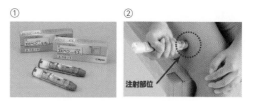

図10　エピペン®とその使用法
①アドレナリン自己注射薬（エピペン®）
②緊急の場合には，衣服の上からでも使用できる
マイランEPD合同会社より許可を得て掲載

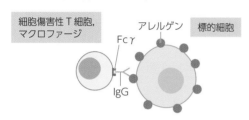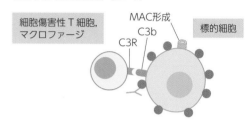

図11　Ⅱ型アレルギー
「免疫微生物学　第5版」（笹月健彦/監），南江堂，2003より引用

クを防ぐため，アドレナリン自己注射薬（エピペン®）をただちに使用する（図10）．すぐに医師による診察を受ける必要がある．

2 Ⅱ型アレルギー（細胞障害型）（図11）

　赤血球や細胞の表面にあるタンパク質などの分子がアレルゲンとなり，これに抗体が結合し，抗原抗体複合体が形成される．するとこれに補体が結合し，細胞の溶解が起こる．この例としては**血液型不適合輸血**や化膿レンサ球菌感染後に起こるリウマチ熱などがあげられる．

　また，細胞表面上のホルモンの受容体に結合する抗受容体抗体が産生されることがある（Ⅴ型アレルギーと分類することもある）．この抗体は，受容体に結合することでこれを刺激して，ホルモンと同じ生理作用を発揮する．あるいは逆に，この抗体がホルモンと受容体の結合を阻害して，その作用を遮断することもある．血糖を下げるホルモンであるインスリンの受容体に対する抗体が産生された場合，これが受容体をブロックすると高血糖に，逆に受容体を刺激すると低血糖となる．抗アセチルコリン受容体抗体は，アセチルコリンによる神経伝達を遮断するため，筋肉への命令が伝わらず，動かすことができなくなる．これを**重症筋無力症**という．甲状腺刺激ホルモン受容体に対する抗体が産生されると，この抗体が受容体を刺激して甲状腺ホルモンが過剰に分泌され，**バセドウ病**（グレーブス病）となる．これらは後述の自己免疫疾患に該当する．

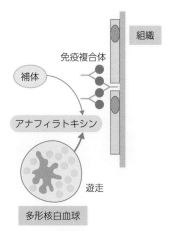

図12 Ⅲ型アレルギー
「免疫微生物学 第5版」(笹月健彦/監), 南江堂, 2003より引用

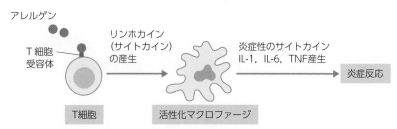

図13 Ⅳ型アレルギー
「免疫微生物学 第5版」(笹月健彦/監), 南江堂, 2003より引用. リンホカインと併記している「(サイトカイン)」は著者による追記.

3 Ⅲ型アレルギー（免疫複合体型）(図12)

　アルサス反応ともいう. 生体内で免疫複合体が形成され, これが毛細血管や組織などに付着すると, 免疫複合体に補体が結合し, 補体の活性化が起こる. 活性化補体により, さまざまな免疫担当細胞の遊走や活性化が促進され, 最終的に白血球による組織障害が起こる. この例としては, **関節リウマチ**, 急性糸球体腎炎や全身エリテマトーデスなどがある. これも自己免疫疾患の1つである.

4 Ⅳ型アレルギー（遅延型）(図13)

　細胞性免疫が関与する反応である. まず, 抗原が侵入するとT細胞がそれに反応し, 記憶する. 続いて二度目に同じ抗原が侵入したとき, 再びT細胞が反応する. このとき過剰に細胞性免疫を誘導するため, 抗原侵入部位にマクロファージなどの炎症性細胞が集結し, 肉芽腫などが形成される. 二度目に抗原が侵入したとき, 侵入部位への細胞の集結には, 24〜48時間を必要とする. Ⅰ型アレルギーに比べ時間がかかるので, **遅延型過敏症反応**とよぶ. 代表例としてはさまざまな化学物質や化粧品などによる**接触性皮膚炎**, いわゆるかぶれがある. またこれを利用した診断方法として, 結核に対する**ツベルクリン反応**（ツ反）が知られている (図14). すなわち, 結核菌の菌体成分を皮内に少量接種して, 48時間後の注射部位の炎症の有無を調べる方法である. 炎症があれば, 過去または現在の結核菌感染あるいは結核の予防接種が原因となる. 一方, 炎症がなければ, これまで結核菌の感染経験あるいは予防接種歴がないと判断される. この診断は, 過去の感染でも免疫学的記憶により反応がみられることから, 現在の感染を診断するのには不向きである. 現在の結核の診断には, クオンティフェロンなどの別の方法が使用される.

●ツベルクリン反応
→7章-2-10

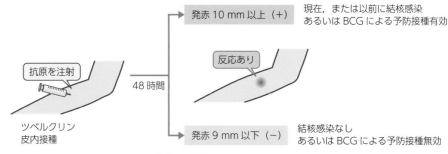

現在，または以前に結核感染 あるいは BCG による予防接種有効

発赤 10 mm 以上（＋）

反応あり

抗原を注射

ツベルクリン 皮内接種

48 時間

発赤 9 mm 以下（−）

結核感染なし あるいは BCG による予防接種無効

図 14　ツベルクリン反応の実施と判定

7 自己免疫疾患

　本来，免疫応答が起こらないはずの自己成分に対する免疫応答が成立し，自らの免疫システムが自身の組織を攻撃して組織障害をきたす疾患である．Ⅱ型アレルギー，Ⅲ型アレルギーの多くは，自己免疫疾患である．自己成分に対する抗体がつくられてしまう原因として，次のようなものがあげられる．

1）血液中に流出した自己成分への免疫応答の成立

　免疫組織と隔絶された組織に外傷や炎症が起こり，自己成分が血液中に流出し，免疫担当細胞に抗原として認識された場合，免疫応答が起こる．代表例は**橋本病**である．この疾患は，甲状腺ホルモン（サイログロブリン）が流出し，抗原と認識されて起こる．その結果，甲状腺の腫脹（炎症）と機能低下が起こり，全身のむくみや食欲減退などの全身症状が現れる．

2）外来性抗原に類似する自己成分への免疫応答の成立

　外来性抗原に対する免疫が成立した際に，その抗原に構造が類似する自己成分に対して，免疫が誤って攻撃を仕掛ける場合がある．代表例は**ギラン・バレー症候群**である．この疾患は，カンピロバクターの脂質抗原と神経に存在する脂質が類似するため，免疫系が誤って神経を攻撃し，神経麻痺が起こる．

3）現状では原因不明な自己免疫疾患

　自己成分に対する抗体が産生されることで誘発されるが，その誘発原因が不明な自己免疫疾患としては，**全身性エリテマトーデス**[★8]，**バセドウ病**，**自己免疫性溶血性貧血**[★9]，**重症筋無力症**，**関節リウマチ**などがある．いずれも原因が明らかでなかったり，治療法が確立していない．免疫抑制剤の投与などにより自己免疫反応を抑え込む治療が行われる．

★8　全身性エリテマトーデス
systemic lupus erythematosus（SLE）．関節，腎臓，皮膚，粘膜，血管の壁に起こる慢性炎症性自己免疫疾患である．抗核抗体という自己抗体が検出されるが，発症の原因は不明である．患者は男女比（1：9）で，20〜40歳の女性に多い．日本全国に約6〜10万人程の患者がおり難病に指定されている

★9　自己免疫性溶血性貧血
赤血球膜上の抗原に対する自己抗体が産生され，その抗体が自己赤血球に反応し溶血が起こる．貧血・黄疸・脾腫などを呈する．Ⅱ型アレルギー反応に分類される．10〜30歳の若年者層と60歳以降の患者が多い．難病に指定されている

8 移植免疫

　免疫は輸血や移植臓器などの他人からの移植片も非自己物質と認識して排除する．これを**拒絶反応**とよぶ．細胞性免疫が主体となる反応である．

1 血液型

1）ABO式血液型

　血液型A型のヒトは，赤血球上にA抗原と，血漿中にB型物質に対する抗体（抗B抗体）をもっている（表3）．このため，B型の血液がA型の血液に混入すると，B型の血球上のB抗原と抗B抗体が抗原抗体反応を示し，凝集させる．したがって，A型とB型の血液が混ざると血液が固まったり，溶血が起きたりする．

2）Rh式血液型

　ABO式血液型以外にも，Rh式血液型という分類がある．Rh（＋）のヒトは，アカゲザルの赤血球抗原と同じ抗原を赤血球膜表面にもつ．つまり，アカゲザルと同じ抗原型といえる．ない場合は，Rh（−）である．日本人では，約99.5％はRh（＋），約0.5％がRh（−）である．Rh（＋）の赤血球に対する抗体は，もともとヒトの血液中には存在しない．しかし，Rh（−）のヒトに，誤ってRh（＋）の血液を不適合輸血した場合に抗Rh抗体が産生されるようになり，次に同じRh（＋）の血液が輸血されると，抗Rh抗体がRh（＋）血球と反応し赤血球の溶血が起こる．同様のことが，輸血だけでなく出産の際にも起こる．Rh（−）の女性とRh（＋）の男性の間に，子どもができた場合，胎児の血液型は優性であるRh（＋）となる．このとき，妊娠中に胎児のRh（＋）血球に対する抗Rh（＋）抗体がRh（−）の女性にできる．1回目の出産は一次免疫応答であるので，問題は起こらないが，2回目の妊娠では抗Rh抗体が胎盤を通じで胎児に移行し，胎児のRh（＋）赤血球を溶血させる．これが**胎児赤芽球症**（**新生児溶血性疾患**）であり，重症の溶血性貧血と黄疸などを呈する（図15）．

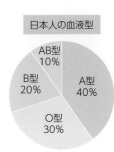

日本人の血液型

- AB型 10%
- A型 40%
- O型 30%
- B型 20%

表3　ABO式血液の抗原型と抗体

	A型	B型	AB型	O型
赤血球	A抗原	B抗原	A抗原　B抗原	
血清中抗体	抗B抗体	抗A抗体	抗体なし	抗A・抗B抗体

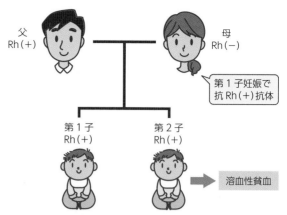

図15 Rh血液型不適合による胎児赤芽球症

2 拒絶反応

1）MHC

　他人の皮膚を移植すると，やがてそれは脱落し，生着することはない（**移植片拒絶反応**）．一方で，一卵性双生児の場合には移植が成立する．そのため，遺伝的背景の違いがこの原因と考えられてきた．今では，この違いはヒトの細胞上に表現される**主要組織適合性抗原**（major histocompatibility complex antigen：**MHC抗原**）の違いに由来することが明らかになっている．これらの抗原の遺伝子を**主要組織適合性遺伝子複合体**（**MHC**）とよぶ．さらに研究が進むと，この抗原は移植の拒絶だけでなく，免疫の根幹である自己と非自己の区別のために利用されていることが明らかになった．

2）HLA

　このヒトのMHC抗原を，特にヒト**白血球型抗原**（human leukocyte antigen：**HLA**）とよぶ．血液型に対する白血球型とよばれるが，実際には白血球のみならずすべての組織細胞に表現されており，その人個人を特徴付けるマークなのである．以下の2種類に分けられる（図16）．

● **HLAクラスⅠ分子**：α鎖とβ_2ミクログロブリンの2本鎖からなり，赤血球を除くすべての細胞表面に発現している．

● **HLAクラスⅡ分子**：α鎖とβ鎖からなり，B細胞，単球，マクロファージ，樹状細胞など抗原提示能のある細胞表面に提示されている．

　HLA遺伝子はきわめて多型性に富む遺伝子で，クラスⅠ抗原だけでも数百万通りの多様性があるといわれる．このため，兄弟間でもこれが完全に一致する確率は1/4である（図17）．このHLAの違いが異物の認識，排除に利用されているため，移植の際に問題となる．

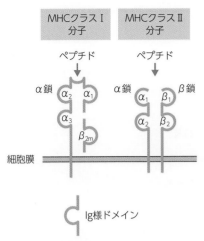

図16 HLAクラスⅠ分子とクラスⅡ 分子の構造

「免疫ペディア」（熊ノ郷 淳／編），羊土社，2017より引用

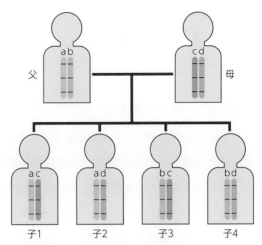

図17 HLAの親から子への遺伝

兄弟間でHLAが完全に一致する確率は，1/4である．一卵性双生児では，完全に一致するので，骨髄移植が可能である．

3）移植

臓器移植では，HLA不適合でも免疫抑制剤を投与することで，拒絶反応を抑えて移植臓器を生着させることが可能になった．一方，免疫担当細胞のもととなる骨髄移植を行う際には，HLAが完全に一致していないと成功しない．もしHLAが異なっていると，移植された骨髄幹細胞から生まれた新たな免疫担当細胞はドナーの全身の細胞とは異なるHLAをもっているため，これらを異物と認識して攻撃を仕掛けるというたいへんな事態が起こってしまう．**骨髄バンク**に事前にドナー登録する目的は，自身の白血球型（HLA）を登録することで，骨髄移植を希望する患者が現れた際に，ただちに数万人から数十万人に1人の同じHLA型の登録者を探し出すことができるようにすることである．

⑨ 免疫不全症

先天的，あるいは後天的に免疫能が低下した状態を**免疫不全症**という．先天的異常により起こる場合は，**先天性免疫不全症候群**（または原発性免疫不全症候群）という．きわめて稀にしか起こらない（数千万人に1人程度）が，B細胞機能不全，T細胞機能不全，補体の欠損，好中球機能不全などを生まれながらもっていることがある．このような場合，幼児期より同じ病原体の感染をくり返したり，悪性リンパ腫などを若いうちに発症したりする．

生後免疫系の不全が起こる場合，**後天性免疫不全症候群**（**AIDS**）●という．老化でも起こるが，感染症としてはHIV感染症がある．HIVがヘルパーT細胞に感染することで免疫機能不全を起こす．結果として，感染者はさまざまな日和見感染症やがんを発症し，死亡する．

●後天性免疫不全症候群（AIDS）
→12章-3-F

以下の問いに○か×で答えよ.

☐☐ **Q1** 免疫は,常に生体を防護するよい働きをしてくれる.

☐☐ **Q2** 免疫系の細胞は,すべて骨髄で生まれる.

☐☐ **Q3** 抗体を産生する細胞は,B細胞（Bリンパ球）である.

☐☐ **Q4** Ⅰ型アレルギーにかかわる代表的免疫細胞は,好中球である.

☐☐ **Q5** エイズのウイルス（HIV）が感染するのは,好中球である.

☐☐ **Q6** 抗原が体内に侵入したとき,最初に産生される抗体は,IgGである.

☐☐ **Q7** 血液中に最も多い抗体はIgGである.

☐☐ **Q8** 抗原が体内にはじめて侵入したときより,2回目の方がより強い免疫反応が引き起こされる.

☐☐ **Q9** スギ花粉症は,IgEと好塩基球の関与で起こる.

☐☐ **Q10** ツベルクリン反応に代表されるⅣ型アレルギーは,細胞性免疫反応による.

第5章 感染症の制御

ポイント

- ◎ 予防接種法に規定される予防接種の種類や対象者について説明できる.
- ◎ ワクチンの種類による長所や短所を説明できる.
- ◎ 代表的滅菌方法とその条件を説明できる.
- ◎ 代表的消毒薬を列挙し,その消毒効果による分類,適用対象について説明できる.
- ◎ 医療関連感染症防止対策にかかわる組織やその使命について説明できる.
- ◎ 標準的予防策の対象物とその実施方法について説明できる.
- ◎ 感染経路別の予防対策を列挙し説明できる.
- ◎ 針刺し事故の予防策,事故が起こった場合の対処法を説明できる.
- ◎ 感染性医療廃棄物の分別方法を説明できる.

　第4章では,ヒトの体が,感染症とたたかう免疫について説明した.本章では,社会的にどう感染症を防ぐかということについて説明したい.

1 感染症を制御するための法律

1 感染症法 (表1)

　「感染症の予防及び感染症の患者に対する医療に関する法律(**感染症法**)」は感染症の発生に際してどのように対処するか定めた法律であり,感染症に対する危機管理マニュアルといえる.感染症法では感染力,重篤性,危険性によって感染症を**一類～五類**に分類し,患者の人権に配慮しながら,その蔓延防止体制と患者に対する医療体制について定めている.一類～四類感染症の患者を診断した医師はただちに,五類感染症については1週間以内に,保健所に報告することが義務付けられている(詳細は表1).最終的には,厚生労働省・国立感染症研究所・感染症情報センターに情報が集約され,1週間ごと,あるいは1カ月ごとに,感染症情報センターから**感染症発生動向**が公表されている.

　対応として,一類,二類感染症の患者が発生した場合は,それぞれの感染症に対処できる病室などの設備がある**感染症指定医療機関**[★1]に入院させる.既知の感染症で一類～三類に分類されない感染症でも,その必要性に応じて,指定感染症としてそれに準じた対応をとることができる.感染症法に含まれていない新しい感染症(**新興感染症**)の出現に際しては,感染拡大の危険性が高いと判断された場合には**新感染症**として指定し,対応することができる.

★1 感染症指定医療機関
日本全国に55医療機関ある

表1 感染症法

分類	対象感染症	感染症の性格	主な対応・措置	医療体制
一類感染症（極めて危険な感染症）	【ウイルス】エボラ出血熱，クリミア・コンゴ出血熱，痘瘡，南米出血熱，マールブルグ病，ラッサ熱 【細菌】ペスト	感染力，罹患した場合の重篤性から見て危険性がきわめて高い感染症	原則入院．消毒などの対物処置．直ちに届出	第1種感染症指定医療機関
二類感染症（危険な感染症）	【ウイルス】急性灰白髄炎，重症急性呼吸器症候群（SARS），中東呼吸器症候群（MERS），鳥インフルエンザ（H5N1，H7N9） 【細菌】結核，ジフテリア	感染力，罹患した場合の重篤性から見て危険性が高い感染症	状況に応じて入院．消毒などの対物措置．直ちに届出	第2種感染症指定医療機関および結核指定医療機関
三類感染症（感染性の強い感染症）	【細菌】コレラ，細菌性赤痢，腸管出血性大腸菌感染症，腸チフス，パラチフス	感染力，罹患した場合の重篤性から見て危険性は高くないが，特定の職業への就業によって感染症の集団発生を起こしうる感染症	特定職種への就業制限．消毒等の対物措置．直ちに届出	一般の医療機関
四類感染症（主に動物由来感染症）	【ウイルス】E型肝炎，ウエストナイル熱，A型肝炎，黄熱，オムスク出血熱，キャサヌル森林病，狂犬病，サル痘，ジカウイルス感染症，重症熱性血小板減少症候群（病原体がフレボウイルス属SFTSウイルスであるものに限る），腎症候性出血熱，西部ウマ脳炎，ダニ媒介脳炎，チクングニア熱，デング熱，東部ウマ脳炎，鳥インフルエンザ（H5N1 および H7N9 を除く），ニパウイルス感染症，日本脳炎，ハンタウイルス肺症候群，Bウイルス病，ベネズエラウマ脳炎，ヘンドラウイルス感染症，リッサウイルス感染症，リフトバレー熱 【細菌】オウム病，回帰熱，Q熱，炭疽，つつが虫病，日本紅斑熱，鼻疽，ブルセラ症，発疹チフス，ボツリヌス症，野兎病，ライム病，類鼻疽，レジオネラ症，レプトスピラ症，ロッキー山紅斑熱 【真菌】コクシジオイデス症 【原虫】マラリア 【蠕虫】エキノコックス症	人から人への感染はほとんどないが，動物，飲食物などの物件を介して感染するため，動物や物件の消毒，廃棄などの措置が必要となる感染症	輸入動物の輸入禁止．保管動物の駆除．消毒などの対物措置．直ちに届出	一般の医療機関
五類感染症	**全数把握疾患** 【ウイルス】ウイルス性肝炎（E型肝炎およびA型肝炎を除く），急性弛緩性麻痺（急性灰白髄炎を除く），急性脳炎（ウエストナイル脳炎，西部ウマ脳炎，ダニ媒介脳炎，東部ウマ脳炎，日本脳炎，ベネズエラウマ脳炎およびリフトバレー熱を除く），後天性免疫不全症候群，水痘（入院例に限る），先天性風疹症候群，風疹，麻疹 【細菌】カルバペネム耐性腸内細菌科細菌感染症，劇症型溶血性レンサ球菌感染症，侵襲性インフルエンザ菌感染症，侵襲性髄膜炎菌感染症，侵襲性肺炎球菌感染症，梅毒，破傷風，バンコマイシン耐性黄色ブドウ球菌感染症，バンコマイシン耐性腸球菌感染症，百日咳，薬剤耐性アシネトバクター感染症 【真菌】播種性クリプトコックス症 【原虫】アメーバ赤痢，クリプトスポリジウム症，ジアルジア症 【プリオン】クロイツフェルト・ヤコブ病	国が感染症発生動向調査を行い，必要な情報を一般国民や医療関係者に提供・公開することによって発生拡大を防止すべき感染症　全数把握疾患と定点把握疾患	感染症発生状況の情報収集，分析とその結果の公開，提供．7日以内に届出．ただし，風疹，麻疹，侵襲性髄膜炎菌感染症はただちに届出	一般の医療機関

（次頁へ続く）

表1 感染症法（続き）

分類	対象感染症	感染症の性格	主な対応・措置	医療体制
五類感染症	**定点把握疾患** **【ウイルス】**RSウイルス感染症，咽頭結膜熱，インフルエンザ（鳥インフルエンザおよび新型インフルエンザ等感染症を除く），感染性胃腸炎，急性出血性結膜炎，水痘，性器ヘルペスウイルス感染症，尖圭コンジローマ，手足口病，伝染性紅斑，突発性発疹，ヘルパンギーナ，流行性角結膜炎，流行性耳下腺炎，無菌性髄膜炎 **【細菌】**A群溶血性レンサ球菌咽頭炎，クラミジア肺炎，細菌性髄膜炎，性器クラミジア感染症，ペニシリン耐性肺炎球菌感染症，マイコプラズマ肺炎，メチシリン耐性黄色ブドウ球菌感染症，薬剤耐性緑膿菌感染症，淋菌感染症			
新型インフルエンザ等感染症	新型コロナウイルス感染症（2021年2月13日〜現在）	新たに人から人への感染力を持ち，あるいはかつて大流行し再流行により，重大な健康被害を及ぼすおそれのあるインフルエンザ	一類感染症に準じた対応	
指定感染症	政令で1年間に限定して指定された感染症 新型コロナウイルス感染症（2020年2月13日〜2021年2月12日）	一〜三類に分類されていない感染症で，それに準じた対応の必要性が生じた感染症	一〜三類に準じた対応	
新感染症	新たに出現した感染症で人から人への伝染力，毒力が高く，危険であると判断されるもの	伝染力，毒力が高い新規な感染症	一類に準じた対応	

「薬学領域の病原微生物学・感染症学・化学療法学 第4版」（増澤俊幸，河村好章／編），廣川書店，2018をもとに作成
青字：週単位で届出，赤字：月単位で届出（性感染症と薬剤耐性菌感染症）．

2 予防接種法（表2）

　予防接種とは起因微生物の感染防御抗原を含むワクチンを接種して人工的に免疫状態をつくりだす方法である．日本では，予防接種は**予防接種法**に定められた**定期接種**と**任意接種**の2つに分けて，実施される．法で定められた予防接種は勧奨接種であり，国民は指定された予防接種を受けるように努めなければならない．予防接種法では，予防接種の対象となる疾病および対象者・年齢を政令で定めている．定期接種については，接種する目的や対象者の違いから2つに分けられる．集団予防を目的とし，主に乳幼児，小児を対象として接種の努力義務がある**A類疾病**と，個人予防を目的とし，高齢者を対象として接種の努力義務がない**B類疾病**である．また，厚生労働大臣が感染症の蔓延を阻止するために必要と判断した場合は，臨時に予防接種を行うことができる（**臨時接種**）．新型コロナウイルス感染症予防接種はこの臨時接種にあたる．

　法で定められた予防接種の実施主体は市町村長であるが，最終責任は国（厚生労働大臣）にある．定期接種に伴う健康被害に対しては，**予防接種健康被害救済制度**[★2]のもと，救済が行われる．一方，任意接種により健康被害が生じた場合には，一般の医薬品の副作用と同じく，**医薬品副作用被害救済制度**[★3]にもとづき，手続きが行われる．

★2　予防接種健康被害救済制度
定期接種により健康被害を受けたことを厚生労働大臣が認定した場合，死亡一時金，医療費などが給付される

★3　医薬品副作用被害救済制度
医薬品などを適正に使用したにもかかわらず発生した副作用による健康被害に対して，医療費などが給付される．任意接種の場合は，こちらが適用される

表2　予防接種法（1948年6月30日公布，2021年2月16日改正）

●定期接種：A類疾病
疾患の発生及び集団での蔓延を予防，公費負担，接種の努力義務

対象疾病	（ワクチン）	対象者
三種混合ワクチン 　ジフテリア（D） 　百日咳（P） 　破傷風（T）	沈降精製DPTワクチンまたは沈降DTトキソイド （不活化ワクチン）*	1期初回　生後3カ月から生後90カ月に至るまでの間にある者 1期追加　生後3カ月から生後90カ月に至るまでの間にある者 　〔1期初回接種（3回）終了後，6カ月以上の間隔をおく〕
急性灰白髄炎（ポリオ）	不活化ポリオワクチン*（IPV）	通常，生後3カ月から90カ月までの間にある者
四種混合ワクチン 　ジフテリア 　百日咳 　破傷風 　急性灰白髄炎（ポリオ）	沈降精製DPT-IPV混合ワクチン	1期初回　生後3カ月から生後90カ月に至るまでの間にある者 1期追加　生後3カ月から生後90カ月に至るまでの間にある者 　〔1期初回接種（3回）終了後，6カ月以上の間隔をおく〕
	沈降DTトキソイド	2期　11歳以上13歳未満の者
麻疹（M） **風疹（R）**	乾燥弱毒生麻疹風疹混合ワクチン（MR）または乾燥弱毒生麻疹ワクチン	1期　生後12カ月から生後24カ月に至るまでの者 2期　5歳以上7歳未満の者であって，小学校就学の始期に達する日の1年前の日から当該始期に達する日の前日までの間にある者
日本脳炎	乾燥細胞培養日本脳炎ワクチン	1期初回　生後6カ月から生後90カ月に至るまでの間にある者 1期追加　生後6カ月から生後90カ月に至るまでの間にある者 　（1期初回終了後概ね1年おく）
		2期　9歳以上13歳未満の者
ヒトパピローマウイルス感染症 **（子宮頸がん予防）**	組換え沈降ヒトパピローマウイルス様粒子ワクチン	12歳となる日の属する年度の初日から16歳となる日の属する年度の末日までの間にある女子 （2価，または4価，9価は2023年より予定） （3回接種することにより高い予防効果が得られる）
結核	BCGワクチン	生後12カ月に至るまでの間にある者
小児の肺炎球菌感染症	沈降13価肺炎球菌結合型ワクチン	生後2カ月から生後60カ月に至るまでの間にある者
Hib感染症	乾燥ヘモフィルスb型ワクチン	生後2カ月から生後60カ月に至るまでの間にある者
B型肝炎	HBワクチン	生後4カ月から6カ月に至るまでの間にある者
水痘	水痘弱毒生ウイルスワクチン	生後12カ月から生後36カ月に至るまでの間にある者
ロタウイルス乳児下痢症	経口弱毒生ヒトロタウイルスワクチン（1価，または5価）	生後2カ月から生後14週6日に至るまでの間にある者

●定期接種：B類疾病
個人の発病及びその重症化を予防し，併せてその集団での蔓延を予防，一部公費負担，希望者のみ接種（努力義務なし）

対象疾患	ワクチン	対象者
インフルエンザ	インフルエンザHAワクチン	原則65歳以上の者，毎年度1回
高齢者の肺炎球菌感染症	23価肺炎球菌莢膜ポリサッカライドワクチン	65歳，または70歳，以下5歳ごとに，対象年齢に達した者 1回接種

●任意接種
次の疾患に対する予防接種及び定期接種で接種対象以外の場合

対象疾患（ワクチン）	対象者または対象年齢
インフルエンザ（成分ワクチン）	B類の対象者を除く全年齢
おたふくかぜ（生ワクチン）	1歳以上の者

*2013年4月の予防接種法改正により，四種混合ワクチンがA類疾病予防接種に加えられたので，過度期にあたる対象者について三種混合ワクチンおよび不活化ポリオワクチンの接種が継続される。
「エキスパート管理栄養士養成シリーズ6 微生物学 第3版」（小林秀光，白石 淳/編），p160，化学同人，2012をもとに作成

❷ ワクチン

感染症の最も有効で経済的な予防策は，**予防接種**である．予防接種では，起因微生物の感染防御抗原を含む**ワクチン**を接種して人工的に免疫状態をつくり出す．かつてWHOは世界的規模の種痘の予防接種を行い，地球上から天然痘（痘瘡）を根絶させた．さらにはポリオ（小児麻痺）の根絶も現実味を帯びて語られるようになってきている．

ワクチンは健康な人に接種する医薬品である．したがって，通常の疾病治療を目的とした薬に比べ，より副作用がないことが強く求められる．そのため，接種に際しては，それぞれのワクチンの種類によって最も安全な接種法がとられる．

① 代表的な接種方法[★4]

▶ 皮下接種法

皮下注射で投与する方法で，最も一般的に用いられる安全性の高い方法である．

▶ 筋肉内接種

皮下接種より局所反応が少なく，免疫の誘導能は同等か，それ以上である．ヒトパピローマウイルスワクチン，成人用肺炎球菌ワクチンなどが筋肉内接種される．日本ではかつて筋肉内注射による大腿四頭筋短縮症[★5]の発生があったことを受けて，安全を優先するため多くのワクチンが皮下接種されているが，海外では筋肉内接種されるものが多い．

▶ 経皮接種法

針で皮膚を傷つけワクチンを塗る方法で，スタンプのように接種する．皮下接種法や筋肉内接種法などのように注射を使った方法に比べ副作用が少ない．BCG（結核）ワクチンの接種に利用される．

▶ 経口接種法

口から飲む方法である．腸管に感染する病原体に対しては，侵入経路である咽頭や腸管壁近くのリンパ系組織の免疫を誘導して分泌型IgAを産生させ，これらを消化管に分泌することによって局所免疫を成立させる．乳児下痢症の原因となるロタウイルスに対する経口生ワクチン接種に利用される．

② ワクチンの種類

▶ 弱毒生ワクチン

感染力はあるが，病原性の弱い細菌やウイルスの株をワクチンとして用いる．軽く感染が起こるため，病後免疫同様に比較的強い免疫応答が誘導できる．一方，稀に感染発病も起こることがある．麻疹・風疹二種混合ワクチン，BCGワ

Q検索
日本環境感染学会

★4 代表的な接種方法

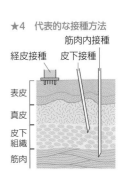

★5 大腿四頭筋短縮症
1945年以降に乳幼児期の患者の大腿（太もも）への抗菌薬などの筋肉注射が原因で，筋が硬くなって動きが悪くなる副作用が発生した医療事故

クチン，ロタウイルスワクチンなどがある．

▶ 不活化ワクチン

加熱や化学的処理により感染力を失わせた死菌や不活化ウイルスをワクチンとしたものである．感染リスクはないが，免疫誘導性が弱い場合がある．日本脳炎ワクチン，ポリオウイルスワクチンなどがある．

▶ トキソイド

細菌が産生した毒素タンパク質を，物理的あるいは化学的に不活化し，毒性を失わせたものである．無毒化毒素ともいう．破傷風毒素やジフテリア毒素のトキソイドがある．

▶ 成分ワクチン

ワクチンから，免疫誘導に必要な感染防御抗原成分を抽出し，精製したワクチンである．インフルエンザウイルスのヘマグルチニンを精製したHAワクチンがある．

▶ RNAワクチン

抗原となる病原体のタンパク質遺伝子の一部をコードするmRNAを脂質ナノ粒子に封入したものである．ワクチンとして注射されたmRNAが宿主細胞内に取り込まれ，翻訳されて抗原タンパク質の一部が産生される．これが宿主の免疫応答を誘導する．RNAワクチンとして，はじめて新型コロナウイルスのスパイクタンパク質遺伝子を用いたワクチンが実用化された．

③ 滅菌と消毒

病院や介護施設などでは，多剤耐性緑膿菌，メチシリン耐性黄色ブドウ球菌やアシネトバクターなどの医療関連感染症の発生を防ぐ手段として，正しい滅菌の実施，適確な消毒薬の選択に関する知識が医療従事者には要求される．そのために，まずは関係する用語の正確な定義を確認しよう．なお，**殺菌**とは，微生物などを死滅させることを指すが，その程度は問わない．完全に殺菌されれば滅菌となるし，一部生存すれば消毒となる．

▶ 滅菌

芽胞を含むすべての微生物を完全に殺滅または除去することである．きわめて厳密であり，対象物に生きた細菌や感染力のあるウイルスを検出してはならない．なお，医療において求められる無菌性の保証水準は10^{-6}である．つまり，滅菌操作を100万（10^6）回行ったときに1回の滅菌不良が起こる確率になる．

▶ 消毒

微生物を死滅あるいは不活化して，有害な感染性の微生物数を減少させることで，感染のリスクを低減することである．滅菌のように厳密ではなく，対象

物中に生菌が生残しても，感染力のある病原体数を減らすことができていれば目的は達成している．

▶ 除菌

細菌が通過できない濾過膜を用いて気体や液体中の細菌などを，濾してとり除く方法である．

▶ 不活化

ウイルスや毒素については，生物ではないため，その感染性を失わせるという意味で，不活化という言い方を用いる．

▶ 防腐

微生物による食品の腐敗を防ぐことをいう．

④ 滅菌法 (表3)

1 加熱滅菌法

多くの栄養型細菌は，70℃数分の加熱で死滅する．一方，細菌の芽胞や，ある種のウイルスは強い抵抗性を示す．特に，芽胞は乾燥や熱に抵抗性が高いため，滅菌法ではこの芽胞を死滅させることができる滅菌温度や時間が設定されている．また，異常プリオンタンパク質は通常の条件の高圧蒸気滅菌（121℃，2気圧，15分間）では感染力を失わない．また，栄養型細菌でも，結核菌は一般の消毒薬に抵抗力が強く，緑膿菌とその類縁菌にも消毒薬が効きにくいものがある．これら個々の微生物や病原因子の抵抗性を考慮して，滅菌や消毒を実施しなければならない（表4）．

菌体のタンパク質を加熱変性させ，微生物を殺滅する．単に熱を加える**乾熱**（調理器具でいえばオーブン）と，水蒸気で圧力をかけて滅菌を行う**湿熱**（調理器具でいえば圧力釜）がある．湿熱の方が殺菌力は強い．細胞はほとんどが水分であり，水蒸気の方が熱の伝達がよい．

▶ 火炎滅菌法

微生物を取り扱うのに使用する白金耳，白金線を，バーナーの火炎中で数秒間加熱焼却して滅菌する．滅菌設備のない屋外などでは，簡易的に器物を炎で熱することで滅菌できる．

▶ 乾熱滅菌法

電気またはガスを熱源として，乾熱滅菌器を用いて乾燥熱空気中で微生物のタンパク質を変性することで滅菌する．通常180℃，1時間の滅菌を行うと芽胞まで滅菌できる．グラム陰性菌の発熱物質であるリポ多糖体を不活化できる利点がある．

表3　物理的滅菌法と消毒法

滅菌法または消毒法		条件	主な対象物				その他
			熱に耐えるものガラス・金属など不燃物	熱に弱いものプラスチックなど	培地など熱に安定な成分を含む液体	医薬品など熱に不安定な成分を含む液体	
加熱法	乾熱滅菌法	180℃　60分間	○	×	×	×	
	高圧蒸気滅菌法	121℃　15分間（2気圧）	○	×	○	×	
	流通蒸気消毒法	100℃　流通蒸気中30〜60分間	○	△	○	×	
	煮沸消毒法	100℃　15分以上	○	△	○	×	
照射法	放射線滅菌法	^{60}Co，^{137}Cs などの放射性同位元素から放出されるγ線，あるいはX線	○	○	×	×	
	高周波滅菌法	2450±50 MHz の高周波を照射し，発生する熱によって微生物を殺滅	×	×	○	×	
	紫外線消毒法	254 nm 付近の紫外線を照射	○	×	×	×	平滑な物質表面，施設設備，水など
ガス滅菌法（プラズマ滅菌を含む）		酸化エチレンガス，過酸化水素ガスなど	○	○	×	×	内視鏡などの精密医療機器に適す．プラズマ滅菌は紙類には不適
濾過滅菌法		孔径 0.22 µm 以下，または 0.45 µm 以下のメンブレンフィルター	×	×	○	○	

○：使用可能，△：注意して使用，×：使用不可

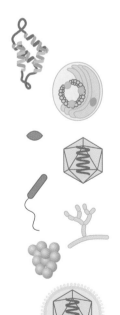

表4　滅菌-消毒に対する病原体の抵抗性

抵抗性 大 → 小	
	プリオン（牛海綿状脳症，クロイツフェルト・ヤコブ病の病原因子タンパク質）
	クリプトスポリジウム属（原虫）のオーシスト
	細菌芽胞（バシラス属，クロストリジウム属などの芽胞）
	抗酸菌（結核菌，らい菌，非定型抗酸菌など）
	原虫のシスト（ジアルジア属など）
	エンベロープをもたない小型ウイルス（ノロウイルス，ポリオウイルスなど）
	栄養型の原虫（アカントアメーバなど）
	グラム陰性菌（緑膿菌など）
	真菌（カンジダ，アスペルギルスなど）
	エンベロープをもたない大型ウイルス（エンテロウイルス，アデノウイルスなど）
	グラム陽性菌（黄色ブドウ球菌，腸球菌など）
	エンベロープをもつウイルス（HIV，インフルエンザウイルスなど）

「薬学領域の病原微生物学・感染症学・化学療法学 第4版」（増澤俊幸，河村好章/編），廣川書店，2018より引用

▶ 高圧蒸気滅菌法

　オートクレーブを用いて飽和水蒸気中で滅菌を行う（図1）．通常121℃，15分間，2気圧の条件で行う．最も確実な滅菌法の1つである．2気圧の条件下では，水は沸騰蒸発しないため，微生物を培養する液体培地の滅菌や，乾熱滅菌の温度では痛むメス，はさみなどの器具の滅菌にも使用される．

2 照射滅菌法

▶ 放射線滅菌法

　^{60}Coや^{137}Csなどの放射性同位元素を含むガンマ（γ）線を対象物に照射して，微生物の核酸やタンパク質に障害を与え，滅菌する．γ線は透過性が高いため，プラスチックの袋に密封包装されたディスポーザブル注射器にも外から透過して，滅菌できる．ディスポーザブルの注射器，点滴器具など熱に耐えられないプラスチック製物品の滅菌に使用される．

▶ 高周波滅菌法

　高周波を照射することで，生じた熱によって微生物を殺滅する．調理器具でいえば電子レンジである．非金属性の密封容器に保存された水分を含む物品の滅菌に用いられることがある．

3 ガス滅菌法

▶ 酸化エチレンガス滅菌

　酸化エチレンガスを用いて，芽胞を含むすべての微生物の滅菌ができる．このガスは引火性，爆発性であるため，二酸化炭素との混合ガスとして用いる．殺菌対象物を入れた密閉容器にガスを注入し，温度37〜60℃，湿度50〜60％で，2〜4時間保温して滅菌する．大規模な設備を必要としないため，医療現場では内視鏡など非耐熱性の医療器具の滅菌に使用されているが，滅菌時間が長いのが欠点である．以前は，プラスチック製注射器の滅菌は，この方法が用いられていたが，現在では，対象物へのガス残留の問題などからγ線滅菌に置き換えられた．

▶ プラズマ滅菌

　高真空下で過酸化水素ガスに高周波を照射し，生成した過酸化水素プラズマを用いた滅菌法である．プラズマより生成した反応性の高い活性酸素存在下で，45℃，75分間処理することで微生物を殺滅する．短時間で滅菌ができることから，医療機関では内視鏡などの滅菌のために急速に普及しつつある．なお，衣類，ガーゼ，リネン，本などのセルロース類は過酸化水素ガスを吸着するため滅菌できない．

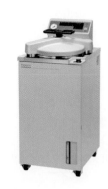

図1　オートクレーブ
写真提供：株式会社トミー精工

4 濾過滅菌法

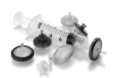

図2　メンブレンフィルター

　ニトロセルロースなどのさまざまな材質でつくられた濾孔 0.2〜0.45 µm の**メンブレンフィルター**を用いて，液状の対象物を濾過し，混入する微生物を除去する（図2）．加熱できない血清や注射液などの除菌に用いられる．この方法ではほとんどのウイルスは除去されない．ウイルスの大きさは 0.02〜0.3 µm であるためである．クリーンベンチやクリーンルームの給排気の除菌に使用する高性能微粒子フィルター（HEPA）は 0.3 µm の粒子を 99.97 ％以上捕集できる．結核菌感染予防用マスクである **N95 微粒子用マスク**は 0.3 µm 以上の粒子を 95 ％以上捕集除菌できる（p.94，図7参照）．

5　消毒法

1 物理的方法

▶ 流通蒸気消毒法（常圧蒸気消毒法）

　水蒸気を流通させ加熱することで，微生物を滅殺する．芽胞は生残するため滅菌とはいえない．調理でいえば，蒸し料理と同じである．

▶ 煮沸消毒法

　沸騰水中で物品を煮沸することで，微生物を滅殺する．15分間以上煮沸することで，大半の栄養型細菌は死滅するが，芽胞は生残する．家庭でもできる最も簡単な消毒方法である．

▶ 紫外線消毒法

　波長が 254 nm 付近の紫外線は DNA に吸収され，遺伝子に傷をつける．透過性はなく作用は表面に限られるため，手術室やクリーンルームなどの施設，クリーンベンチ内など表面の消毒に用いられる．純水は紫外線をよく透過し，その結果，水中に殺菌力のあるオゾンや過酸化水素などが生成されることから，水の消毒に使用できる．

2 化学的方法（消毒薬）

1）消毒薬の作用

　消毒薬は一般に，①微生物を構成するタンパク質や核酸に直接作用してダメージを与える，②微生物の細胞膜や細胞壁構造を破壊する，③微生物の代謝障害を引き起こし殺菌する，といった作用をもつ．生体の体表面などには使用できても，誤って体内に服用した場合にはきわめて高い毒性を示すため，誤飲などに対する管理が重要である．それぞれの消毒薬は，殺菌力，生体への適応の可否などの特徴が異なるため，それを理解して，用途に応じて使い分けることが

重要である.

2）消毒薬の選択基準

消毒薬の作用は，消毒液の濃度，温度，作用時間，pH，その他の混在する血液など有機物の有無により大きく変化する場合がある．多くの消毒薬は，適正な使用条件下では多くの栄養型細菌に対して十分な効果が期待できる．一方，細菌芽胞，結核菌などの抗酸菌，緑膿菌とその近縁菌類，原虫のオーシスト★6，一部のエンベロープをもたないウイルスには，殺菌・不活化されがたいものもある．また，プリオンは，滅菌，消毒にきわめて抵抗性が強い（表4）.

消毒薬は殺菌力にもとづき高水準，中水準，低水準の3つに分類できる.

▶ 高水準消毒液

きわめて強力な殺菌力を示し，芽胞にも有効で，滅菌に近い効果が期待できる．一方，毒性も高いため生体には使用できず，もっぱら器物の消毒に使用する.

▶ 低水準消毒液

多くの栄養型細菌に有効であるが，栄養型でも結核菌などには効果がないこともあるため，対象となる微生物の消毒液に対する感受性を考慮した使用が求められる．比較的安全性が高く，生体に使用できる.

▶ 中水準消毒薬

消毒力や生体に使用の可否が分かれるものが多く，対象物や対象微生物を考慮した使い分けが最も求められる.

★6 オーシスト
原虫の生活環における形態の1つで接合子嚢ともよばれ，原虫の卵のような形態のこと．乾燥，消毒などに抵抗性を示す

3）消毒薬の種類と性質 （表5）

◎ 高水準消毒液

▶ アルデヒド類

芽胞を含むすべての微生物に対して滅菌に近い消毒力を示す．毒性もきわめて高く，生体には使用できない．使用者は，ゴーグル，ガウン，手袋などの保護具を使用する.

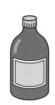

- **ホルムアルデヒド**：ホルムアルデヒドガスは病室などの薫蒸（くんじょう）に用いられる．ホルマリンはホルムアルデヒドガスを水に吸収させ，35〜38％水溶液としたものである.

- **グルタルアルデヒド（グルタラール），O-フタルアルデヒド（フタラール）**：芽胞を含むほぼすべての微生物に有効である．内視鏡，麻酔器具など加熱滅菌できない精密医療機器，手術器具などの消毒・滅菌に用いられる．フタルアルデヒドは結核菌に対する効果がグルタルアルデヒドより高いとされる.

▶ 過酢酸

芽胞までも消毒できる．内視鏡，麻酔器具など加熱滅菌できない精密医療機

表5　消毒薬の種類と性質

環境	金属器具	非金属器具	手指皮膚	粘膜	排泄物	消毒力	消毒薬	一般細菌	緑膿菌	真菌*1	結核菌	芽胞	ウイルス エンベロープ 無	ウイルス エンベロープ 有	ウイルス B型肝炎
×	○	○	×	×	△	高水準	グルタルアルデヒド	○	○	○	○	○	○	○	○
×	○	○	×	×	△		o-フタルアルデヒド	○	○	○	○	△	○	○	○
×	○	○	×	△			過酢酸	○	○	○	○	△	○	○	○
○	×	○	×	×	○	中水準	次亜塩素酸ナトリウム	○	○	○	△	△	○	○	○
×	×	×	○	○	×		ポビドンヨード	○	○	○	○	×	×	○	△
○	○	○	○	×	×		消毒用エタノール	○	○	○	○	×	△	○	×
△	△	△	△	△	△		クレゾール石けん*2	○	○	○	○	×	×	△	×
○	○	○	△	×	×	低水準	両性界面活性剤	○	△	△	△	×	×	△	×
○	○	○	○	○	△		第四級アンモニウム塩	○	△	△	×	×	×	△	×
○	○	○	○	×	×		クロルヘキシジン	○	△	△	×	×	×	△	×

○：使用可能，△：注意して使用，×：使用不可
「薬学領域の病原微生物学・感染症学・化学療法学 第4版」
（増澤俊幸，河村好章／編）廣川書店，2018をもとに作成

*1 糸状菌を含まない，*2 排水規制あり
○：有効，△：効果が得られにくいが，高濃度の場合や時間をかければ有効な場合がある，×：無効

器，手術器具などの消毒・滅菌に用いられる．環境中に噴霧した場合でも分解され，酢酸，水，酸素になるため，環境への影響が少ないとされる．SARSのアウトブレイクの際に環境の消毒に使用された．

◉ 中水準消毒薬

▶ 次亜塩素酸ナトリウム

　菌体タンパク質や酵素の塩素化および活性酸素を産生することにより酸化を引き起し，一般細菌から多くのウイルスまで不活化する．結核菌には高濃度で時間をかけて処理すれば有効である．家庭用漂白剤としても市販されており，最も一般的な塩素系消毒薬である．刺激性が強いため生体には使用できないが，比較的安全性が高く，消毒力も強い．主に器具の消毒，環境消毒に使用される．乾燥時に塩素ガスとなって蒸発するため，低残留性消毒薬としてほ乳瓶や食器などに使用できる．金属を腐食するため，メスやはさみなど金属製品には用いない，あるいは使用後によく水洗いする．

▶ 塩素化イソシアヌール酸

　次亜塩素酸ナトリウムを改良し固形剤とすることで，希釈液をつくる不便さや原液が生体に飛び散る危険性をなくした製剤である．刺激性も強いため生体の直接消毒には用いられない．プール，下水などの消毒，床に付着した汚染血液の消毒などに利用されている．

▶ ポビドンヨード

　ポリビニルピロリドンとヨウ素の錯化合物で，多くの微生物に有効で，生体

に使用できる代表的消毒薬である。手術前後の手術野[★7]の皮膚や傷口の消毒などに使用される。刺激性がほとんどないため粘膜への適用も可能で，うがい薬にも広く用いられている。希釈すると有機物の不活化を受けやすく，日光により効力が低下するので，遮光保存する必要がある。

★7　手術野
あるいは術野（じゅつや）。
手術にかかわる患部を含む
周辺域

▶ ヨードチンキ

三ヨウ化カリウムの70%エタノール溶液で，アルコールを含むため刺激性が強いので傷のない皮膚の消毒に用いる。

▶ エタノール

微生物のタンパク質変性，酵素不活化，脂質溶解，細胞膜損傷を引き起こし殺菌する。芽胞を除く，多くの微生物に有効である。70〜80%で最も殺菌力が強く，100%エタノールでは殺菌力が低下する。器具の消毒，注射部位の皮膚の消毒などに使用される。引火性があるため火気厳禁である。また，アルコール代謝能の低い生体への使用は注意が必要である。

▶ イソプロパノール

微生物に対する作用機序はエタノールと同様であるが，50〜70%水溶液として用いられる。エタノールより殺菌効果は強いが，刺激性や毒性もやや強い。

▶ 強酸性電解水

0.1%以下の食塩水を電気分解すると，陽極側にpH 2.7以下，残留塩素10〜50 ppmの強酸性電解水（次亜塩素酸と塩素からなる）が生成する。栄養型細菌，ウイルスを死滅または不活化する。食塩水から容易に調製できることから医療機関に普及しつつある。現在，手指と内視鏡の洗浄消毒に限定して使用が認可されている。

人体に使える
中水準消毒薬
・ポビドンヨード
・ヨードチンキ
・オキシドール

使えるが注意が必要
・エタノール
・強酸性電解水
・クレゾール
・複合消毒液

人に使っても
大丈夫か
必ず確認！

▶ フェノール（石炭酸）

リスターが19世紀末にはじめて，手術時の消毒に用いた古典的消毒液である。組織腐食性が強いため，現在は生体に用いることはない。有機物が共存しても殺菌力の低下が少ないことから，糞便，喀痰（かくたん）などの排泄物・汚物の消毒に用いられる。

▶ クレゾール

水に難溶のため等量のカリ石けんに溶かして使用する。1〜2%溶液を手指の消毒に，3%溶液を喀痰，糞便の消毒に用いる。特有の刺激臭がある。

▶ 過酸化水素

オキシドールは，過酸化水素を2.5〜3.5%含む水溶液である。血液や体液などに含まれるカタラーゼの作用により分解し，生じた酸素の泡が創傷面に付着した汚れを洗い流す。分解しなければ，一般細菌やウイルスを5〜20分で，芽胞を3時間で殺滅できる。

▶ 複合消毒液

低水準消毒薬である**ベンザルコニウム塩化物**（逆性石けん）や**クロルヘキシジン・グルコン酸塩**を70％消毒用エタノールと配合して複合消毒液（ウエルパス®，ヒビスコールなど）としても用いられる．手に消毒液をとり，まぶしつけ，アルコールが乾燥するまですり込む（**ラビング法**）．水を使用しないので，流しがなくても消毒できる（**ウォーターレス法**）．

◎ 低水準消毒薬

▶ 逆性石けん（陽性イオン石けん）

ベンザルコニウム塩化物およびベンゼトニウム塩化物は，無色，無臭，低刺激性なので，生体に使用できる代表的消毒薬である．緑膿菌などのグラム陰性菌に対する殺菌力は弱く，芽胞，結核菌，大部分のウイルスには無効である．毒性が高いため，誤って飲用したりすると死亡することがある．あくまで外用である．一般の普通石けんは，陰イオン界面活性剤であり洗浄力はあるが，殺菌活性はない．

▶ クロルヘキシジン・グルコン酸塩

多くの栄養型細菌に対して低濃度で殺菌効果を示す．緑膿菌と関連属細菌には抵抗性を示すものがみられ，抗酸菌，芽胞，真菌，ウイルスには無効である．低毒性，低刺激性であるため人体に使用できるが，粘膜への使用はアナフィラキシーショックを起こす可能性があり，禁止された．これを含む軟膏剤が一般用薬品としてある．

▶ 両性石けん（両性界面活性剤）

分子内に，陽性イオンの殺菌力および陰性イオンの洗浄力を合わせもつ消毒液である．塩酸アルキルポリ（アミノエチル）グリシンと塩酸ジ（アルキルアミノエチル）グリシンの2種がある．常用濃度で一般細菌，真菌に有効だが，芽胞，ウイルスには効果はない．器具，環境消毒に用いる．生体に対して低毒性であり，手指や皮膚に使用可能な製品もあるが，脱脂性が高く，あまり適さない．

⑥ 医療関連感染症

従来の**院内感染症**は，病院のみならず介護施設などまで広く問題となることから，現在は**医療関連感染症**とよばれる．**市中感染症**[★8]に対する言葉で，病院内や介護施設などで起こる感染症の総称である．入院患者が入院中に原疾患とは別の感染症に罹患したり，医療従事者が病院内で感染した場合などの感染事故も含まれる．

★8　市中感染症
日常の社会で健康に生活している人に起こる感染症を指す．院内感染症に対する用語

表6 院内感染症の原因となる微生物

微生物分類	経気道感染	接触感染	経口感染	血液媒介性感染
ウイルス	A型，B型インフルエンザウイルス，アデノウイルス，麻疹ウイルス，ムンプスウイルス	ヒトヘルペスウイルス，水痘・帯状疱疹ウイルス	ロタウイルス，A型肝炎ウイルス，ノロウイルス	B型，C型肝炎ウイルス，HIV，HTLV-1
細菌	結核菌，レジオネラ・ニューモフィラ	MRSA，緑膿菌，セラチア菌，VRE	PRSP，サルモネラ属菌，赤痢菌，クロストリディオイデス・ディフィシル	
真菌	アスペルギルス	トリコフィトン，ミクロスポルム		
原虫			赤痢アメーバ，クリプトスポリジウム	
節足動物		疥癬虫，毛ジラミ		

MRSA：メチシリン耐性黄色ブドウ球菌，VRE：バンコマイシン耐性腸球菌，PRSP：ペニシリン耐性肺炎球菌，HIV：ヒト免疫不全（エイズ）ウイルス，HTLV-1：ヒトT細胞白血病ウイルス1型
「薬学領域の病原微生物学・感染症学・化学療法学 第4版」（増澤俊幸，河村好章／編），廣川書店，2018より引用

1 医療関連感染症の発生要因と原因微生物 (表6)

　病院は，感染症の3要因である**感染源（患者）**，**感染経路**，および**易感染性宿主**が密に集合している場所である．一般に医療関連感染症を起こす微生物は，病原性が弱く健常者に感染しても疾病を誘起することができないが，易感染性宿主に対しては重篤な感染症を引き起こす．これは**日和見感染菌**によって起こることが多い．加えて，これらの微生物は抗菌薬や消毒薬に対する抵抗性が高い場合が多く，病院環境からの排除が容易ではない．また，医療従事者がこれらの起因微生物を保有する（健康保菌者）ことで感染を広げることもある．医療技術の進歩は重症患者の救命を可能としたが，それは易感染性宿主を増やしていることにもつながっている．医療従事者の針刺し事故などによる，B型肝炎をはじめとする血液媒介性感染も問題となっている．一般に針刺し事故による感染可能性は，B型肝炎ウイルスで約30％，C型肝炎ウイルスで約2％，HIVで約0.3％といわれる．

2 医療関連感染症防止対策 (図3)

　医療関連感染症防止対策は，病院や介護施設などの管理上きわめて重要な業務である．そのために病院では**院内感染防止対策委員会（サーベイランス委員会：ICC）**が設置されている．さらにこの委員会の下部組織として，実行組織である**感染制御専門家チーム**（infection control team：**ICT**）をおく．ICTは感染制御専門医師（infection control doctor：ICD）を中心に，感染制御専門看護師（infection control nurse：ICN），各病棟で院内感染症防止に当たる専門看護師（リンクナース）の代表，感染制御専門薬剤師，臨床検査部門，事務部門

全日本病院協会

```
                        病院長
                          │
              院内感染防止対策委員会（ICC）
                          │
        ┌─────────────────┴─────────────────┐
  感染制御専門家チーム（ICT）          抗菌薬適正使用支援チーム（AST）
  医師（ICD），看護師（ICN），薬剤師，    医師，看護師，薬剤師，臨床検査技師など
  臨床検査技師，事務職員など
```

図3　院内感染対策組織

の代表者などからなる．

　　抗菌薬適正使用支援チーム（antimicrobial stewardship team：**AST**）の目的は，抗菌薬の適正使用を推進することで薬剤耐性菌の出現を防ぎ，その結果，抗菌薬による治療効果を高め，有害事象を最小限とすることである．耐性菌の出現抑制は，院内感染の抑止へとつながる．

　　ICTの主な業務は，次の5つである．

- ①どのような感染が，どの範囲まで広がっているかを病院全体として把握する．
- ②職員に対して，感染症に関する教育を行い予防・消毒を徹底させる．
- ③原因となる患者がいる場合には，特定の病棟を定めそこに収容する（隔離）．
- ④薬剤耐性菌による流行を防止するため，抗菌薬の濫用を避け，その適正な使用を進める．
- ⑤職員に対する細菌学的定期検査を実施し，問題となる菌あるいはウイルスの感染がある場合には，除菌の措置の実施や職場の転換を考慮する．

3 標準的予防策

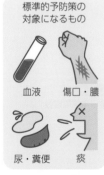

標準的予防策の
対象になるもの

血液　傷口・膿

尿・糞便　痰

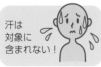

汗は
対象に
含まれない！

　　標準的予防策（**スタンダードプリコーション**もしくは**スタンダードプレコーション**：standard precautions）はアメリカ疾病予防管理センター（CDC）が提唱する，感染症から患者と医療従事者を守るための基本的予防策である．「**感染の有無にかかわらず，すべての患者の血液・体液や，患者から分泌排泄される汗を除くすべての湿性生体物質（尿・痰・糞便・膿）は，感染症のおそれがある**」とみなして対応する．これには，**傷のある皮膚や健全な粘膜も含まれる**．これらの物質に触れた後は手洗いを行う．これらに触れるおそれのあるときは，あらかじめ手袋，エプロンなどを着用する．さらに，標準的予防策に加えて，感染経路別予防策を行う．

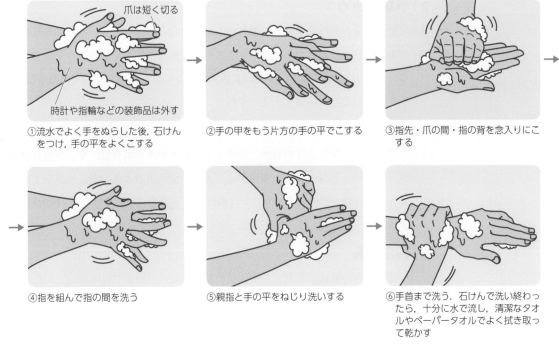

①流水でよく手をぬらした後，石けんをつけ，手の平をよくこする

②手の甲をもう片方の手の平でこする

③指先・爪の間・指の背を念入りにこする

④指を組んで指の間を洗う

⑤親指と手の平をねじり洗いする

⑥手首まで洗う．石けんで洗い終わったら，十分に水で流し，清潔なタオルやペーパータオルでよく拭き取って乾かす

図4　正しい手洗い
厚生労働省（https://www.mhlw.go.jp/content/10900000/000593494.pdf）をもとに改変して転載

4 標準的予防策の実行

1）手洗い

　　血液や体液など湿性生体物質，汚染された器物などに触れた後は手洗いを行う（図4）．手袋をしていたとしても，手袋の破れや手袋を外す際に汚染が起こる可能性もあるため，必ず手洗い・消毒を行う．汚れが激しい場合は，まず流水と普通石けんで汚れを洗浄した後に，さらに消毒薬を用いて消毒をする．次に，一般的な消毒の方法を示す．

▶ スワブ法（清拭法）

　　消毒液をしみこませた綿球やガーゼで拭きとる方法．消毒液と皮膚が一定時間以上接触する必要がある．

▶ スクラブ法（洗浄法）

　　洗浄剤を含む消毒液を手にとり，よく泡立ててすり込んだ後，流水で洗い流す．消毒と洗浄が同時にできる．

▶ ラビング法（擦式法）

　　アルコールを含む複合消毒液を手にとり，アルコールが蒸発するまですり込む．水を必要としないため，どこでも実施できる．

2）手袋とガウン

　患者由来の湿性生体物質に触れる，あるいはそれらが白衣に飛び散る可能性がある場合は，あらかじめラテックス製の医療用手袋や防水性ガウンを着用する（図5, 6）．外す際も，手袋の表面に触れないよう注意しなくてはならない．手袋を外した後は，必ず手洗いを行う．

3）マスクとゴーグル

　患者由来の湿性生体物質が，飛散する可能性がある場合は，**サージカルマスク**（図7, 8）と**ゴーグル**を着用する．また，結核菌のように飛沫核感染する病原体の場合は，サージカルマスクは飛沫核を通過させてしまうため，**N95マスク**（図7）を使用する．患者には，サージカルマスクを使用させる．

4）医療器具

　使用済みの針は，針刺し事故防止の観点からリキャップはせずに，黄色の**バイオハザードマーク**（後述）のある専用の廃棄容器に入れる．汚染器具を再利用する場合は消毒した後，洗浄などの処置を行う．

5）患者

　感染源となりうる患者は，個室に収容する．飛沫核感染する病原体の感染者は，陰圧室に収容する．

5 感染経路別予防策

　標準的予防策に加えて，伝染性や病原性の強い病原体の感染者に適用する．病原体の主な伝播経路である接触感染，飛沫感染，飛沫核感染について，それぞれ**感染経路別予防策**を分けて実施する．

1）接触感染対策

　医療従事者は防水のガウン・手袋を着用して患者に接する．手指の消毒を患者との接遇後に行う．医療器具（体温計，聴診器，血圧計）は患者に専用化する．

　▶ 対象病原体

メチシリン耐性黄色ブドウ球菌，多剤耐性緑膿菌，腸管出血性大腸菌など

2）飛沫感染対策

　患者の咳やくしゃみとともに病原体が飛沫となって広がることが想定される場合は，飛沫が届く範囲である1mを超えて，患者同士を離して収容する．医療従事者は，患者に接する際は耐水性のサージカルマスクを着用する．

　▶ 対象病原体

インフルエンザウイルス，肺炎マイコプラズマ，新型コロナウイルスなど

着け方

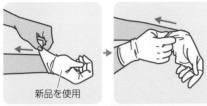

新品を使用

手洗いや手指消毒した後，手首の部分を掴んで装着する．
血液や体液（唾液や排泄物など）に触れる作業前には，必ず手袋を装着する

外し方

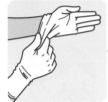 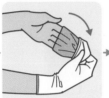 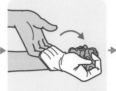 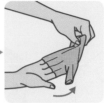 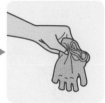

①片方の手袋の袖口の外側を掴む

②手袋の表面に触れないように注意して，手袋を裏表逆になるように外す

③外した手袋は，手袋を着用している手でにぎりしめ，手袋を外した手を反対の手袋の袖口の内側に差し込む

④裏表逆になるように外す

⑤外した手袋はすぐに廃棄する（1回で廃棄する）．手袋を廃棄した後は，必ず手洗いや手指消毒をする

図5 手袋の脱着のしかた
手袋を着用したまま手洗い・手指消毒をすることは避ける．
職業感染制御研究会，Medical SARAYAなどの各種資料をもとに作成

着け方

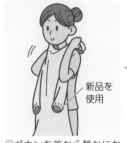 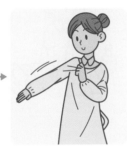 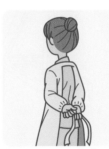

新品を使用

①ガウンを首から静かにかぶる

②袖を通す

③腰ひもを後ろで結ぶ

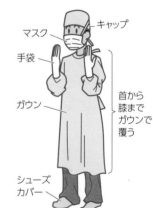

キャップ
マスク
手袋
ガウン
シューズカバー
首から膝までガウンで覆う

外し方

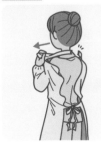 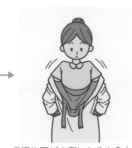 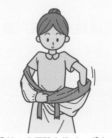 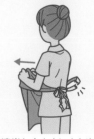

①首ひもをちぎる

②汚染面が内側になるよう上半身の部分を下へ垂らして折りたたむ．このとき，ガウンの表面に素手で触れないように外す

③袖から両腕を抜く．ガウンが裏がえるように脱ぐ

④適当な大きさにまとめ，腰ひもをちぎって外し，廃棄する．ガウンを外した後，手洗いし手指衛生を行うこと

図6 ガウンの着脱方法
日本看護協会，Medical SARAYAなどの各種資料をもとに作成

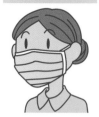
サージカルマスク

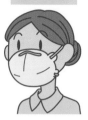
N95マスク

図7　サージカルマスク，N95マスク

着け方

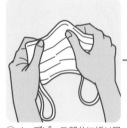

①ノーズピース部分に折り目をつける

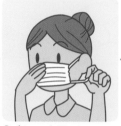

②ゴムヒモを耳にかける

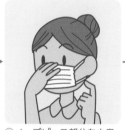

③ノーズピース部分を小鼻にフィットさせ，針金を顔の形に合わせる

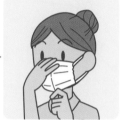

④プリーツをあごの下まで伸ばし鼻と口をしっかり覆う

外し方

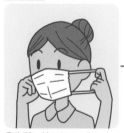

①表面に触れないようにゴムヒモを外す

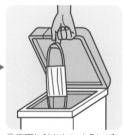

②表面に触れないようにゴムヒモを持って捨てる．衛生的に使用するため，適時交換する

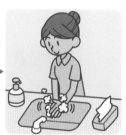

③マスクを外した後，手洗い，手指衛生を行う

図8　マスクの脱着方法
Medical SARAYA，メドラインなどの各種資料をもとに作成

3）飛沫核（空気）感染

飛沫が乾燥し小さな飛沫核となって感染する場合は，患者を特殊な空調設備（陰圧でHEPAフィルタのある空調機）のある個室（**陰圧室**）に収容する．これらの患者の治療にあたる場合は，医療従事者は**N95マスク**を着用する．患者には，サージカルマスクを着用させる．

▶ 対象病原体

結核菌，水痘ウイルス，麻疹ウイルスなど

表7 感染性医療廃棄物と対応するバイオハザードマーク

赤色		液状または泥状のもの（血液・血清・血漿・体液・血液製剤・病理廃棄物など）
橙色		固形状のもの（血液が付着したガーゼ，点滴セットや注射筒などのプラスチック製品など）
黄色		鋭利なもの（注射針やメスなど）

6 医療従事者の感染防止対策

1）予防接種●

　病院内で感染リスクのある感染症で予防ワクチンが実用化されている場合は，積極的に接種を行う．具体的には，**B型肝炎**，**結核**，**麻疹**，**風疹**，**水痘**，**ムンプス**，**インフルエンザ**などである．

●予防接種
→本章-1-2

2）針刺し事故の防止策

　血液媒介性感染症であるB型肝炎，C型肝炎，エイズなどの感染リスクを防ぐため，使用済みの注射器のリキャップは，行ってはならない（誤って自分の手を刺すことがあるため：針刺し事故）．専用の容器に廃棄する．万が一，針刺し事故にあった場合は，傷口より血を絞り出し，次に傷口を流水で洗浄する．さらに，ポビドンヨードまたは消毒用アルコールで消毒を行う．また，事故の発生を責任者に報告する．必要に応じて，B型肝炎であれば，抗HBs免疫グロブリン製剤の投与などの予防措置を受ける．

3）感染性医療廃棄物の処理

　医療に関連して発生する病原体が付着している可能性のある廃棄物を**感染性医療廃棄物**という．例として，血液などが付着したガーゼや包帯，患者から採取した臨床検査試料，使用済みの注射器や点滴セット，手術に使用した器具などである．病院は一般社会に，院内感染を広めない責務を負っている．汚染物品を分別して，滅菌，焼却処理，あるいは専門の処理業者に委託して感染防止措置を行う．その際，感染性医療廃棄物であることがわかるよう，種類別に次の**バイオハザードマーク**をつけることになっている（表7）．

以下の問いに○か×かで答えよ.

☐☐ Q1 一類感染症の患者は，一般の医療機関に入院させてもよい.

☐☐ Q2 インフルエンザ予防接種は，すべての年齢層で定期接種となっている.

☐☐ Q3 弱毒生ワクチンは，不活化ワクチンより安全性が高い.

☐☐ Q4 滅菌法とは，芽胞を含むすべての微生物を殺菌できる方法である.

☐☐ Q5 芽胞は，100℃，10分間の加熱で殺菌できる.

☐☐ Q6 プラスチック製注射器の滅菌には，γ線（放射線）照射が行われる.

☐☐ Q7 感染力のある微生物の数を減らすことを滅菌とよぶ.

☐☐ Q8 グルタルアルデヒドはきわめて殺菌力が強く，人体には使用できない.

☐☐ Q9 次亜塩素酸ナトリウムでは，B型肝炎ウイルスを不活化できない.

☐☐ Q10 消毒用エタノールは結核菌を殺菌できる.

☐☐ Q11 患者の汗は，標準的予防策（スタンダードプレコーション）の対象となる.

☐☐ Q12 交通事故で入院中の患者の血液は，感染症患者ではないので，感染リスクはない.

☐☐ Q13 結核の感染防止対策としては，N95マスクの使用が有効である.

☐☐ Q14 注射針は，危険なので使用後はキャップをする.

第6章 化学療法と耐性菌

1 感染症の化学療法

化学療法とは，化学物質を用いた感染症やがんの治療を指す．本書では感染症の化学療法について述べる．治療対象となる感染症の起因病原体により**抗菌薬**，**抗ウイルス薬**，**抗真菌薬**，**抗原虫薬**などに分けられるが，臨床の現場で特に重要となる抗菌薬・抗ウイルス薬に焦点をあてて説明する．化学療法薬は病原体に対して選択的に毒性を示すが，ヒトや動物の細胞にはほとんど毒性を示さないことが求められる．これを**選択毒性**とよぶ．

Q検索
日本化学療法学会

2 抗菌薬

細菌感染症の治療薬には，微生物が産生し，他の微生物の増殖を阻害する化合物である**抗生物質**と，人が化学合成した**合成抗菌薬**がある．抗生物質でも化学構造が明らかになった後は，化学合成されているものが多い．抗生物質と合成抗菌薬を厳密に区別することは意味がない．このため本書ではすべてをまとめて**抗菌薬**とよぶ．

1 作用機序

抗菌薬は，ヒトや動物の細胞構造と異なる細菌の細胞構造部分に作用することで，選択毒性を発揮する．作用様式は大きく**殺菌作用**●，**静菌作用**に分けることができる．

殺菌作用とは，その細菌を殺菌する作用である．静菌作用とは，その細菌の増殖を抑制するが殺菌までには至らない作用で，抗菌薬の影響が取り除かれると，再び細菌は増殖を開始する．

殺菌作用を示す抗菌薬は，静菌的抗菌薬に比べ，比較的短時間に治療効果が

●殺菌作用
→5章-3

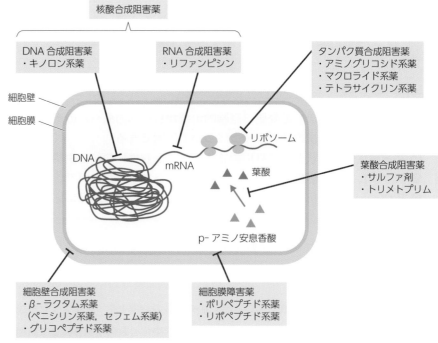

図1 抗菌薬の作用点
「微生物学」（大橋典男／編），p146，羊土社，2020より引用（核酸合成阻害薬という言葉は著者による追記）

現れる．静菌的抗菌薬では，抗菌薬によって細菌の増殖が抑制されている間に宿主の免疫能により病原体が排除される．そのため，より長い投与期間を要する．β-ラクタム系薬やアミノグリコシド系薬は殺菌的，マクロライド系薬などタンパク質合成阻害薬などは静菌的に作用する．ただこれらの作用は，抗菌薬の濃度にも依存するため明確に区別することはできない．

2 抗菌薬の作用点

★1 作用点
抗菌薬が細菌を殺菌したり，あるいは増殖を抑制したりする際に，働きかける細菌の酵素や構造を指す

抗菌薬は一次作用点★1にもとづいて次のように分類できる（図1）．

1）細胞壁合成阻害薬

細胞壁は，植物や真菌，細菌にみられる細胞膜の外側に存在する強固な膜構造である．ヒトの細胞には細胞壁はないため，細菌の細胞壁の主要構成成分であるペプチドグリカンの生合成を阻害する抗菌薬は選択毒性が高く，生体に安全である．**β-ラクタム系薬（ペニシリン系薬とセフェム系薬），グリコペプチド系薬**★2などがある．

★2 グリコペプチド系薬
代表的な抗菌薬はバンコマイシンなどである

2）タンパク質合成阻害薬

真核生物である人や動物，植物のリボソームの大きさは80S（40Sと60Sサブユニット）である．一方，原核生物である細菌のリボソームの大きさは70S（30S

と50Sサブユニット）である．この細菌の70Sリボソームに選択的に作用する抗菌薬としては**アミノグリコシド系薬**[★3]，**マクロライド系薬**[★4]，**テトラサイクリン系薬**[★5]などがある．

3）核酸合成阻害薬

DNA合成やRNA合成に関与する酵素を阻害する．**キノロン系薬**[★6]は，DNA合成の際にスーパーコイルを解きほぐすDNAジャイレース[★7]を阻害することで，細菌の増殖を抑制する．リファンピシンは細菌のRNA合成酵素を阻害し，結核の治療薬として用いられる．

ヒト細胞にもDNAジャイレースと類似の働きをするDNAトポイソメラーゼⅡ型酵素があるが，その構造が大きく異なる．そのためキノロン系薬は選択的に細菌のDNAジャイレースを阻害する．

RNAポリメラーゼも真核生物と細菌では大きく異なっているため，リファンピシンの選択毒性が発揮される．

4）葉酸合成阻害薬

細菌は，DNA合成やアミノ酸合成の補酵素となる葉酸を自ら合成している．一方，ヒトや動物は葉酸を野菜などから摂食している．したがって，葉酸合成を阻害する薬剤は細菌に対する選択毒性が高い．**サルファ剤**[★8]，トリメトプリムなどがある．

5）細胞膜障害薬

動物細胞でも細菌でも，細胞膜は脂質二重層からなるため，これに作用する抗菌薬の選択毒性はあまり高くない．**ポリペプチド系薬**（ポリミキシンB）やリポペプチド系薬がある．

3　抗菌スペクトルと薬剤感受性

ある抗菌薬が抗菌作用を示す微生物の種類や範囲のことを**抗菌スペクトル**とよぶ．セフェム系薬，テトラサイクリン系薬，キノロン系薬などは多くの種類の細菌に有効であり，このような性質を**広域抗菌スペクトル**という（表1）．一方，あらゆる細菌に有効なオールマイティーな抗菌薬は存在しないため，抗菌薬の選択を誤ると全く治療効果がみられないことになる．

そこで，各種細菌の各種抗菌薬に対する**薬剤感受性**が測定される．細菌の抗菌薬に対する感受性を示す定量的指標としては，ある抗菌薬をある微生物に作用させたときに，その増殖を抑制できる抗菌薬の最小濃度である，**最小発育阻止濃度（MIC）**で示すのが一般的である．MICの値が小さいほど，その抗菌薬の抗菌作用は強いことになる．また，対象となる微生物を殺菌するのに必要な抗菌薬の最小濃度である，**最小殺菌濃度（MBC）**も測定されることがある．

★3　アミノグリコシド系薬
代表的な抗菌薬はストレプトマイシン，ゲンタマイシンなどである

★4　マクロライド系薬
代表的な抗菌薬はクラリスロマイシン，アジスロマイシンなどである

★5　テトラサイクリン系薬
代表的な抗菌薬はミノサイクリンなどである

★6　キノロン系薬
代表的な抗菌薬はシプロフロキサシンなどである

★7　DNAジャイレース
たった1個の大腸菌細胞内には約2 mものDNAが小さく折りたたまれたスーパーコイル状態となって収納されている．DNAの複製やmRNAへの転写の際には，スーパーコイルをほぐす必要がある．スーパーコイルの形成と解消に働くのがDNAジャイレースである

★8　サルファ剤
代表例にスルファメトキサゾールなどがある

表1 代表的な抗菌薬の抗菌スペクトル

抗菌薬の分類	抗菌薬	グラム陽性菌				グラム陰性菌				バクテロイデス	リケッチア	クラミジア	マイコプラズマ	結核菌
		ブドウ球菌	レンサ球菌	肺炎球菌	腸球菌	淋菌	インフルエンザ菌	大腸菌	緑膿菌					
ペニシリン系	アンピシリン													
セフェム系	セフカペンピボキシル													
グリコペプチド系	バンコマイシン		△		△									
アミノグリコシド系	ゲンタマイシン		△	△		△	△							△
テトラサイクリン系	ミノサイクリン							△		△				
マクロライド系	アジスロマイシン			△	△									
キノロン系	レボフロキサシン									△			△	

耐性菌である場合は除く．△：未承認だが有効．□：適応承認．□：無効
「微生物学」（大橋典男／編），p145，羊土社，2020より引用

MICの測定には，液体培地希釈法や寒天平板培地希釈法，簡便な方法としてE-テストが導入されている（図2）．E-テストは，ストリップ上に2倍希釈の連続した15段階の濃度勾配の抗菌薬が塗布されており，これを起因菌が塗抹された寒天平板培地に接着して培養し，**阻止円**[★9]の形成によりMICを簡易的に測定できるというものである．最近では，微量液体培地希釈法を自動で行うシステムが普及している．

★9 阻止円
抗菌薬が被検菌の増殖を阻害して，発育ができない領域のことである

4 抗菌薬による感染症の治療

同じ細菌種であっても株によって抗菌薬に対する感受性が異なることがある．例えば臨床の現場では，患者より分離された感染症の起因菌に対する薬剤感受性を測定し，その患者に最適な抗菌薬を選択し，薬物治療を行う必要がある．特に最近は，薬剤耐性菌が増加しているため，患者から分離された起因菌が抗菌薬に耐性なのか，感受性なのかを見極めたうえでなければ，適切な薬物治療は実施することができない．

通常は，検査室で，①患者からの起因菌の分離，②分離株の同定（どのような菌種なのかを調べる），③薬剤感受性試験を行う．これらの行程には数日間を要するため，その間，患者の初期段階の治療は臨床症状から医師の見立てなどにより起因病原体を推測し，有効と思われる抗菌薬を選んで治療が行われる．これを**経験的治療（エンピリック・セラピー）**とよぶ．経験的治療では，さまざまな菌種に効果が期待できる広域抗菌スペクトルの薬剤を選ぶ傾向が高い．一方，検査の結果，起因菌が判明し，その薬剤感受性が明らかになった後は，

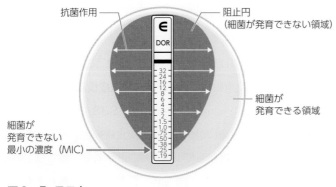

図2　E-テスト

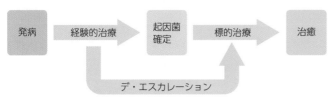

図3　感染症治療の流れ

最適な抗菌薬を選んで治療を行う．この治療を**標的治療（デフィニティブ・セラピー）**とよぶ．また，経験的治療から，標的治療へ切り替えることを**デ・エスカレーション**という（図3）．

　例えば，入院中の高齢者が肺炎を発症した場合，肺炎の起因菌としてメチシリン耐性黄色ブドウ球菌（MRSA）や緑膿菌などがまず推定される．そこで，MRSAに有効なバンコマイシンと，緑膿菌に有効なメロペネムを併用して治療する．その後，患者の痰のグラム染色でグラム陰性桿菌が検出されると，グラム陽性球菌であるMRSAは起因菌ではないことが判明するため，抗MRSA薬のバンコマイシンは中止するという流れである．

　広域抗菌スペクトルの抗菌薬は，生体内の常在菌叢にも影響を与え，長期の使用は菌交代症●の原因となる．また，薬剤耐性菌の出現リスクを高めるため，起因菌が確定した後は，すみやかにデ・エスカレーションを行う．

●菌交代症
→3章-2-2

5 抗菌薬の副作用・相互作用

　選択毒性を有する抗菌薬であっても，他の医薬品と同様にさまざまな副作用や有害作用を示すことがある．副作用としては，薬剤の直接毒性，免疫反応を介したアレルギー，常在菌叢に殺菌的に作用した結果起こる二次的作用などがある．また抗菌薬と他の薬との薬物間相互作用や，食べ物などとの飲み合わせの問題もある．

1）抗菌薬による薬物アレルギー

　抗菌薬が免疫系により異物として認識された結果生じるアレルギー反応である．最もよくみられるのは皮膚障害である．さまざまな薬疹などが現れる場合がある．また，重症な皮膚障害として**皮膚粘膜眼症候群**（スティーブンス・ジョンソン症候群，Stevens-Johnson syndrome：**SJS**）やさらに重篤な**中毒性表皮壊死症候群**のように生命にかかわるような皮膚障害もみられる．皮膚粘膜眼症候群は，医薬品の副作用として出現することがある．38℃以上の高熱，全身の皮膚，眼結膜や角膜，口唇・口腔粘膜，陰部などに紅斑や水疱・びらんや出血を生ずる．中毒性表皮壊死症候群はSJSより重篤で皮膚のびらん面積が10％以上に拡大したものを指す．早期に適切な治療を開始しないと生命にかかわる場合がある．原因となる医薬品としては，抗菌薬，鎮痛・解熱薬，感冒薬などである．ウイルス感染やワクチン接種などによっても発症することがある．

　ニューキノロン系薬やテトラサイクリン系薬などの抗菌薬は，光反応により皮膚のタンパク質と結合し，これが抗原となって過敏症を引き起こす．これを**光線過敏症**という．光線過敏症を起こす抗菌薬の服用中は，患者には直射日光にあたらないように指導する．

●アナフィラキシーショック
→4章-6-1

　最も重篤なアレルギーは**アナフィラキシーショック**●である．抗菌薬投与から数分〜30分以内に発現し，重症の場合には死亡することもある．ペニシリンをはじめとするβ-ラクタム系薬は，Ⅰ型アレルギー反応を生じやすい．また，溶血性貧血は，ペニシリンなどの抗菌薬が赤血球膜表面に結合し，これが抗原として認識されることにより赤血球の破壊が起こる．さまざまな薬剤性肝臓障害や腎臓障害も，アレルギーの一端として現れることがある．

　病院の初診時に，アレルギーを起こしたことのある薬物などについて問診するのは，このような副作用を回避するためである．薬物アレルギー反応がみられた場合は，ただちに薬剤の服用を中止する．

2）直接毒性

　アミノグリコシド系薬，カルバペネム系薬，グリコペプチド系薬は，腎障害を起こすことがある．このため，すでに腎機能に異常がある透析患者などには投与できない．抗結核薬のイソニアジド，リファンピシン，エタンブトールなどは肝障害を引き起こすことがある．服用中は定期的に肝機能の検査を行うことが望ましい．アミノグリコシド系薬は第8脳神経障害による難聴を起こすことがある．エタンブトールは，視力障害を起こすので，視力検査を定期的に行うべきである．

3）抗菌薬の二次的作用

　抗菌薬の長期投与によって，健康な人の皮膚，口腔，腸管などに生息する**常**

表2　抗菌薬と食品の相互作用

抗菌薬	食品	影響
セフメタゾール	酒	アルコール代謝が阻害され，悪酔いする
テトラサイクリン系薬 キノロン系薬	牛乳	牛乳中のカルシウムと薬が結合し，吸収が阻害され，効果が減弱する
イソニアジド	マグロ，イワシなど	ヒスタミン代謝が阻害され中毒（頭痛，嘔吐，顔面紅潮など）
	チーズ，ワインなど	チラミン代謝が阻害され中毒（動悸，頭痛，顔面紅潮など）

在微生物叢も殺菌されてしまう．常在微生物叢の質的・量的変化が起こると，その結果としてさまざまな二次的副作用が現れる．例えばビタミンB群やビタミンKは，食物から摂取されるだけでなく常在する腸内細菌によって産生され，ヒトはこれを吸収して利用している．したがって，抗菌薬の使用により腸内細菌が死滅すると，ビタミン欠乏となることがある．

　常在微生物叢が死滅することにより，本来は少数派であった薬剤耐性菌が増殖し，菌交代症を引き起こす．具体的には，セフェム系薬やリンコマイシンの投与によるクロストリディオイデス・ディフィシルによる**偽膜性大腸炎**が代表としてあげられる．菌交代症による下痢が起こることもある．その予防のため，抗菌薬とともに乳酸菌などを含む整腸剤を投与して，腸内細菌叢を整える．

4）抗菌薬とその他の薬の相互作用

　抗菌薬のみならず，その他の医薬品との相互作用により，本来の薬効が低下して全く効果がなくなる，あるいはその逆に効果が増強され副作用も増強されることがある．

　例えば，抗結核薬のリファンピシンを服用すると肝臓の薬物代謝酵素の産生を強く誘導する．その結果，併用する薬剤は代謝され，効果がなくなる．一方，ニューキノロン系薬は薬物代謝酵素を阻害するため，抗凝固薬であるワルファリンの代謝が阻害される．結果として，想定するより血液が固まりにくくなり，出血が止まらなくなることがある．

　また，抗菌薬は抗菌作用だけでなく，弱いながらその他の薬理作用をもっていることがある．アミノグルコシド系薬は抗菌作用の他に筋弛緩作用があるため，筋弛緩薬と併用すると筋弛緩作用が増強される．その結果，呼吸抑制が起こり命にかかわることがある．

5）抗菌薬と食品の相互作用（表2）

　食べ物や飲み物，嗜好品などで，薬の作用が増強されたり，弱くなったりすることがある．例えば，セフメタゾールから生じる代謝物はアルコール代謝を

阻害するため，わずかなアルコール摂取でも顔面紅潮や悪心，頭痛を起こすことがある．テトラサイクリン系薬やキノロン系薬は，カルシウム，マグネシウム，鉄などを含む医薬品や食品とともに摂取すると，腸管から全く吸収されなくなる．抗菌薬の効果が発揮できなくなるだけでなく，抗菌薬がカルシウムを結合することで骨形成も阻害する．このため妊婦や子どもには処方してはならない．薬によっては，食品中の成分（ヒスタミンなど）の代謝を阻害して，中毒を起こすこともある．

6 薬剤耐性（AMR）とその対策

抗菌薬の開発により，多くの細菌感染症は治療できるようになった．一方，ある抗菌薬をしばらく使用すると，必ずそれに対する薬剤耐性菌が現れた．これらの耐性菌は，以下に示す機序で耐性となった．①抗菌薬を分解する酵素の獲得，②抗菌薬の作用点の変異，③抗菌薬の細胞内への移行阻止，④抗菌薬の細胞外への排出，などである．

薬剤耐性（anti-microbial resistance：**AMR**）にかかわる耐性遺伝子は，耐性菌から耐性遺伝子をまだもたない感受性菌にもたらされる．その結果，感受性菌は耐性菌へと変わる．このようにして薬剤耐性菌が増加していく．以前は，薬剤耐性菌が出現するたびに，新たな抗菌薬を開発することで対処してきた．しかし，あらかたの抗菌薬が発見されてしまった現在では，新しい抗菌薬の開発は容易ではない．このような現状をふまえ，2015年の世界保健総会において，各国は薬剤耐性菌対策を実施することで合意した．具体的には，各国は耐性菌の出現を最小限に抑えるため，抗菌薬の乱用を控え，「**適切な薬剤**」を「**必要な場に限り**」，「**適切な量と期間**」使用する方策を実施することになった．

7 代表的薬剤耐性菌

1）メチシリン耐性黄色ブドウ球菌（MRSA）

MRSAは，1980年代から日本でも院内感染起因菌として問題になってきた．この出現原因としては，ブドウ球菌などのグラム陽性菌に対する抗菌力がやや低い第3世代セフェム系薬が大量に使用されたことがあげられる．その後，MRSAはさらに高度耐性化，多剤耐性化し，β-ラクタム系薬のみならず，キノロン系薬，アミノグリコシド系薬，マクロライド系薬，テトラサイクリン系薬に対する耐性も獲得してしまった．病原性自体は通常の感受性黄色ブドウ球菌（MSSA）と変わらないが，入院している易感染性宿主にとっては日和見感染症，院内感染症の起因菌としてきわめて重要である．

代表的な治療薬としてはバンコマイシン，テイコプラニン，アルベカシン，リネゾリド，ダプトマイシンなどがある．また，医療従事者の鼻粘膜からの

MRSA除菌には，ムピロシン軟膏が使われる．

2）ペニシリン耐性肺炎球菌（PRSP）

健常者の口腔や鼻腔の常在菌である．本来はβ-ラクタム系薬に感受性が高い菌であったが，耐性を獲得した．小児の中耳炎や咽頭炎，扁桃炎などからしばしば分離される．カルバペネムやペニシリンの大量投与や，重症例ではカルバペネムとグリコペプチドの併用療法などが試みられている．

3）カルバペネム耐性腸内細菌科細菌（CRE）

β-ラクタム系薬であるカルバペネムを分解するカルバペネマーゼを産生することで，カルバペネムに耐性を示す腸内細菌である．代表としては，大腸菌や肺炎桿菌，その他の菌としてエンテロバクター属，シトロバクター属，プロテウス属，セラチア属など20数種の属菌がある．カルバペネム系薬は抗菌スペクトルが広く，かつ抗菌活性が優れているため，難治性の感染症治療薬として切り札的存在である．このため耐性菌が出現しないように，濫用を避けなくてはならない．多くの病院では，カルバペネム系薬の処方は許可制になっている．

4）β-ラクタマーゼ非産生アンピシリン耐性インフルエンザ菌（BLNAR）

小児の下気道感染症や，髄膜炎の起因菌として重要である．もともとインフルエンザ菌に有効だったアンピシリンは，ペニシリン結合タンパク質（PBP）と結合することで作用を発揮する．しかし，BLNARはこのPBPが変異することにより，耐性を獲得した．

5）バンコマイシン耐性腸球菌（VRE）

腸球菌は，家畜などの腸内細菌である．抗菌薬のバンコマイシンと化学構造が類似する薬が，家畜の成長促進のために飼料に添加されてきたことで，耐性を獲得した．現在の日本ではVRE感染症の治療は，リネゾリド，ダプトマイシンが使用できる．

6）多剤耐性緑膿菌（MDRP）

緑膿菌はヒトや動物，さらには水回りなどの環境中に広く分布している．抗菌薬や消毒液が比較的効きにくい菌である．病原性が弱く，日和見感染，院内感染を起こす．カルバペネム系薬，アミノグリコシド系薬，ニューキノロン系薬に対して同時に耐性を示すものを多剤耐性緑膿菌とよぶ．治療にはリファンピシンやコリスチンなどを用いる．

7）高度多剤耐性結核菌

抗結核薬であるリファンピシンとイソニアジドの両方に耐性を獲得した結核菌を高度多剤耐性結核菌とよぶ．日本を含めた先進国では直接監視下短期療法

（DOTS）の普及から減少傾向にあるが，アフリカや中央アジアなどでは患者からの耐性菌検出率が50％を超える地域もある．日本では10％程度である．

DOTSはWHOが提唱する結核の治療方針であり，以下5つの要素で成り立つ．

- ①痰の検査により患者を早期発見
- ②患者が抗結核薬を6～8カ月服用することを医療者が直接監視しながら治療
- ③抗結核薬の安定供給システムの確立
- ④患者情報の整備と報告制度の標準化
- ⑤政府主導による結核対策への取り組み

特に②は，服薬中断による結核菌の薬剤耐性化を防止するうえで重要である．

3 抗ウイルス薬

抗ウイルス薬の開発は，抗菌薬の開発に比べて非常に難しい．その理由は，ウイルスは自ら増殖することができず，動物細胞などに感染し，そのタンパク質合成機構や核酸合成機構を利用して増殖することにある．このため，ウイルスの増殖を止めるためには宿主細胞の機能に影響を与える必要があり，すなわち宿主にとっては有害作用となるからである．一方で，最近はウイルスの非構造タンパク質（酵素など）に直接働きかけて，その作用を阻害する抗ウイルス薬が開発されてきた．しかし，いまだにウイルス感染症に対して実用化された抗ウイルス薬は多くはない．ヒト免疫不全ウイルス，単純ヘルペスウイルス，水痘・帯状疱疹ウイルス，サイトメガロウイルス，インフルエンザウイルス，B型肝炎ウイルス，C型肝炎ウイルスに対するものがある．

1 抗ウイルス薬の作用点

ウイルスの増殖過程の吸着，脱殻ウイルスゲノムの複製とタンパク質の合成，放出などを阻害する抗ウイルス薬が開発されている（表3，図4）．

2 抗インフルエンザ薬

脱殻阻害薬，**放出阻害薬（ノイラミニダーゼ阻害薬）**，**キャップ依存性エンドヌクレアーゼ阻害薬**がある．

1）脱殻阻害薬

A型インフルエンザウイルスにのみ有効なアマンタジンがある．インフルエンザウイルスが宿主細胞内に侵入した後，ウイルスのカプシドが崩壊する段階を阻害する．ウイルスの遺伝子が宿主細胞にでることができなくなり，ウイルスの増殖が阻害される．

表3 **日本で使用される抗ウイルス薬**

対象ウイルス感染症	薬剤名	作用機序
A型インフルエンザ	アマンタジン（A型のみ）	脱殻阻害
A型・B型インフルエンザ	ザナミビル，オセルタミビル，ペラミビル，ラニナミビル	ノイラミニダーゼ阻害（放出阻害）
	バロキサビル	キャップ依存性エンドヌクレアーゼ阻害
	ファビピラビル	RNA ポリメラーゼ阻害
単純ヘルペス1型，2型，水痘・帯状疱疹	アシクロビル，バラシクロビル，ビダラビン，シタラビン，アメナメビル	ウイルスゲノム複製阻害
サイトメガロ	ガンシクロビル，バルガンシクロビル，ホスカルネット	ウイルスゲノム複製阻害
B型肝炎	ラミブジン，エンテカビル，テノホビル	ウイルスゲノム複製阻害
C型肝炎	リバビリン	ウイルス RNA 合成阻害
	シメプレビル，グラゾプレビル，グレカプレビル，アスナプレビル	ウイルスタンパク質の成熟阻害
	レジパスビル，エルバスビル，ピブレンタスビル，ベルパタスビル	ウイルスの複製・組立て阻害
	ソホスブビル	RNA ポリメラーゼ阻害
ヒト免疫不全症	ジドブジン，ジダノジン，サニルブジン，ラミブジン，アバカビル，テノホビル，エムトリシタビン，	ウイルスゲノム複製阻害
	エファビレンツ，ネビラピン，エトラピリン，リルピビリン	ウイルスゲノム複製阻害
	サキナビル，リトナビル，ロピナビル，ネルフィナビル，アタザナビル，ホスアンプレナビル，ダルナビル	ウイルスタンパク質合成阻害
	ラルテグラビル，エルビテグラビル	ウイルスゲノムの染色体組み込み阻害
	マラビロク	吸着阻害

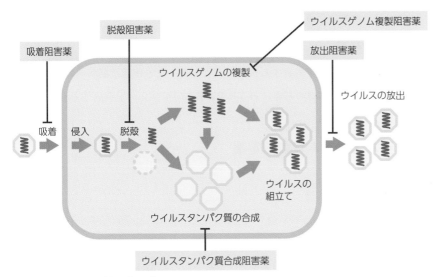

図4 **抗ウイルス薬の作用点**
「微生物学」（大橋典男/編），p23，羊土社，2020をもとに作成

2）放出阻害薬（ノイラミニダーゼ阻害薬）

A型，ならびにB型インフルエンザウイルスに有効である．ラニナミビル（吸入剤），オセルタミビル（カプセル剤，シロップ剤），ザナミビル（吸入剤），ペラミビル（注射剤）があり，最も広く用いられている．インフルエンザウイルスのノイラミニダーゼの働きを阻害することで，増殖したウイルスが宿主細胞から放出するのを阻害する．さまざまな剤形があるので，それぞれの患者の年齢や重症度に最も適したものを選択する．

3）ウイルスタンパク質合成阻害薬
##（キャップ依存性エンドヌクレアーゼ阻害薬）

A型，ならびにB型インフルエンザウイルスに有効である．バロキサビルがある．耐性ウイルスが出やすいことが問題となっている．

3 抗HIV薬

ヒト免疫不全ウイルス（HIV）はヘルパーT細胞に感染し，やがて後天性免疫不全症候群（エイズ）を引き起こす．治療薬はエイズの発症を抑制することはできるが，完全にウイルスを排除することはできない．このため，患者は生涯にわたって抗HIV薬を服用する必要がある．

生涯，服用する必要があるため，耐性ウイルスの出現を避けるよう，作用機序の異なる複数の薬剤を組み合わせて治療を行う．これを**combined antiretroviral therapy（cATR）**という．バックボーンとして逆転写酵素阻害薬，そして抗HIV作用の要となるキードラッグとして，インテグラーゼ阻害薬，プロテアーゼ阻害薬，非核酸系逆転写酵素阻害薬などをあてる．特に，インテグラーゼ阻害薬は，現在最も期待される薬剤である．

1）吸着阻害薬

ウイルスの吸着を阻害する抗HIV薬として，受容体拮抗薬がある．ウイルスが，ヘルパーT細胞の表面にある共受容体に結合するのを阻害する働きをする．マラビロクがある．

2）ウイルスゲノム複製阻害薬

次の2種類がある．

▶ 逆転写酵素阻害薬

細胞内に侵入したHIVのゲノムRNAをDNAへと逆転写する過程を阻害する．核酸に類似した構造をもち，DNA合成の材料となることで逆転写酵素を阻害する核酸系逆転写酵素阻害薬と，直接逆転写酵素に結合して阻害活性を示す非核酸系逆転写酵素阻害薬がある．前者の代表的なものにエムトリシタビン，テノホビル，後者の代表的なものにリルピビリン，エファビレンツがある．

▶ インテグラーゼ阻害薬

　DNAとなったウイルスゲノムが宿主細胞の核内へ移行した際，宿主染色体へ組み込まれる（インテグレーション）のを触媒する酵素である，インテグラーゼを阻害する．代表的なものに，ラルテグラビル，ドルテグラビルがある．

3）ウイルスタンパク質合成阻害薬

　ウイルス遺伝子が発現し，ウイルスタンパク質が合成された際，その成熟（プロセッシング）に関与するウイルス由来プロテアーゼを阻害する薬として，プロテアーゼ阻害薬が用いられる．代表的なものに，ダルナビル，リトナビルがある．

4 抗ヘルペス薬

　抗ヘルペス薬で治療可能なヘルペス感染症としては，単純ヘルペスウイルス1型・2型による口唇ヘルペスや性器ヘルペス感染症，水痘・帯状疱疹ウイルスによる帯状疱疹，サイトメガロウイルス感染による網膜炎などがある．

1）抗単純ヘルペスウイルス薬，水痘・帯状疱疹ウイルス薬

　アシクロビルは生体内で活性型となりDNA合成の基質（材料）として利用される．その結果，本来のDNA合成基質とは構造が異なるためDNA合成が停止し，ウイルスの増殖が阻害される．

　代表的なものに，アシクロビル，そのプロドラッグ★10製剤であるバラシクロビル，ビダラビンなどがある．

2）抗サイトメガロウイルス薬

　抗サイトメガロウイルス薬の代表的なものにガンシクロビルがある．ガンシクロビルは，ヌクレオチドの構造類似体であり，DNA合成を阻害する．そのプロドラッグ製剤であるバルガンシクロビルもある．

5 抗B型肝炎薬

　現時点で完全にB型肝炎ウイルス（HBV）を排除できる治療法はない．HBVの増殖を抑えて，肝硬変，さらには肝臓がんへの移行を抑制することが目的である．免疫を賦活化するサイトカインであるインターフェロン-α，βが使用される．ポリエチレングリコールを結合させ，生体内での安定化・持続化を図ったペグインターフェロンは，週1回の注射をする必要がある．重大な副作用として，発熱，倦怠感，肝障害や不眠，うつなどの精神症状がある．

　核酸の構造類似体でウイルスDNA合成を阻害するエンテカビル，テノホビルなどは経口投与でき，短期間であれば副作用も少ない．ただ，耐性ウイルスが出現するリスクがある．

★10　プロドラッグ
医薬品が体内で代謝されて，作用を発揮できる活性型に代わるタイプの薬である．腸管からの吸収の改善や生体内での化学的安定性を高める，標的組織への移行性の改善などの目的がある．例えば，バラシクロビルは，アシクロビルの腸管吸収を改善したプロドラッグ製剤で，代謝を受けてアシクロビルに代謝された後，抗ヘルペス作用を発揮する

6 抗C型肝炎薬

　治療としては，以前は，インターフェロンとRNA合成酵素阻害薬であるリバビリンとの併用療法（48週間）が行われていた．C型肝炎ウイルスには，複数の亜型（サブタイプ）があり，インターフェロンは日本で最も感染者が多いC型肝炎ウイルス1b型には効果が低いことが問題であった．

　2011年から**ウイルス直接作用薬（DAA）** が開発されて，その治癒率が劇的に向上し90％以上となった．薬剤としては，**NS3/4Aセリン・プロテアーゼ阻害薬，NS5Aウイルス複合体形成阻害薬，NS5B RNAポリメラーゼ阻害薬**である．

　実際には，これらの薬剤を組み合わせ，一錠の錠剤中に配合した配合錠が使用される．レジパスビル／ソホスブビル合剤（商品名：ハーボニー®配合錠），グレカプレビル／ピブレンタスビル合剤（商品名：マヴィレット®配合錠），ソホスブビル／ベルパタスビル合剤（商品名：エプクルーサ®配合錠）などを12週間服用する．

4 抗真菌薬

　抗真菌薬は抗菌薬に比べてその開発は容易ではない．なぜならば真菌はヒトと同じ真核生物に属し，その細胞構造が類似しているからである．真菌の細胞機能を阻害する薬を見つけることはできるが，それをヒトに使用した場合には，同じ真核細胞であるヒトの細胞にも影響を与えてしまう．しかし，全く真菌に対する薬がないわけではない．真菌に特徴な細胞構成成分を標的とする薬剤が開発されている．

1 抗真菌薬の作用点

　抗菌薬の一次作用点としては細胞膜のエルゴステロールに直接作用して膜を障害する薬剤（ポリエン系薬），エルゴステロールの生合成を阻害する薬剤（アゾール系薬，ベンジルアミン系薬，アリルアミン系薬），細胞壁のβ-D-グルカンの生合成を阻害する薬剤（キャンディン系薬），DNA合成を阻害する薬剤（フルオロピリミジン系薬）がある（図5）．

　日本では深在性真菌症，表在性真菌症が問題となるので，表に示した抗真菌薬が使用されている（表4）．

2 真菌感染症の治療薬

1）深在性感染症の治療薬

　深在性真菌症は内臓真菌症ともよばれる．真菌が内臓に感染した状態を指す．

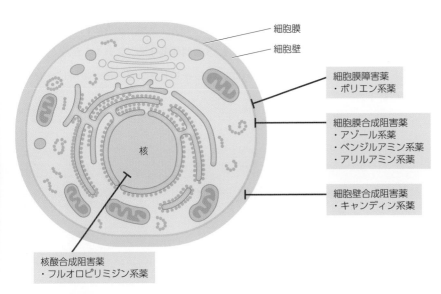

図5 抗真菌薬の作用点

表4 抗真菌薬による真菌感染症治療

系統	抗真菌薬	深在性真菌症			表在性真菌症		
		カンジダ症	アスペルギルス症	クリプトコッカス症	皮膚糸状菌症	粘膜カンジダ症	皮膚マラセチア症
ポリエン系	アムホテリシンBなど	○	○	○		○	
アゾール系	イトラコナゾールなど	○	○	○	○	○	○
フルオロピリミジン系	フルシトシン	○	○	○			
キャンディン系	ミカファンギンなど	○	○			○	
ベンジルアミン系	ブテナフィン				○		○
アリルアミン系	テルビナフィン				○		○

　例としては，真菌の一種であるカンジダが感染し血液中で増殖するカンジダ血症，肝臓や脾臓・腸などに感染する内臓カンジダ症，アスペルギルス肺炎などの肺真菌症などがある．エイズ患者ではニューモシスチス肺炎やクリプトコッカス症を起こしやすい．深在性真菌症の治療には，抗真菌薬の内服や注射剤を投与する（表4）．

2）表在性真菌症の治療薬

　真菌が皮膚，頭髪，爪，口腔粘膜，生殖器粘膜などの体表に感染病巣を形成すると表在性真菌症となる．起因真菌としては，白癬菌，カンジダ，マラセチアなどがある．白癬菌などによる表在性真菌症は皮膚糸状菌症ともよばれる．いわゆる，水虫，いんきん，田虫などのことである．治療は，抗真菌薬を含む軟膏などの外用薬を主体とする．さらに，爪白癬（爪水虫）のように，外用薬

が爪の角質内部まで到達しにくい場合は，イトラコナゾールの内服による**パルス療法**を行う．本薬剤を1週間服用後，3週間休薬する．これを3カ月くり返す．イトラコナゾールは，角質に3週間にわたって十分な薬剤量が蓄積し，有効性が持続する．

以下の問いに○か×で答えよ.

☐☐ **Q1** 広域抗菌スペクトルを示す薬剤は，多くの感染症に有効なので，積極的に使用すべきである.

☐☐ **Q2** 感染症治療では，まず起因病原体を各種検査により確定してから，治療を開始する.

☐☐ **Q3** 薬物アレルギー反応がみられた場合は，原因薬物を特定するため，減量して治療を続ける.

☐☐ **Q4** 抗菌薬の服用で，ビタミン欠乏になることはない.

☐☐ **Q5** メチシリン耐性黄色ブドウ球菌（MRSA）の病原性は，感受性黄色ブドウ球菌（MSSA）より強い.

☐☐ **Q6** 後天性免疫不全症候群に対する薬剤は，発症を遅らせることが目的で，根治はできない.

☐☐ **Q7** C型肝炎は，新しい薬剤の開発で格段に治療効果が上がっている.

病原体の各論編

ここで学ぶこと

学習の意義

「感染症の基本編」では，感染制御を適正に実施するため，細菌，真菌，ウイルスなどの病原微生物の特性を学んだ．しかし，感染症の起因病原体には，細菌だけでもさまざまなものがある．この「病原体の各論編」では，個々の病原微生物の病原性，感染経路，引き起こす病態，診断，治療と予防法，感染制御法など解説している．たくさんの病原体について学ばなければならず，非常にきつい編ではあるが，一方，皆さんが臨床の現場に出た際には，これらの多くに遭遇することになるはずである．現場でも役立つ実践的知識を身につけてほしい

第7章 細菌学各論

ポイント

◎ 代表的病原細菌の感染経路，引き起こす感染症の病態などについて説明できる．

細菌は原核生物であり，DNAが核膜に覆われていない核様体として細胞質に存在する．また，ミトコンドリアやゴルジ体などの細胞小器官をもたないという特徴がある．細菌は，細胞壁構造の特徴から**グラム陽性菌**と**グラム陰性菌**に分けられる．さらに，その形態で**球菌**，**桿菌**，**らせん菌**に分けられる．本章では，その分類に対応して，各細菌の特徴を説明する．

1 グラム陽性球菌 （表1，図1）

1 黄色ブドウ球菌 *Staphylococcus aureus* （図1①）

● 大きさ $0.8 \times 1.0~\mu m$ で，ブドウの房の様な配置をしている．

● 手指の常在菌で，接触感染する．医療者から患者への病院内感染に注意する必要がある．

関連疾患

▶ 黄色ブドウ球菌食中毒●

調理者の手指から，弁当やおにぎりなど，すぐに食べない食品に混入する．

Q検索
日本細菌学会

●黄色ブドウ球菌食中毒
→12章-2-D

表1 グラム陽性菌の分類

	形態	属名	主な細菌名
グラム陽性菌	球菌	スタフィロコッカス属	黄色ブドウ球菌（MRSA，MSSA）
		ストレプトコッカス属	化膿レンサ球菌，ストレプトコッカス・アガラクチエ，肺炎球菌（PRSP）
		エンテロコッカス属	腸球菌（VRE）
	桿菌	バシラス属	炭疽菌，セレウス菌
		クロストリジウム属	破傷風菌，ボツリヌス菌，ウェルシュ菌
		クロストリディオイデス属	クロストリディオイデス・ディフィシル
		リステリア属	リステリア菌
		コリネバクテリウム属	ジフテリア菌
		マイコバクテリウム属	結核菌，非結核性抗酸菌，らい菌
		ラクトバシラス属	乳酸桿菌
		ビフィドバクテリウム属	ビフィズス菌

青字のものは芽胞を形成する菌．赤下線は院内感染症の原因となる微生物．（ ）内は薬剤耐性菌，もしくは薬剤感受性菌を示している．

保存中に食品中で増殖し，**耐熱性腸管毒素（エンテロトキシン）**を産生する（図2）．産生された毒素は100℃，30分間の加熱に耐えるため，すでに菌が増殖し，毒素が蓄積した食物を加熱しても中毒を防ぐことができない（図3）．食後，1〜6時間（平均潜伏期間3時間）で激しい嘔吐，下痢などの症状が現れる．感染症ではないので，発熱はない．

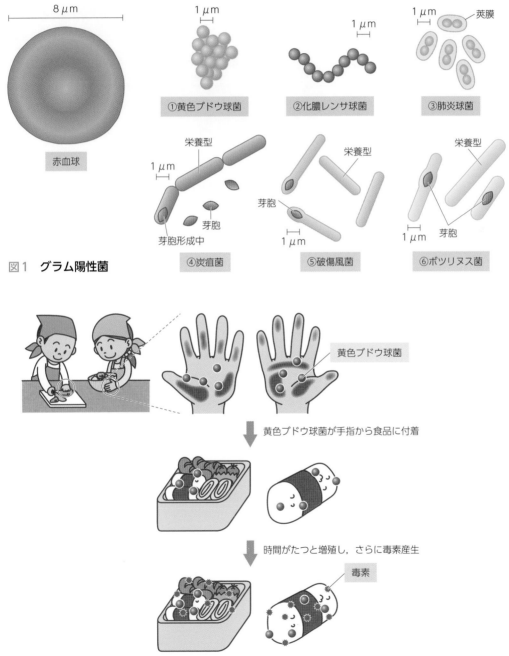

8μm

赤血球

1μm
①黄色ブドウ球菌

1μm
②化膿レンサ球菌

1μm 莢膜
③肺炎球菌

栄養型
1μm
芽胞形成中
芽胞
④炭疽菌

栄養型
芽胞
1μm
⑤破傷風菌

栄養型
1μm 芽胞
⑥ボツリヌス菌

図1　グラム陽性菌

黄色ブドウ球菌

黄色ブドウ球菌が手指から食品に付着

時間がたつと増殖し，さらに毒素産生

毒素

図2　黄色ブドウ球菌食中毒の発生機序

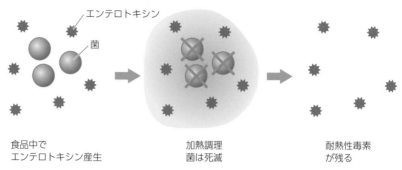

食品中で
エンテロトキシン産生

加熱調理
菌は死滅

耐熱性毒素
が残る

図3　エンテロトキシン

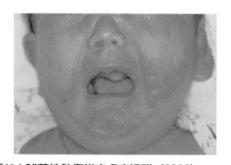

図4　ブドウ球菌性熱傷様皮膚症候群（SSSS）
新生児の口唇周囲の顔面皮膚が広範に発赤・剥離している.
「感染症病理アトラス 電子版書籍（e-BOOK）」（堤寛／著）, 2017より転載

●伝染性膿痂疹
→12章-9-A

●蜂窩織炎
→12章-9-D

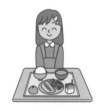

▶ 皮膚・軟部組織感染症

伝染性膿痂疹（のうかしん）●, 中耳炎, 副鼻腔炎, 蜂窩織炎（ほうかしきえん）●などの原因となる.

▶ ブドウ球菌性熱傷様皮膚症候群（SSSS）

Staphylococcal scalded skin syndrome（SSSS）. 表皮剥奪毒素を産生する黄色ブドウ球菌感染により皮膚の発赤や剥奪が起こり, 火傷様の症状を呈する（図4）. 新生児ではリッター病とよばれる.

▶ 毒素性ショック症候群

発熱, 皮膚の発疹, 血圧低下などをきたす. 生理用のタンポンを交換せずに長期使用することで発病することがある. 手指の黄色ブドウ球菌がタンポンに付着し増殖するためと考えられる.

薬剤耐性菌

▶ メチシリン耐性黄色ブドウ球菌（MRSA）感染症 重要!

メチシリンなどのβ-ラクタム薬に耐性を獲得した黄色ブドウ球菌（methicillin-resistant *Staphylococcus aureus*：MRSA）に起因する感染症である. なお, MRSAはメチシリンだけでなく多くの抗菌薬耐性を獲得しており, 院内感染症, 日和見感染症の起因菌として重要である. MRSA感染症の治療には, バンコマイシン, テイコプラニン, アルベカシン, リネゾリド, ダプトマイシンなど限

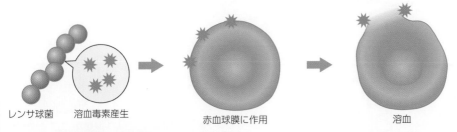

レンサ球菌　溶血毒素産生　　　赤血球膜に作用　　　　　溶血

図5　レンサ球菌による溶血

られた抗菌薬しかない．MRSAに対して，抗菌薬に感受性の黄色ブドウ球菌を**メチシリン感受性黄色ブドウ球菌（MSSA）**という．

2 化膿レンサ球菌（A群溶血性レンサ球菌）

Streptococcus pyogenes（図1②）

● 大きさ1.0 μmで，鎖の様につながっている（連鎖）．

● 皮膚，咽頭などの常在菌で，接触感染，飛沫感染する．血液寒天培地で培養すると，赤血球を溶解（図5）してコロニーの周囲に溶血環をつくる．

● 臨床医学ではA群溶血性レンサ球菌の名称が用いられることも多い．

● 咽頭炎，扁桃炎の原因となる．皮膚の真皮の化膿性炎症は，**丹毒**●とよぶ．全身に及ぶと**猩紅熱**となる．

●丹毒
→12章-9-B

● 主に幼児，小児に感染し，高熱，咽頭炎，扁桃炎，全身の発赤を呈する．舌にイチゴのような発疹があらわれるイチゴ舌が特徴である．

関連疾患

▶ **劇症型溶血性レンサ球菌感染症**●

化膿レンサ球菌はありふれた病原菌であり，通常は，感染しても前述の咽頭炎のような症状にとどまることが多い．しかし，稀にこの菌が血液や筋，肺に侵入すると，数十時間の短時間のうちに組織の壊死，多臓器不全を起こす．このような性質から，化膿レンサ球菌は俗に「人食いバクテリア」ともよばれる．近年，患者の急増（1,000人/年）が報告されており，致死率は30％と高い．

●劇症型溶血性レンサ球菌感染症
→12章-8-C

▶ **急性糸球体腎炎**

Ⅲ型アレルギーの一種である．糸球体に化膿レンサ球菌の免疫複合体が沈着し，そこにマクロファージなどの炎症細胞が集合して組織の破壊が起こる（図6①）．

▶ **リウマチ熱**

主に4〜17歳に発症する．化膿レンサ球菌に対する抗体が，類似抗原性のある心筋，関節などの組織にも免疫反応をおよぼす．Ⅱ型アレルギーの一種である（図6②）．

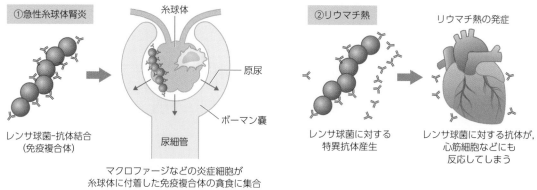

① 急性糸球体腎炎

糸球体

レンサ球菌-抗体結合
（免疫複合体）

原尿

ボーマン嚢

尿細管

マクロファージなどの炎症細胞が
糸球体に付着した免疫複合体の貪食に集合

↓

炎症反応

② リウマチ熱

リウマチ熱の発症

レンサ球菌に対する
特異抗体産生

レンサ球菌に対する抗体が，
心筋細胞などにも
反応してしまう

図6　急性糸球体腎炎とリウマチ熱

3 ストレプトコッカス・アガラクチエ（アガラクチア菌）

Streptococcus agalactiae

- ヒトの腟の常在菌で，出産時に新生児に感染し，肺炎，敗血症，髄膜炎など
を起こす．本菌を妊婦が保有する場合は，母子感染を防ぐため，妊娠35〜37
週にペニシリンによる除菌を行う．

4 肺炎球菌 *Streptococcus pneumoniae*（図1③）

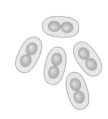

- 大きさ1.0 μmの球菌で，周囲に莢膜がある．
- 鼻腔などの常在菌である（健常者の25〜50％が保有）．本菌の保菌者から咳，
くしゃみなどを介して飛沫感染する．
- 莢膜をもっているため，マクロファージや好中球による食菌に抵抗する．

●市中肺炎
→12章-1-C

関連疾患

▶ **市中肺炎●**

小児や高齢者の肺炎の代表的起因菌である．次に多いのは，インフルエンザ
菌である．

●髄膜炎
→12章-5-B

▶ **髄膜炎●**

小児髄膜炎の原因の20％を占める．肺炎球菌に対する予防接種を受けていな
い2歳以下の小児は本菌に対する免疫がないため，肺炎が進展して髄膜炎を起
こしやすい．最も多いのは，インフルエンザb型菌で60％を占める．

予防

小児肺炎球菌ワクチンが定期接種A類に，成人（65歳）肺炎球菌ワクチンが
定期接種B類に指定されている．

薬剤耐性菌

▶ ペニシリン耐性肺炎球菌（PRSP） 重要!

　本来有効であったペニシリン系薬に耐性を獲得した．感染防御能力の低い乳幼児や60歳以上の高齢者では，肺炎からさらに重症な髄膜炎や敗血症を起こすことがある．治療には本来効果的であったペニシリン系薬が無効であるため，カルバペネム系薬などのより抗菌力の強い薬剤が必要である．臨床上問題となっている．

5 腸球菌 *Enterococcus faecalis, E. faecium* 重要!

● ヒトや動物の腸内常在菌である．

● 病原性は弱いが，抗MRSA薬の1つであるバンコマイシンに耐性を獲得した**バンコマイシン耐性腸球菌**（vancomycin resistant enterococci：**VRE**）が出現した．バンコマイシンの使用量が多い欧米では，院内感染の起因菌として問題となっている．

● 健常者では感染しても無症状であるが，手術後の患者や感染防御機能の低下した患者では腹膜炎，術創感染症，肺炎，敗血症などの重篤な感染症を起こす．

② グラム陽性桿菌 （表1, 図1）

1 炭疽菌 *Bacillus anthracis* （図1④）

● 栄養型は大きさ1.0 × 4.0 μmの棒状である．栄養型が芽胞に変わると0.5 × 2.0 μmの小型になる．

● **好気性芽胞形成菌**で，熱や乾燥に強い．高圧蒸気滅菌（121℃，15分間，2気圧）など，厳しい条件でないと滅菌できない．

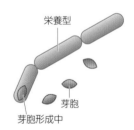

栄養型

芽胞

芽胞形成中

● 土壌などに分布している．枯れた植物に付着しており，それを食べたヒツジ，ウマ，ウシなど草食動物が感染すると，腸で発芽し増殖して腸炭疽を起こす．最後は敗血症で死亡する．

● ヒトに対する感染は，炭疽菌に感染した動物との接触感染や，汚染食品の摂取などの経口感染により生じる（図7）．皮膚の創傷部から感染すると**皮膚炭疽**となる．芽胞を吸入すると**肺炭疽**となる．肺炭疽の致死率は高い．

● アメリカで，芽胞を郵便物にいれて送りつける**バイオテロ**に使用されたことがある．

2 セレウス菌 *Bacillus cereus*

● 自然界に広く分布する**好気性芽胞形成菌**である．

● 食品に混入し，毒素（セレウリド）を産生し**毒素型食中毒**の原因となる．嘔

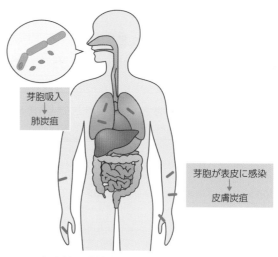

図7　炭疽菌の感染経路

吐が主症状となる．原因食品はご飯やパスタなどである．

- 一方で，本菌で汚染された食品を摂取（経口感染）することで，**感染型食中毒**を呈することもある．下痢が主症状となる．原因食品は肉類や野菜などである．日本では，毒素型食中毒の方が多い．

3 リステリア・モノサイトゲネス *Listeria monocytogenes*

- ウシやヒツジの腸内細菌であり，土壌や水，野菜，肉，乳などを汚染する．
- 汚染された乳製品，汚染された野菜などを摂取（経口感染）して，日和見性の髄膜炎，敗血症を起こす．

4 乳酸桿菌 *Lactobacillus*

- 非病原性で，自然界に広く分布する．
- ヨーグルトやチーズ，乳酸飲料の製造に利用される．腸内環境を整える代表的善玉菌として知られる．このような，宿主に有益に働く生きた細菌よりなる食品などを**プロバイオティクス**とよぶ（p123, コラム）．

5 ビフィズス菌 *Bifidobacterium bifidum*

- 非病原性で母乳栄養児の糞便中の90％以上が本菌である．腸内環境を整える代表的善玉菌として知られる．
- 産生する乳酸や酢酸により腸内環境を酸性化し，外来の病原体の腸管への侵入を防いでいる．母乳中には，この菌の増殖を支援する**ビフィズス因子**が含まれる．

6 破傷風菌 *Clostridium tetani* （図1⑤）

- 大きさ$0.5 \times 6.0 \ \mu$mの桿菌型の栄養型と，バチ型の芽胞がある．

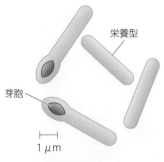

栄養型

芽胞

1 μm

図8 **破傷風菌芽胞**

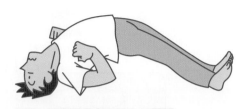

図9 **破傷風患者の弓なり緊張**

● クロストリジウムの仲間で，無酸素環境でしか増殖できない**嫌気性芽胞形成菌**である．芽胞（図8）は土壌中など自然界に分布する．

関連疾患

▶ 破傷風●

　土壌中の芽胞が傷口から感染し，創傷部が壊死し嫌気的になると発芽し，栄養型に変わり毒素を産生する．破傷風菌が産生する**神経麻痺毒**（テタノスパスミン）は，運動神経を麻痺させ，硬直性麻痺〔開口障害，痙笑（ひきつり笑い）といわれる表情〕を起こす．痙攣がさらにひどくなると，**弓なり緊張**（図9），呼吸困難となり死に至る．

治療

　抗毒素血清である破傷風ヒト免疫グロブリンを用いて，毒素を抗体で中和する．

予防

　DPT-IPV（ジフテリア，百日咳，破傷風，不活化ポリオ）四種混合ワクチンにトキソイドとして含まれる．定期接種A類に指定されている．

●破傷風
→12章-8-B

プロバイオティクスとプレバイオティクス，そしてシンバイオティクス

　人に有益な作用をもたらす生きた乳酸菌やビフィズス菌などの微生物や，そのような微生物を含むヨーグルトや乳酸菌飲料をプロバイオティクスとよぶ．プロバイオティクスは腸内の善玉菌を増やし，悪玉菌を減らすことで，腸内細菌叢のバランスを改善し下痢や便秘を抑える．また，腸内感染を予防するとともに，免疫能を増強させるともいわれている．

　プレバイオティクスは，プロバイオティクスである乳酸菌などの腸内増殖を助ける栄養因子である．オリゴ糖や食物繊維の一部がその要件を満たす食品成分である．プロバイオティクスとプレバイオティクスを一緒に摂取することをシンバイオティクスとよぶ．より効果的に腸内環境を整えることができるといわれている．

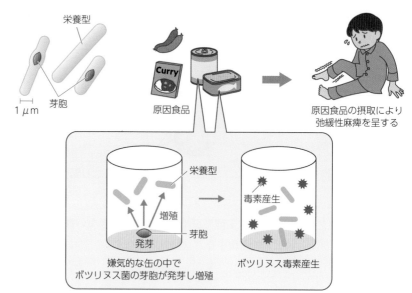

栄養型

芽胞

1 μm

原因食品

原因食品の摂取により
弛緩性麻痺を呈する

栄養型

毒素産生

増殖

芽胞

発芽

嫌気的な缶の中で
ボツリヌス菌の芽胞が発芽し増殖

ボツリヌス毒素産生

図10　ボツリヌス菌食中毒の発生機序

7 ボツリヌス菌 *Clostridium botulinum*（図1⑥）

- 栄養型は大きさ 0.5 × 6.0 μm の桿菌である．栄養型から芽胞に変化する．

- クロストリジウムの仲間で，**嫌気性芽胞形成菌**である．芽胞は土壌中など自然界に分布する．

- 汚染食品が嫌気的になると芽胞から発芽し，栄養型となって**ボツリヌス毒素**を産生し，**毒素型食中毒**●を起こす（図10）．したがって，嫌気的食品（レトルト，缶詰，ソーセージなど）が原因食品となる．潜伏期間は 10 〜 20 時間である．

- ボツリヌス毒素は，筋肉の**弛緩性麻痺**を起こし，最終的には呼吸麻痺を起こして死亡する．地球上の毒物では最強である．

●ボツリヌス菌毒素型食中毒
→12章-2-D

関連疾患

▶乳児ボツリヌス症

　ハチミツにはボツリヌス菌芽胞が含まれる．これを乳児が食べると腸内で発芽し，毒素を産生して中毒となる．乳児の突然死の原因の1つである．したがって，乳児に離乳食としてハチミツを与えてはいけない．成人では，この芽胞を摂取しても発症することはない．

8 ウエルシュ菌（ガス壊疽菌）*Clostridium perfringens*

- クロストリジウム属の仲間で，**嫌気性芽胞形成菌**である．土壌中など自然界に分布する．

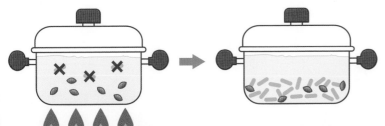

加熱調理で食材中の栄養型死滅.
ウエルシュ菌芽胞は生残.

温度が下がり，嫌気的となった大鍋の
底でウエルシュ菌芽胞が発芽増殖.
好気的な表面では増殖しない.

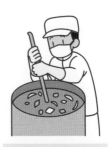

予防：よくかき混ぜて
嫌気的にしないこと

図11　ウエルシュ菌食中毒の発生機序

関連疾患

▶ ガス壊疽

　土壌から芽胞が傷口に侵入し，創部が化膿して嫌気的になると，発芽し毒素を産生する．組織の壊死が起こる．

▶ ウエルシュ菌食中毒●

　学校給食など大鍋で調理する際，根菜などに付着していた本菌の芽胞は加熱調理でも死滅しないため，調理後に大鍋の底が嫌気的な環境になると芽胞が発芽，増殖し，**感染型食中毒**の原因となる．腸内に感染した栄養型ウエルシュ菌が，芽胞に戻るときに**エンテロトキシン**を産生し，下痢と腹痛が起こる．予防には，大鍋をよく撹拌し，酸素と触れさせて嫌気的とならないようにする（図11）．

●ウエルシュ菌食中毒
→12章-2-D

9 クロストリディオイデス・ディフィシル

Clostridioides difficile 重要!

● **嫌気性芽胞形成菌**で，ヒトの腸内常在菌である．腸管内は嫌気的状態にあるため，格好の生息場所である．

関連疾患

▶ 偽膜性大腸炎●

　セフェム系薬やリンコマイシンの長期投与で，**菌交代症**として偽膜性大腸炎を引き起こす．粘血便を伴う下痢，発熱，腹痛などが主症状である．

●偽膜性大腸炎
→12章-2-H

10 結核菌 *Mycobacterium tuberculosis* 重要!

● 全世界の1/3が感染する**世界三大感染症**[1]の1つである．日本では1950年頃まで死亡原因の1位で，**国民病**といわれた．その後次第に患者数が減少し，2021年には13,000人，罹患率9.2となり結核低まん延国となった．その多くは，高齢者やHIVなどに感染した免疫不全症患者である．

● ヒトからヒトへ，飛沫感染，飛沫核感染する．細胞壁の最外層にミコール酸とよばれる超高級脂肪酸をもち，乾燥や消毒に対して抵抗性を示す．そのた

★1　世界三大感染症
世界三大感染症とは，結核，マラリア，後天性免疫不全症候群（エイズ）である．いずれも年間900万人～2億人の感染者と，70万人～200万人以上の死亡者を出している

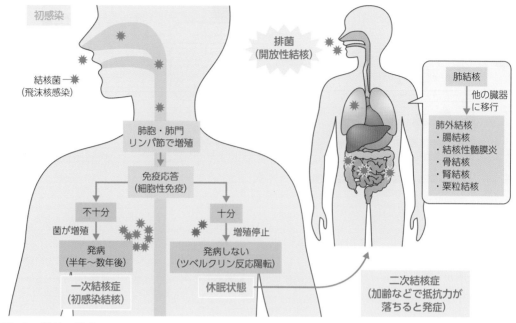

図12 結核の発症

「わかる！身につく！病原体・感染・免疫 改訂3版」（藤本秀士/編），p211，南山堂，2017より引用

め，患者呼気中に排出されて，飛沫や喀痰が乾燥しても，その中で長期間生存し，感染力を維持している．

● 患者の体内では，マクロファージなどの細胞内に寄生して潜伏感染する．潜伏期間は半年から2年と長い．

関連疾患

▶ 結核

感染者の一部（10～15％）が発病し，2週間以上持続する咳や，発熱などを呈し，**肺結核**●となる．これを一次結核という．発病せず潜伏感染した場合，それは持続し，免疫が低下した際に発症する．これを二次結核とよぶ（図12）．

●肺結核
→12章-1-D

▶ 肺外結核

肺結核から全身的感染へと広がると，胸膜炎，リンパ節結核を呈する．また，血行性に全身に広がると，全身に結核の結節が形成される粟粒結核となる．骨・関節結核（脊椎カリエス），腸結核などを呈することもある．

診断

以前は，結核菌の菌体成分を皮内に接種し，48時間後に遅延型過敏症反応による皮膚の炎症の有無をみることで診断した（**ツベルクリン反応**●）．しかし，この方法では現在の感染のみならず，過去の感染でも反応がでることから，現在は用いられない．現在は，患者のリンパ球に結核菌を試験管内で反応させる**インターフェロン-γ産生試験**（クオンティフェロン，T-スポット検査など）

●ツベルクリン反応
→4章-6-4

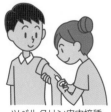

ツベルクリン皮内接種

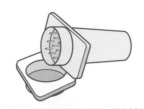

図13　BCG 経皮接種（管針法）
接種針（スタンプ注射）

が行われる．感染者では，結核菌に対する細胞性免疫が誘導されているため，リンパ球がインターフェロン-γを産生することから診断できる．また，結核菌の重症度を示す指標として喀痰中の結核菌数を 1+ 〜 3+ で示し，数が多いほど菌数が多く，重症で感染拡大のリスクが高いことを示す．

治療

イソニアジド，リファンピシン，エタンブトール，ピラジナミドで6カ月間治療する．治療期間が6カ月と長いため，途中で患者が服薬を自己判断で中止することを避ける観点から，患者は看護師，薬剤師などの目の前で抗結核薬を服用する**直接監視下短期療法（DOTS）**が行われる．途中で服薬を中止すると，完治しておらず耐性菌が出現することがある．現在イソニアジド，リファンピシンに耐性の多剤耐性結核菌が増加している．

予防

弱毒ウシ型結核菌〔BCG：Bacille de Calmette et Guérin（カルメットとゲランの菌）〕ワクチンの経皮接種（管針法）が行われる．定期接種A類に指定されている（図13）．

感染防止策

飛沫核感染するため，医療者はN95マスクを使用する．また，患者に対しては陰圧室管理を行う．

11 非結核性抗酸菌 *non-tuberculous mycobacteria*

- 土壌や水環境に生息し，環境からヒト，特に高齢者や免疫不全症患者に感染する．

関連疾患

▶ MAC 症

Mycobacterium avium-intracellulare complex（MAC）．環境中から易感染者に持続感染し，気管支炎，肺炎を起こす．ヒトからヒトへは感染しない．

治療

抗結核薬を用いるが，治療に難渋することが多い．

12 らい菌 *Mycobacterium leprae*

- 結核菌と類似の性質をもつ．人工培養できないため，免疫不全マウスかアルマジロに接種して増やす．

関連疾患

▶ ハンセン病

　乳幼児期に患者を介して接触感染あるいは飛沫感染する．皮膚，上皮，粘膜などに慢性感染し，さらに神経組織に感染を広げ，神経麻痺を起こす．病原性，伝染性はきわめて弱く，増殖が遅いため，潜伏期は平均3〜5年に及ぶ．

治療

　リファンピシンなどの多剤併用療法で治療できる．治療できる感染症となってからも，1996年まで，らい予防法による患者の不当な隔離と人権侵害があった．

13 ジフテリア菌 *Corynebacterium diphtheriae*

- ヒトにしか感染しない．患者から飛沫感染し，咽頭で増殖し，灰白色の**偽膜**を形成する．偽膜は，壊死した細胞や白血球からなる．クループ症状（犬吠様咳嗽，吸気性喘鳴）を起こす．

- 産生された**ジフテリア毒素**は心筋，副腎に作用し，心不全，血圧低下などきたして死亡することもある．

予防

- **DPT-IPV**（ジフテリア，百日咳，破傷風，不活化ポリオ）四種混合ワクチンにトキソイドとして含まれる．定期接種A類に指定されている．

3 グラム陰性通性嫌気性菌 (表2, 図14)

1 病原性大腸菌 *Escherichia coli*（図14①）

- 大きさ $0.5 \times 3.0\ \mu m$ の桿菌で鞭毛と線毛をもつ．

- 菌の細胞壁に存在する抗原の種類により，160以上の血清型に分けられる．

- 多くの大腸菌は非病原性であるが，一部が病原性である．病状のタイプから，**腸管出血性大腸菌，腸管病原性大腸菌，腸管毒素原性大腸菌，腸管組織侵入性大腸菌，腸管凝集付着性大腸菌**の5タイプに分けられる（表3）．

1）腸管出血性大腸菌 enterohemorrhagic *Escherichia coli*

- ウシなどの腸内常在菌であり，汚染された肉，汚染土壌と接触した野菜や果物などを介して経口感染する．

- O血清型のうち，**O157：H7**，O111，O26などが**ベロ毒素**（志賀毒素：赤痢菌と同じ）を産生する腸管出血性大腸菌である．

表2 グラム陰性菌の分類

	形態	属名	主な細菌名
グラム陰性菌	球菌	ナイセリア属	淋菌，髄膜炎菌
		モラクセラ属	モラクセラ・カタラリス
	桿菌	エシェリヒア属	大腸菌
		赤痢菌属	赤痢菌
		サルモネラ属	チフス菌，パラチフス菌，腸炎菌，ネズミチフス菌
		エルシニア属	ペスト菌
		クレブシエラ属	肺炎桿菌
		セラチア属	セラチア菌
		アシネトバクター属	アシネトバクター
		コクシエラ属	コクシエラ・バーネッティ
		バルトネラ属	バルトネラ・ヘンセレ
		ビブリオ属	コレラ菌，腸炎ビブリオ
		シュードモナス属	緑膿菌
		レジオネラ属	レジオネラ・ニューモフィラ
		ボルデテラ属	百日咳菌
		ヘモフィルス属	インフルエンザ菌
	らせん菌	カンピロバクター属	カンピロバクター・ジェジュニ，カンピロバクター・コリ
		ヘリコバクター属	ヘリコバクター・ピロリ
		トレポネーマ属*	梅毒トレポネーマ
		レプトスピラ属*	レプトスピラ・インターロガンス，レプトスピラ・ボルグペテルセニ
		ボレリア属*	ライム病ボレリア

＊はスピロヘータ門．赤下線は院内感染症の原因となる微生物．

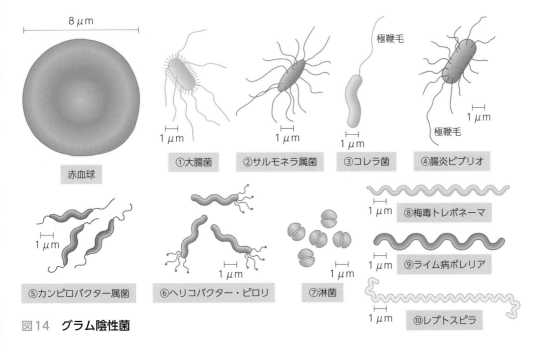

図14 グラム陰性菌

表3　病原性大腸菌の性質

病原性大腸菌	略称	病状
腸管出血性大腸菌 （O157：H7，O111，O26 など）	EHEC	ベロ毒素（志賀毒素）産生し，出血性の腸炎を呈する．溶血性尿毒症症候群
腸管病原性大腸菌	EPEC	サルモネラ属菌に類似した急性胃腸炎，水様下痢
腸管毒素原性大腸菌	ETEC	コレラ菌に類似，米のとぎ汁様下痢
腸管組織侵入性大腸菌	EIEC	赤痢に類似，粘血便
腸管凝集付着性大腸菌	EAggEC	水様性下痢

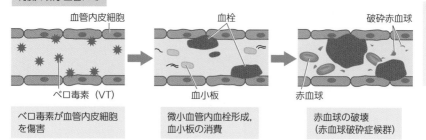

図15　溶血性尿毒症症候群（HUS）が起こるメカニズム

「病気がみえる vol.6 免疫・膠原病・感染症」メディックメディア，2009より引用

関連疾患

●腸管出血性大腸菌食
　中毒
→12章-2-D

▶ 腸管出血性大腸菌食中毒●

　加熱不十分な牛肉などの摂食で感染する．腸管出血性大腸菌が，わずか100個で感染するため，その増殖から発病までに時間がかかることがある（潜伏期間：3〜5日）．患者から別のヒトへの二次感染も問題となる．粘血便を伴う下痢を呈する．乳幼児，高齢者の重症例では10％程度が溶血性尿毒症症候群（HUS）や脳炎を呈する．この場合，死亡することもある．

▶ 溶血性尿毒症症候群（HUS）

　ベロ毒素により血管内皮細胞が傷害を受け，血管内に血小板や赤血球からなる血栓が形成される（図15）．赤痢菌による重症型感染である疫痢に類似する．

2）腸管病原性大腸菌 enteropathogenic *Escherichia coli*

● 発展途上国における乳幼児の下痢症の原因である．これらの国へ旅行した際に感染するため，**旅行者下痢症**ともよばれる．

2 赤痢菌 *Shigella dysenteriae* 重要!

● 1897年に志賀潔が発見した．感染者の排泄物から，飲食物を介して経口感染する．遺伝学的に大腸菌やサルモネラ属菌に近い．

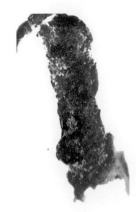

図16　細菌性赤痢粘血便
「細菌性赤痢とは」（国立感染症研究所HP）（http://www.niid.
go.jp/niid/ja/diseases/ka/ecoli/392-encyclopedia/
406-dysentery-intro.html）より引用

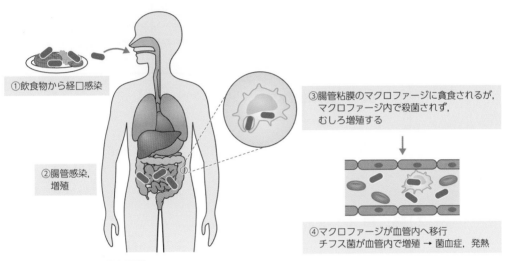

①飲食物から経口感染

②腸管感染,
　増殖

③腸管粘膜のマクロファージに貪食されるが,
　マクロファージ内で殺菌されず,
　むしろ増殖する

④マクロファージが血管内へ移行
　チフス菌が血管内で増殖 → 菌血症, 発熱

図17　チフス菌の感染機構

●細菌性赤痢
→12章-2-F

★2　輸入感染症
日本国内ではほとんど患者がみられないが海外では蔓延している感染症のうち,海外旅行者が感染して国内にもち込んだ場合,これを輸入感染症という.旅行者だけでなく,日本国内に輸入された動物や食品に病原体が付着していたために発生した感染症も含まれる.例として,マラリア,デング熱,赤痢,コレラ,狂犬病などがあげられる

★3　バラ疹
バラの花のような発疹のこと.梅毒の感染二期の患者,ヒトヘルペスウイルス6型による突発性発疹の患者,チフスの患者などでみられる

[関連疾患]

▶ **細菌性赤痢**●

　　かつては日本でも患者が多く，特に小児では重症化すると**疫痢**（腸管出血性大腸菌の溶血性尿毒症に近い）となり，致死率が高かった．全身倦怠，悪寒，発熱，水様下痢から，粘血便となる（図16）．海外では年間1億人以上が感染しており，日本では輸入感染症★2として年間1,000例程度が報告される．

3 サルモネラ属菌 *Salmonella* 重要！ （図14②）

- 大きさ0.5×2.0 μmの桿菌で周毛性鞭毛をもつ．

1）チフス菌，パラチフス菌

Salmonella enterica 血清型 Typhi, *Salmonella enterica* 血清型 Paratyphi A

- ヒトからヒトへ糞便を介して経口感染する（図17）．腸管で増殖し，血中に移行し菌血症を起こすと，持続的な発熱と**バラ疹**★3がみられるようになる．

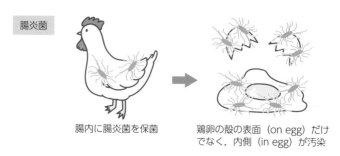

腸炎菌

腸内に腸炎菌を保菌

鶏卵の殻の表面（on egg）だけ
でなく，内側（in egg）が汚染

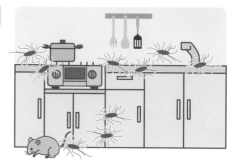

ネズミチフス菌

図18　腸炎菌とネズミチフス菌

経口感染した菌が，血中に移行する点が他の腸管感染症と異なる．全身に炎症と壊死が起こると，死亡率が高まる．海外からの輸入事例がほとんどである．

2）腸炎菌（ゲルトネル菌）*Salmonella enterica* 血清型 Enteritidis（図18）

● サルモネラ症の起因病原体で，ニワトリなどの家畜の腸管に感染しており，糞便中に排泄される．

関連疾患

●腸炎菌食中毒
→12章-2-D

▶ 腸炎菌食中毒●

鶏卵の表面（on egg）だけでなく，内部にも菌が含まれる（in egg）ことがある．このため，鶏卵殻の表面を消毒するだけでは不十分である．したがって，このような腸炎菌で汚染された鶏卵を生食すると**感染型食中毒**の原因となる．発熱を伴う急性胃腸炎，嘔吐，水様下痢，腹痛などを呈する．

3）ネズミチフス菌 *Salmonella enterica* 血清型 Typhimurium（図18）

● サルモネラ症の起因病原体で，ネズミの腸管に感染し糞便中に排泄される．ネズミの出入りのあるような不衛生な調理場では，調理器具などが汚染され，**感染型食中毒**●の原因となる．

●食中毒
→12章-2-D

4 ペスト菌 *Yersinia pestis*

● 中世ヨーロッパでは，**黒死病**として大流行した．現在の日本では，発生は報告されていない．

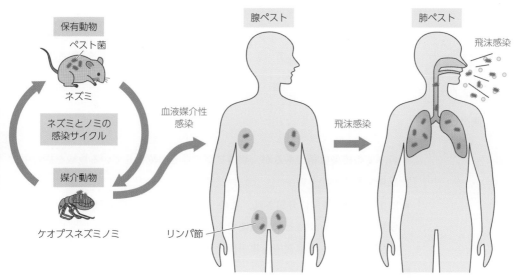

図19　ペスト菌の感染経路

（保有動物）
ペスト菌
ネズミ

ネズミとノミの感染サイクル

媒介動物
ケオプスネズミノミ

血液媒介性感染

腺ペスト
リンパ節

飛沫感染

肺ペスト
飛沫感染

関連疾患

▶ ペスト

ネズミを保有動物として，これを吸血した**ノミ**を媒介動物として感染が広がる．ノミからヒトに感染するとリンパ系に広がり，**腺ペスト**となる（致死率40〜70％）．またヒトからヒトへの感染もある（図19）．患者から飛沫感染すると，**肺ペスト**となる．致死率は，無治療では100％に近い．

5 セラチア菌 *Serratia marcesces* 重要!

- 土壌や水などの環境や生体にも広く分布する．呼吸器や創傷部などに日和見感染を起こすことがある．特に，点滴液への混入による院内感染が問題となった．

6 肺炎桿菌 *Klebsiella pneumoniae* 重要!

- ヒトの上気道の常在菌であり，日和見感染症，院内感染症の起因菌として重要である．呼吸器のみならず，尿路感染症や敗血症を起こすことがある．

薬剤耐性菌

近年，基質特異性拡張型 β-ラクターゼ産生（ESBL）による高度薬剤耐性化がみられ，問題化している．

7 ビブリオ属

1）コレラ菌 *Vibrio cholerae*（図14③）

- 大きさ $0.5 \times 3.0\ \mu$m の桿菌で極鞭毛をもつ．
- 自然界では，プランクトンなどに付着，共生している．水や食物を介して糞口感染する．

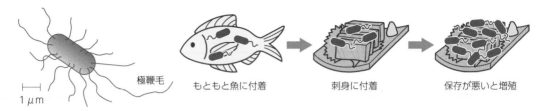

極鞭毛

もともと魚に付着　　刺身に付着　　保存が悪いと増殖

1 μm

図20　腸炎ビブリオ

- 日本での感染は稀であるが，東南アジアなどの流行している地域を旅行中に感染することが多い.
- 210以上の血清型に分類され，このうち**血清型O1，O139（ベンガルコレラ）**が真性コレラ菌として重要である．それ以外のNon-O1ビブリオ（NAGビブリオ）コレラは食中毒起因菌である.

●コレラ
→12章-2-F

関連疾患

▶ **コレラ●**

コレラ毒素は小腸からの水分の吸収を阻害するため，非常に激しい**米のとぎ汁様下痢**を引き起こす．重症者は**脱水症状**となり，昏睡して死亡する.

治療

死亡の原因は脱水にあるため，点滴による水分補給や経口補水液の摂取による治療がまず行われる．その後，抗菌薬治療が行われる.

2）腸炎ビブリオ *Vibrio parahaemolyticus*（図14④, 20）

- 大きさ0.5×3.0 μmの桿菌で，極鞭毛の他に細い周毛性鞭毛をもつ.
- 大阪で起こったしらす中毒事件の起因菌として，1950年に藤野恒三郎により発見された．海洋細菌であり，海水中にもともと生息するため，**好塩性，好アルカリ性**である.

●食中毒
→12章-2-D

- **海産性魚類の生食**による**感染型食中毒●**の起因菌である．魚が傷みやすい夏場に発生する．新鮮な魚を食するか，十分に加熱すれば危険はない．近年は活魚の輸送技術が進歩し，この中毒は減少している.
- **耐熱性溶血毒素**（TDH）を産生する．ヒトまたはウサギの血球を含む血液寒天培地上に，溶血環を伴うコロニーを形成する．これを**神奈川現象**とよぶ.

予防

好塩性，好アルカリ性のため，魚をおろす際に真水でよく洗うことや，酸で処理することで死滅し，感染リスクを低減できる.

8 インフルエンザ菌 *Haemophilus influenzae*

- ヒトの上気道の常在菌である．インフルエンザの原因と誤ったため，この名前がついた．小児の肺炎，中耳炎，副鼻腔炎，髄膜炎の原因となる.

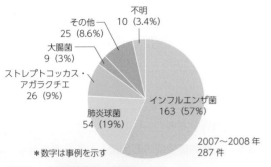

図21　小児髄膜炎の原因
インフルエンザ菌はヒブワクチンで，肺炎球菌は小児肺炎球菌ワクチンで予防する.
砂川慶介，他：本邦における小児細菌性髄膜炎の動向（2007〜2008）．感染症学雑誌，84：33-41，2010より引用

不明
10（3.4%）
その他
25（8.6%）
大腸菌
9（3%）
ストレプトコッカス・アガラクチエ
26（9%）
肺炎球菌
54（19%）
インフルエンザ菌
163（57%）
＊数字は事例を示す
2007〜2008年
287件

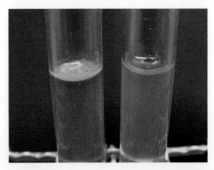

図22　緑膿菌によるピオシアニン（緑色色素）の産生
左は緑膿菌を培養した培地. 偏性好気性菌であるため培地の表面近くだけに増殖して（バイオフィルムの形成，白い部分），そこから培地下方に向けて産生したピオシアニンが拡散している. 右は緑膿菌培養前の培地.
©Y tambe，クリエイティブ・コモンズ・ライセンス：CC BY-SA 3.0
(https://commons.wikimedia.org/wiki/File:Pseudomonas_aeruginosa_pyocyanin.jpg)

関連疾患

▶ **細菌性髄膜炎●**

　　インフルエンザ b 型菌（*Haemophilus influenzae* b 型：**Hib**）は乳幼児の**細菌性髄膜炎**の起因菌の1つ（約60%）で，致死率3〜5%である. 発病者の15〜20%に後遺症が残る（図21）.

予防

　　小児の髄膜炎予防の目的で，**ヒブ（Hib）ワクチン**が定期接種A類に指定されている.

●細菌性髄膜炎
→12章-5-B

4　グラム陰性好気性桿菌

1　緑膿菌 *Pseudomonas aeruginosa* 重要!

- 環境，生体の至るところに生息している. 病院内環境の水回りや花瓶の水などに生息し，**日和見感染症**，**院内感染症**の起因菌として重要である.
- 病原性は弱いが，**バイオフィルム（菌膜）**[★4]を形成して増殖し，抗菌薬，消毒に抵抗性を示す. 流し台のぬめりは，本菌を含むバイオフィルム形成菌による. 緑色の蛍光色素ピオシアニンを産生するため，コロニーが緑色になる（図22）.

薬剤耐性菌

　　もともと抗菌薬や消毒に抵抗性が高い緑膿菌が，さらに多剤耐性化して，院内感染症，日和見感染症の起因菌として重要となっている. 易感染者の肺炎，敗血症などを起こす. 気管挿管やカテーテル挿入などの医療行為を通じて感染が起こることがある. 医療者の手指や蛇口などから感染することもある.

★4　*バイオフィルム*（菌膜）
環境中や患者体内で，細菌などが自ら産生した粘性の高い多糖体につつまれて厚い膜状に増殖した状態を指す. 流し台の排水口内のぬめりはバイオフィルムである. カテーテル内などに緑膿菌やブドウ球菌などがバイオフィルムを形成し，持続的感染源となることがある. 歯垢（デンタルプラーク）もバイオフィルムであり，蝕歯と歯槽膿漏の原因となる. バイオフィルムは消毒液や抗菌薬，抗体などがその内部まで到達しにくいため，除菌が難しい

2 モラクセラ・カタラリス *Moraxella catarrhalis*

- 口腔, 鼻腔の常在菌である. 下気道感染症, 中耳炎, 副鼻腔炎の原因菌の1つである.

3 アシネトバクター属菌 *Acinetobacter baumannii*

- 土壌, 水など広く分布し, 通常は無害である.
- 抗菌薬に自然耐性であることから, **院内感染症の起因菌**として重要である.

4 レジオネラ・ニューモフィラ *Legionella pneumophila* 重要!

- 本来は環境水や土壌中に生息している. これが, 空調器, 循環式浴槽, 加湿器, 給湯設備内の水に入り込み, 水中に生息するアメーバの細胞内に寄生して増殖する（通性細胞内寄生）. 生体内では, マクロファージなどの食細胞に細胞内寄生する.

関連疾患

▶ レジオネラ肺炎●

空調機の冷却塔（クーリングタワー）, 加湿器や給湯設備の水中で増殖し, 飛沫感染し, 高齢者の日和見性肺炎を起こす（**レジオネラ肺炎**）. 循環式の温泉施設などで問題となる（図23）.

●レジオネラ肺炎
→12章-1-E

5 コクシエラ・バーネッティ *Coxiella burnetii*

- ウシ, ヒツジなどから感染する. 主に, 感染した家畜の胎仔を取り扱うことや, 汚染乳製品の摂食により感染する. 急な発熱, 悪寒, 頭痛などを呈する. 家畜を吸血したダニを介して感染することもある.
- **Q熱**という人獣共通感染症の原因である. Q熱という名前は不明熱（query fever）に由来する.

6 バルトネラ・ヘンセレ *Bartonella henselae*

- ネコに不顕性感染しており, 唾液などに含まれる. ネコにひっかかれたり, かまれたりして感染する. 感染部位に丘疹や膿瘍を形成し, 関連するリンパ節の腫脹が起こる. これを**ネコひっかき病**という. ネコ間ではノミを介して感染が広がる. 多くは無治療で回復する.

7 百日咳菌 *Bordetella pertussis*

- ヒトからヒトへ飛沫感染する.

関連疾患

▶ 百日咳●

小児に好発し, 2カ月（100日近く）に及ぶ痙咳期を呈する. この期間では, 夜間の咳発作（レプリーゼ）★5が主症状である. 1歳以下の乳児では重症化しや

●百日咳
→12章-1-F

★5 レプリーゼ
コン, コンと咳が連続した後に, 吸気したときにヒューという汽笛音がでる. これを交互にくり返すこと

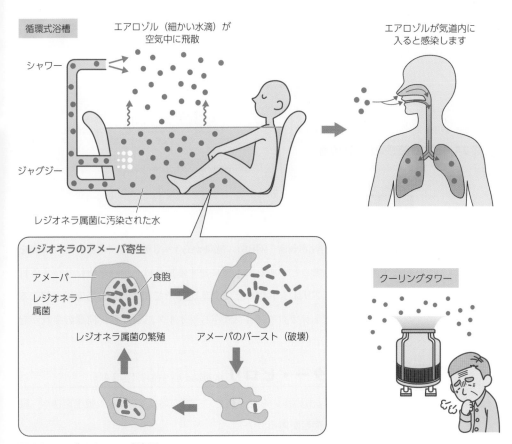

図 23　レジオネラの感染源
レジオネラはアメーバに餌として捕食されるが，高い温度ではむしろアメーバの食胞内（黄色）で増殖し，やがてアメーバは死滅する.

すい．生後 6 カ月以下では死亡の危険性も高い．近年は成人の百日咳も増加している．

予防

DPT-IPV（ジフテリア，百日咳，破傷風，不活化ポリオ）四種混合ワクチンが用いられる．定期接種 A 類に指定されている．

8 **カンピロバクター属菌** *Campylobacter*（図 14 ⑤）

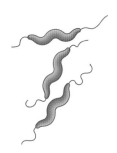

- 大きさ 0.4 × 3.0 μm の短いらせん菌で，両端に鞭毛をもつ．
- S 字型らせん菌で，ウシ，ブタ，ニワトリなどの家畜の腸内に生息する．
- **鶏肉**などを汚染し，加熱調理が不十分であると**感染型食中毒**を起こす．加熱不十分な鶏の唐揚げなどが原因になることが多い．カンピロバクター属菌（カンピロバクター・ジェジュニ/コリ）が 100 個という少量でも感染する．水様下痢，時に粘血便となる．多くは自然治癒する．

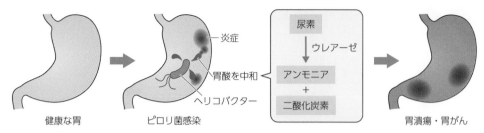

図24　ピロリ菌感染から胃潰瘍

★6　交差反応
抗体が本来反応する抗原と類似した構造の抗原に反応してしまう現象. ここではカンピロバクターの抗原と類似する抗原が神経細胞にあるため, カンピロバクターに対する抗体が神経細胞にも交差して反応してしまう

関連疾患

▶ ギラン・バレー症候群

　Guillain-Barré syndrome（GBS）. 感染から1～3週間後, 全身の神経麻痺を起こす難病を起こすことがある. 本菌に対する抗体は, 神経細胞に分布する自己成分であるガングリオシドに対して交差反応★6を起こし, 神経麻痺が起こるためである. サイトメガロウイルスやEBウイルス感染でも, 同様の症状が起こることが知られている.

9 ヘリコバクター・ピロリ *Helicobacter pylori*（図14⑥）

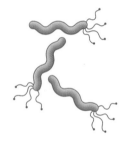

●胃潰瘍, 十二指腸潰瘍
→12章-2-I

- 大きさ0.5×3.0 μmの短いらせん菌で, 一方の端に4～8本の鞭毛を持つ. 鞭毛の先端に丸い突起がある.
- S字型らせん菌で, ヒトの胃粘膜に生息する. **ウレアーゼ**を産生し, 生体にもともとある尿素を分解してアンモニアを生成し, 胃酸を中和する. 日本では50代以上の感染率は40％程度と高率であるが, 10～20代では10％前後と著しく低い. 衛生環境が整ったことによると考えられる（図24）.
- 親から乳児へ糞口感染, あるいは経口感染すると考えられている. 持続感染し, **胃潰瘍, 十二指腸潰瘍**●の原因, さらには**胃がん**の危険因子となる.

診断

　胃粘膜を内視鏡で採取し, 採取した胃粘膜のウレアーゼ活性を測定する**迅速ウレアーゼテスト**や, ^{13}C標識尿素を飲んで呼気中への^{13}C二酸化炭素の排出を調べる**尿素呼気試験**, また抗ヘリコバクター抗体検査などで診断できる.

治療

　アモキシシリン, クラリスロマイシン, プロトンポンプ阻害剤の3剤併用除菌を1週間行う. 近年, クラリスロマイシン耐性が問題となっており, その場合は, クラリスロマイシンに代えてメトロニダゾールを加えた3剤で二次除菌を行う.

⑤ グラム陰性球菌 (表2, 図14)

1 淋菌 *Neisseria gonorrhoeae* (図14⑦)

- 大きさ0.6〜1.0 µmのそらまめ型の双球菌である.
- ヒトからヒトへ, 性行為を通じて直接感染する (**性行為感染症●**).
- 男性では**淋菌性尿道炎**を, 女性では腟炎, 子宮頸管炎を起こす.
- 母子感染では, 新生児の目の粘膜に感染が広がり, **淋病性結膜炎**となる.

●性行為感染症
→12章-3-B

2 髄膜炎菌 *Neisseria meningitidis*

- 飛沫感染または接触感染する. 上気道から血中に入り, さらに髄膜炎を起こす.
- 日本では, 現在は稀な感染症となった.

⑥ スピロヘータ *Spirochaetes*

- スピロヘータは, 細長い**らせん状**の特異な形態をとるグラム陰性菌の総称である. 特異なコルクスクリュー様の回転運動を行う.

1 梅毒トレポネーマ *Treponema pallidum* (図14⑧)

- 大きさ0.1 × 10 µmのらせん型のスピロヘータで, 先端がとがっている.
- スピロヘータの一種で, いまだ人工培地では培養できない. 環境中では生きていけないため, 性行為によって感染する.

関連疾患

▶ 梅毒●

性行為により感染し**梅毒**を起こす (**性行為感染症**). 病期は第一〜四期の4つに分けられる. 各期間の長さと症状を表4に示した. 近年, 日本で患者が急増し, 年間10,000人を超える (図25, p139コラム).

▶ 先天梅毒

妊婦の胎盤を経由して胎児に感染する. 早産, 死産, あるいは先天梅毒児として出生する.

●梅毒
→12章-3-E

梅毒患者の増加理由

近年の梅毒患者急増の原因は明らかではないが, SNSの普及で出会い系サイトを通じた不特定多数との性行為が容易になったことや, 海外からの旅行者がもち込んでいる可能性などが指摘されている.

表4　梅毒の症状の進行

期	期間	病状
第一期	感染から約3カ月	・粘膜および皮膚から侵入し，約3週間後に感染生殖器に硬い潰瘍（硬性下疳）が形成される ・所属リンパ節の腫脹
第二期	3カ月〜3年後	・血液を介して感染が全身に拡大する ・微熱，皮膚・粘膜のバラ疹，性器粘膜に扁平コンジローマ，膿疱，白斑，脱毛などを呈する
第三期	3年以降全身へ播種	・粘膜，関節，目，骨に病変を生じる ・顔面に梅毒結節，内臓のゴム腫，骨感染による痛みを呈する
第四期	10年以上	・中枢神経系が障害され，歩行麻痺や認知症を呈する（神経梅毒）
先天梅毒	妊娠中に経胎盤感染	・流産，早産，死産 ・皮疹，肝脾腫，鞍鼻，鼻閉などの奇形

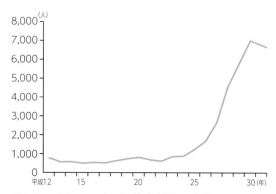

図25　日本における梅毒患者数の変動

厚生労働省：性感染症報告数（https://www.mhlw.go.jp/topics/2005/04/tp0411-1.html）をもとに作成

2 ライム病ボレリア *Borrelia burgdorferi* 他（図14⑨）

● 大きさ 0.3 × 10 μm の緩やかならせん形態をとる．

● スピロヘータの一種で，マダニを媒介動物，野生げっ歯類・小型鳥類を保有動物とする（図26）．

関連疾患

▶ ライム病

　マダニ刺咬数日後から数週後に，刺咬部を中心に拡大する遊走性紅斑が出現する．随伴症状として，疲労感，不快感，項部疼痛，発熱，咳，筋肉痛，移動性の関節痛など，インフルエンザ様または髄膜炎様の症状がみられる．患者がはじめて集団発生したアメリカのコネチカット州ライムにちなんで命名された．日本では，マダニの生息する北海道を中心に，マダニの活動期である春から夏に患者がみられる．

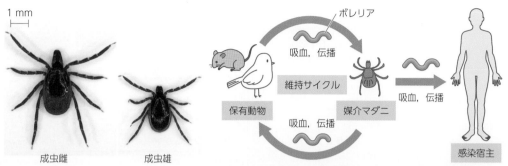

1 mm

成虫雌　　　成虫雄

ボレリアは保有動物と媒介動物（マダニ）の間で維持され，
このサイクルにヒトが紛れ込むと，マダニ刺咬を受けて感染する

図26　ボレリアの感染経路
画像提供：愛知医科大学医学部　角坂照貴博士（マダニの写真）

3 レプトスピラ *Leptospira interrogans* 他 （図14⑩）

- 大きさ0.1×15 μmの微細ならせん形態をとり，両端がフック状に曲がっている．
- スピロヘータの一種で，野生げっ歯類をはじめ多様な動物から分離される．ネズミが尿中に生菌を排出することで汚染された水，土壌を介して，ヒトに接触感染する．
- 高温多雨な熱帯地域で流行がみられる．日本では，沖縄で発生がみられる．

関連疾患

▶ 黄疸出血性レプトスピラ症

悪寒を伴う39～40℃に及ぶ発熱と，頭痛，腰痛，全身倦怠感，結膜の充血，腓腹筋痛が起こる．出血傾向となり，重症例では意識障害がみられる．

7 マイコプラズマ, リケッチア, クラミジア (表5)

1 肺炎マイコプラズマ *Mycoplasma pneumoniae*

- 大きさ0.2×0.4 μmの細胞壁を欠く細菌で，小さいため細菌濾過器を通過してしまう．
- マイコプラズマは**細胞壁をもたない細菌**で，人工培地で増殖する最小の微生物である．

1 μm

マイコプラズマ

関連疾患

▶ マイコプラズマ肺炎●

秋から冬にかけて10～30代の若年成人に飛沫感染し，**異型肺炎（非定型肺炎）**を呈する．起因菌としては肺炎球菌の次に頻度が高い．全身倦怠，発熱，乾性咳嗽（かんせいがいそう）を主症状とする．特に学校での集団発生がみられるが，比較的軽症である．

●マイコプラズマ肺炎
→12章-1-C

表5 **マイコプラズマ，リケッチア，クラミジアの分類**

	主な細菌名
マイコプラズマ	肺炎マイコプラズマ
リケッチア	日本紅斑熱リケッチア
	ツツガムシ病オリエンチア
クラミジア	クラミジア・トラコマチス
	オウム病クラミジア
	肺炎クラミジア

2 ツツガムシ病オリエンチア *Orientia tsutsugamushi*（図27）

- 偏性細胞内寄生性のオリエンチアの一種で，野山に生息する0.3mmほどのダニの一種である**ツツガムシ**の吸血により伝播される.

関連疾患

▶ ツツガムシ病

7～10日の潜伏期の後，全身倦怠，頭痛，関節痛を伴う急激な発熱をもって発症し，数日後には発疹を呈する. ツツガムシの刺咬部位に，特有の痂皮（刺し口）がみられることが特徴である. 重症例では肺炎，脳炎，播種性血管内凝固症候群（DIC）を呈する. 本州，四国，九州などで，500～1,000人/年の患者が発生している.

3 日本紅斑熱リケッチア *Rickettsia japonica*

- 偏性細胞内寄生性のリケッチアの一種で，野山に生息する数ミリの大きさの**マダニ**の吸血により伝播される.

関連疾患

▶ 日本紅斑熱

高熱，発疹，頭痛，悪寒戦慄をもって発症する. 重症例では多臓器不全，播種性血管内凝固症候群（DIC）を呈し，死亡することもある. 刺咬部位に，特有の痂皮がみられることが特徴である. 島根から千葉にかけた温暖な地方で，年間数百名の患者が報告される.

4 クラミジア・トラコマチス *Chlamydia trachomatis*（図28）

- 感染を起こす基本小体と，宿主細胞で2分裂増殖する網様体の二形態をとる.
- 偏性細胞内寄生性のクラミジアの一種である.
- 多くの血清型があり，血清型によって，性器粘膜に感染し性行為感染症を起こすものと，目の粘膜に感染しトラコーマを起こすものがある.

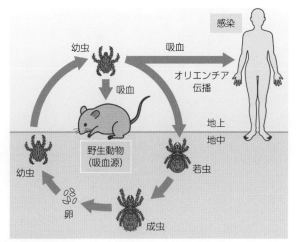

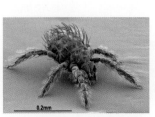

ツツガムシ病オリエンチアのベクター
アカツツガムシ *Leptotrombidium akamushi* の走査電子顕微鏡写真

図27　ツツガムシ病オリエンチアの維持感染経路

オリエンチアをもつ有毒成虫から生まれた幼虫，若虫，成虫はオリエンチアを維持伝播する．有毒幼虫は，ヒトや動物に一度だけ吸血する際にだけ地上に現れ，オリエンチアを伝播する．ツツガムシはツツガムシ病オリエンチアの保有体であり，媒介者である．
画像提供：愛知医科大学医学部 角坂照貴博士（ツツガムシの写真）

関連疾患

▶ 性器クラミジア感染症●

　性行為を通じて直接感染する（**性行為感染症**）．性行為感染症としては，日本では最も患者が多い．特に10〜20代で感染者数が多く，全体の5％程度が感染しているとされる．男性では副睾丸炎，女性では子宮頸管炎，子宮内膜炎，不妊や異常分娩の原因となる．新生児が産道通過時に母体から感染を受けると封入体性結膜炎，**新生児肺炎クラミジア**を起こす．

▶ トラコーマ

　患者の目から，タオルの共用などを介して目の粘膜に感染し，結膜炎を起こす．失明することもある．日本では少なくなった．

5 オウム病クラミジア *Chlamydia psittaci*（図28）

● 偏性細胞内寄生性のクラミジアの一種である．鳥類を保有動物としてヒトに感染する．

● 比較的乾燥に強く，鳥の乾燥した排泄物の粉塵を吸入することで感染する．

関連疾患

▶ オウム病

　発熱，頭痛，全身倦怠，筋肉痛，関節痛などがみられる．その病態は，上気道炎，気管支炎程度の軽症例から肺炎まで，さまざまである．異型肺炎の起因菌の1つである．

●性器クラミジア感染症
→12章-3-A

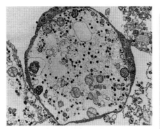

クラミジア・トラコマチス
画像提供：国立感染症研究所
　　　　　萩原敏且博士

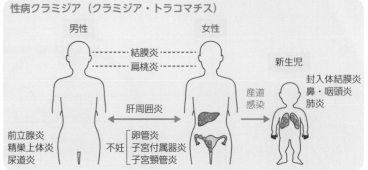

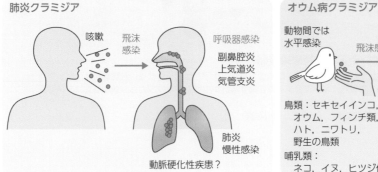

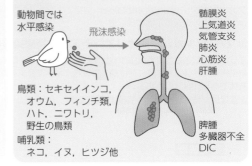

図28　クラミジアの感染経路

「クラミジア肺炎とは」（国立感染症研究所HP）（http://www.niid.go.jp/niid/ja/kansennohanashi/395-chlamydia-intro.html）をもとに作成

6 肺炎クラミジア *Chlamydia pneumoniae*（図28）

● 偏性細胞内寄生性のクラミジアの一種である．ヒトからヒトへと飛沫感染する．

関連疾患

▶ クラミジア肺炎

　肺炎，急性上気道炎，急性副鼻腔炎，急性気管支炎の原因となる．家族内，学校内などでの集団感染がある．異型肺炎の起因菌の1つである．動脈硬化との関連性が疑われている．

第7章

チェック問題

※解答は巻末参照

以下の問いに○か×で答えよ.

□□ **Q1** 黄色ブドウ球菌は，エンテロトキシンを産生して毒素型食中毒を起こす.

□□ **Q2** 淋菌は，患者の手指を介してヒトからヒトへ感染する.

□□ **Q3** 腸管出血性大腸菌食中毒は，加熱不十分な牛肉が原因である.

□□ **Q4** 腸炎菌による食中毒は，鶏卵の生食で起こる.

□□ **Q5** 緑膿菌は流し台などの水環境に存在して，日和見感染症を起こす.

□□ **Q6** 腸炎ビブリオは，ヒトの手指に常在して，食中毒の原因となる.

□□ **Q7** レジオネラは，日帰り温泉などの循環式浴槽が感染源となることが多い.

□□ **Q8** ジフテリアはDPT-IPV予防ワクチンで予防できる.

□□ **Q9** 結核は，患者の呼気中に排出され，飛沫核感染を起こす.

□□ **Q10** 結核の予防には，BCGワクチンの接種が行われる.

□□ **Q11** カンピロバクターは，胃潰瘍の原因となる.

□□ **Q12** ヘリコバクター感染は，胃がんの危険因子となる.

□□ **Q13** ボツリヌス菌は，激しい下痢を起こす毒素を産生する.

□□ **Q14** 梅毒は，最近急激に患者が増加している.

□□ **Q15** マイコプラズマは，小児の肺炎の原因となる.

□□ **Q16** 若い世代の性病として最も多いのは，梅毒である.

第**8**章

ウイルス学各論

ポイント

◉ 代表的病原ウイルスの感染経路，引き起こす感染症の病態などについて説明できる．

Q検索
日本ウイルス学会

　ウイルスは，電子顕微鏡を使用しないと見ることができないきわめて小さな病原体である．遺伝子であるDNAまたはRNAをタンパク質のカプセルに詰め込んだ構造をしている．本章では，ウイルスを**DNAウイルス**と**RNAウイルス**の2つに分け，各ウイルスの特徴を説明する．

1 DNA ウイルス (表1)

1 痘瘡（天然痘）ウイルス *Variora virus*

● ヒトのみに感染し，**痘瘡（天然痘）**の原因となる．

● ジェンナー
→1章-2-3

● ジェンナー●が牛痘法を開発し，1966年以降WHOにより世界レベルでのワクチン接種が進められ，1980年に世界から根絶された．

● 現在，ワクチン接種は行われていないため，無免疫状態にある．

　関連疾患

　▶ 痘瘡

　　感染すると全身の皮膚や粘膜に発疹を形成し，やがて水疱と・膿疱となる．快復後も瘢痕があばた（小さなくぼみ）として残る．致死率は，ワクチンを接種していなければ，30％程度である．生物兵器として使用されるリスクがあるため，感染症法では一類感染症に指定されている．

2 ワクチニアウイルス *Vaccinia virus*

● ジェンナーが用いた牛痘ワクチンのウイルスと，他のウイルスとの遺伝子組換えを起こしたウイルスである．痘瘡ウイルスと交差抗原性があるため，痘瘡の予防ワクチンとして用いられた．

3 伝染性軟属腫ウイルス *Mulluscom contagiosum virus*

● 伝染性軟属腫（水いぼ）の原因である．身体や手足に柔らかいいぼをつくる．感染を受けた皮膚との直接接触感染や，患者が使用したタオルなどを介して間接感染する．

表1 DNA ウイルスの分類

科名	粒子の形態	エンベロープ	核酸		主なウイルス名
			一本鎖／二本鎖	直鎖／環状	
ポックスウイルス科	レンガ形	あり	二本鎖	直鎖	痘瘡ウイルス ワクチニアウイルス 伝染性軟属腫ウイルス サル痘ウイルス
ヘルペスウイルス科	球形	あり	二本鎖	直鎖	単純ヘルペスウイルス1, 2型 水痘・帯状疱疹ウイルス EBウイルス サイトメガロウイルス ヒトヘルペスウイルス
アデノウイルス科	正二十面体	なし	二本鎖	直鎖	ヒトアデノウイルス
パピローマウイルス科	正二十面体	なし	二本鎖	直鎖	ヒトパピローマウイルス
パルボウイルス科	正二十面体	なし	一本鎖	直鎖	ヒトパルボウイルス
ヘパドナウイルス科	球形	あり	二本鎖	環状	B型肝炎ウイルス

4 サル痘ウイルス *Monkeypox virus*

- 痘瘡が根絶後に類似の患者が発見され，痘瘡の再来だと問題になったが，後にサルの痘瘡であることが判明した．
- ヒトに感染すると致死率は1～10％である．
- 2022年以降，本来の流行地であるアフリカ以外で欧米を中心とした流行が起こり，7万人以上の感染が報告された．患者の多くは同性愛の男性であるが，小児や女性の感染も報告されている．

5 ヒトヘルペスウイルスの仲間 重要!

- ヒトヘルペスウイルス（*human herpes virus*：HHV）としては，重要なものが8種（表2）ある．共通する性質として，潜伏感染することがあげられる．

1）単純ヘルペスウイルス1型，2型

- 単純ヘルペスウイルス1型（HSV-1）と2型（HSV-2）は，それぞれ口腔粘膜，生殖器粘膜に主に感染するが，この棲み分けは厳密ではない．性器ヘルペスは，HSV-1，2の両方が原因となっている．
- **単純ヘルペスウイルス1型（HSV-1）**は，高齢者では80％以上が潜伏感染を受けているが，若年層では50％以下である．患者の唾液や涙などの存在し，粘膜への接触により感染する．三叉神経の知覚神経細胞に潜伏感染し続ける．
- **単純ヘルペスウイルス2型（HSV-2)**は，生殖器粘膜から感染し，仙骨の知覚神経に潜伏感染する．

関連疾患

▶ 性器ヘルペスウイルス感染症●

HSV-1またはHSV-2が，オーラルセックスや性行為で生殖器粘膜に感染し，性器粘膜のびらん，発赤，水疱，痛みなどを起こす．通常は数日～数週間で治癒する．

●性器ヘルペスウイルス感染症
→12章-3-C
→12章-9-E

表2　ヒトヘルペスウイルスの特徴

ウイルス名	略語	主な潜伏感染部位	代表的な感染症
単純ヘルペスウイルス1型	HSV-1	知覚神経節（三叉神経節など）	口唇ヘルペス，性器ヘルペス，ヘルペス脳炎，角膜ヘルペス，新生児ヘルペス
単純ヘルペスウイルス2型	HSV-2	知覚神経節（仙骨神経節など）	性器ヘルペス，新生児ヘルペス
水痘・帯状疱疹ウイルス	VZV	知覚神経節（脊椎後根神経節など）	水痘，帯状疱疹
エプスタイン・バー（EB）ウイルス	EBV	Bリンパ球	伝染性単核症，上咽頭がん，バーキットリンパ腫
サイトメガロウイルス	CMV	顆粒球，マクロファージ，前駆細胞	CMV網膜症，先天性巨細胞封入体症
ヒトヘルペスウイルス6型	HHV-6B	マクロファージ，リンパ球	突発性発疹，うつ病の発症に関連？
ヒトヘルペスウイルス7型	HHV-7	唾液腺	突発性発疹
ヒトヘルペスウイルス8型	HHV-8（KSHV）	Bリンパ球	カポジ肉腫

●口唇ヘルペスウイルス
　感染症
→12章-9-E

▶ 口唇ヘルペスウイルス感染症●

　潜伏感染したHSV-1は，肉体疲労や他の疾病などで免疫系の低下が起こると，**回帰発症**する．唇やその周囲に水疱や発赤を生ずる口唇ヘルペスや目の充血や痛みを生ずる角膜ヘルペスを引き起こす．

▶ 新生児ヘルペスウイルス感染症

　妊婦の性器に感染したヘルペスウイルスが，出産時に新生児に産道感染して新生児ヘルペスウイルス感染症を起こすことがある．**TORCH症候群**の1つである．致死率が高いため，早期に治療を行う必要がある．重症化すると中枢神経系の障害が残ることがある．

治療

　アシクロビルと，そのプロドラッグ製剤バラシクロビル，またはアメナビルなどが治療に用いられる．

2）水痘・帯状疱疹ウイルス（VZV） 重要！

- 飛沫，飛沫核感染し発症する．
- 治癒後も知覚神経細胞に潜伏感染を続ける．

関連疾患

●水痘
→12章-8-I

▶ 水痘●

　小児の初感染では，**水痘（水ぼうそう）**を起こす．経気道感染した後，発熱，発疹が起こるが，やがて水疱となり，最終的には痂皮（かひ）となり，かさぶたが脱落して治癒する．治癒すると，全身の知覚神経細胞に潜伏感染する（図1）．

●帯状疱疹
→12章-8-I

▶ 帯状疱疹●

　50歳以降になり免疫能が低下した結果，潜伏したウイルスによる回帰発症が起こると**帯状疱疹**となる．顔面神経，肋間神経などの支配領域に，強い神経痛

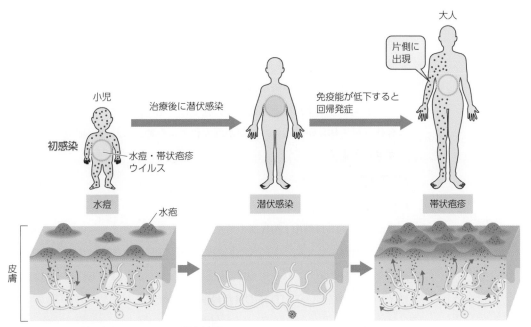

図1　水痘・帯状疱疹ウイルスの感染経過
健康長寿ネット：帯状疱疹の原因（https://www.tyojyu.or.jp/net/byouki/taijouhoushin/genin.html）をもとに作成

と発疹が，片側性に出現する（図1）．5日以内に治療を開始しないと，後遺症が残ることがある（**帯状疱疹後神経痛**）．

予防

小児には弱毒生ワクチンの接種が行われている．定期接種A類に指定されている．成人の帯状疱疹の予防には，弱毒生ワクチンの任意接種が行われている．

治療

抗ヘルペス薬であるアシクロビル，バラシクロビルが用いられる．

3）エプスタイン・バー（EB）ウイルス（EBV）

- 日本では，幼児期に約80％の人が初感染を受け，不顕性感染となる．
- 未感染者（10～20代）が，思春期以降にキスなどで唾液を介して初感染した場合，**伝染性単核症**を発症する．

関連疾患

▶ **伝染性単核症**●

発熱と咽頭痛を呈して発症し，リンパ節や脾臓の腫脹などが起こる．末梢リンパ球の増加や異型リンパ球が認められる．一般に，経過は良好で自然治癒する．

　▶ **がん**

アフリカでは，小児に**バーキットリンパ腫**を，中国では男性に**上咽頭がん**を起こすことがある．これらには，環境や食事などの要因も関係があると考えられている．

●伝染性単核症
→12章-1-B

4）サイトメガロウイルス（CMV）

- 日本人では20〜30歳までに約70％の人がこのウイルスに感染する．
- 感染経路としては，出産時の垂直感染や，出生後の唾液や輸血を介した感染，または性行為による感染などがある．ほとんどは不顕性感染で終わる．
- サイトメガロウイルスが感染した細胞では，細胞内に増殖したウイルスの集合体（封入体）が出現し，細胞が巨大化するため，これを巨細胞（サイトメガロ）とよぶ．

関連疾患

▶ **先天性巨細胞封入体症**

出産時，約300例中1例程度の頻度でサイトメガロウイルスの垂直感染を受けた新生児が生まれ，その10％は脳内石灰化，小頭症，肝脾腫大などの奇形や障害を引き起こす．これを先天性巨細胞封入体症あるいは先天性サイトメガロウイルス感染症という．**TORCH症候群**の1つである．

▶ **CMV網膜炎，CMV腸炎，CMV肺炎**

エイズの患者では，免疫能の低下による日和見感染症として網膜炎が高頻度に起こり，失明することもある．臓器移植による免疫抑制剤使用者では，日和見感染症として肺炎，腸炎，肝炎，網膜炎などを起こす．

治療

ガンシクロビル，あるいはそのプロドラッグ製剤であるバルガンシクロビル，他にレテルモビル，ホスカルネットが使用される．

5）ヒトヘルペスウイルス6型，7型（HHV-6B，HHV-7）

- 成人のほぼ100％が感染し，唾液や母乳にウイルスが排泄されている．
- 乳児は母親からの移行抗体により生後6カ月まではこのウイルスの感染から防御されるが，移行抗体量が低下すると感染し，**突発性発疹**●を起こす．3〜4日続く高熱と発疹が出現する．
- 6型，7型はそれぞれ異なるウイルスであるので，2回突発性発疹にかかることもある．HHV-6はうつ病との関連が示唆されている．

●突発性発疹
→12章-8-H

6）ヒトヘルペスウイルス8型（HHV-8）

- エイズ患者にみられる**カポジ肉腫**の原因となる．性行為で感染すると考えられているが，詳細は不明である．

6 ヒトアデノウイルス *Human adenoviridae* 重要!

- ヒトアデノウイルスの一部は呼吸器系に感染し，咽頭炎や気管支炎，肺炎を起こす．
- 接触感染，飛沫感染する．糞口感染するものもある．

表3 かぜ症候群の原因となるウイルス

ウイルス名
ライノウイルス
インフルエンザウイルス
パラインフルエンザウイルス
ヒトコロナウイルス
ヒトアデノウイルス

多 ↑ ↓ 少

関連疾患

▶ **かぜ症候群●**

　小児の熱性疾患の10％はヒトアデノウイルスによって起こるが，重症化することは稀である（表3）.

●かぜ症候群
→12章-1-A

▶ **咽頭結膜熱**

　夏場にプールの水を介して子どもの間で流行するため，**プール熱**ともよばれる. 急な発熱，頭痛，咽頭炎，結膜炎などを呈する.

▶ **流行性角結膜炎**

　小児が多いが，成人でも起こる. 耳前リンパ節の腫脹と濾胞性結膜炎を呈する. 治癒まで2〜4週間を要し，角膜混濁による視力障害も起こりやすい. 学校保健安全法の第2種学校感染症に指定されているため，症状が消えて2日を経過しないと登校できない. 院内感染を起こすことがある.

7 ヒトパピローマウイルス（HPV） *Human papillomavirus*

● 基本的には良性のいぼ（尋常性疣贅）をつくるウイルスである.

● 接触感染や性行為により感染する. 一部の血清型（6型，11型など）は，生殖器の粘膜に良性いぼである**尖圭コンジローマ●**を形成する.

● 一部の血清型（16型，18型など）は**子宮頸がん●**の原因になる.

●尖圭コンジローマ
→12章-3-D

●子宮頸がん
→12章-3-D

予防

　子宮頸がんの予防のために，HPVに対する定期接種が2013年より開始された. 原因不明の慢性疼痛などの**副反応の問題**が報告されたが，現時点では接種と副反応の明らかな因果関係を示す報告はない. 定期接種A類に指定されている.

8 ヒトパルボウイルス *human parvovirus*

関連疾患

▶ **伝染性紅斑●**

　ヒトパルボウイルスB19型は急性発疹症を引き起こし，感冒[1]様症状を呈する. 小児が罹患すると頬に蝶の形の発疹がでることから，俗に**りんご病**ともよばれる.

●伝染性紅斑
→12章-8-F

★1　感冒（かぜ）
ウイルスが鼻腔，咽頭などの粘膜に感染し，くしゃみ，咳，鼻水，咽頭痛，全身倦怠などを呈する病態を指す

② **RNAウイルス** (表4)

1 **ポリオウイルス** *Poliovirus*

- 経口感染し，咽頭や小腸の粘膜で増殖し，糞便中に排出され，感染源となる．さらに腸管粘膜上皮からリンパ節を介して血中に侵入し，神経組織に感染する．

関連疾患

▶ 急性灰白髄炎（ポリオ，小児麻痺）

　腸管粘膜上皮からリンパ節を介して血中に入り，神経組織に感染する．感染者の90〜95％は不顕性感染で終わる．約5％が，発熱，頭痛，咽頭痛，悪心，嘔吐などの感冒様症状を呈し，1〜2％が無菌性髄膜炎を起こす．さらに約1％が手足の運動神経麻痺を起こす．

予防

　DPT-IPV（ジフテリア，百日咳，破傷風，不活化ポリオ）四種混合ワクチンとして，接種する．定期接種A類に指定されている．1961年から旧式の経口弱毒生ワクチン接種がはじまり，患者が激減した．現在，日本では，患者はみられない．

2 **コクサッキーウイルス，エコーウイルス，エンテロウイルス** *Human enterovirus/Echovirus/Enterovirus*

- 経口感染，飛沫感染，または接触感染する．咽頭，消化管で増殖する．
- 夏から秋にかけてさまざまな感染症の原因となる．
- 多くは不顕性感染である．

関連疾患

●手足口病
→12章-8-G

▶ 手足口病●

　手，足，口腔内に発疹と水疱ができる．乳幼児の感染症である．稀に髄膜炎を起こす．

▶ ヘルパンギーナ

　乳幼児の夏かぜであり，発熱と口腔内の水疱性発疹を特徴とする．

3 **ライノウイルス** *Rhinovirus*

- 冬から春にかけての**鼻かぜ**の原因ウイルスであり，最も患者が多い．
- 接触感染，飛沫感染する．
- 100種類ほどの異なる血清型があるため，一度感染しても別の血清型に感染する．1年に何度もかぜをひくことになるのはこのためである．

表4 **RNAウイルスの分類**

科名	粒子の形態	エンベロープ	核酸	主なウイルス名
カリシウイルス科	球形	なし	一本鎖	ノロウイルス
ピコルナウイルス科	正二十面体	なし	一本鎖	ポリオウイルス コクサッキーウイルス エコーウイルス エンテロウイルス ライノウイルス A，C〜E型肝炎ウイルス
トガウイルス科	正十二面体	あり	一本鎖	風疹ウイルス
フラビウイルス科	球形	あり	一本鎖	日本脳炎ウイルス デングウイルス ジカウイルス
コロナウイルス科	球形	あり	一本鎖	ヒトコロナウイルス
レトロウイルス科	球形	あり	一本鎖	ヒト免疫不全ウイルス ヒトT細胞白血病ウイルス
レオウイルス科	正二十面体	なし	二本鎖	ロタウイルス
オルソミクソウイルス科	球形	あり	一本鎖	インフルエンザウイルス
パラミクソウイルス科	球形	あり	一本鎖	パラインフルエンザウイルス ムンプスウイルス 麻疹ウイルス ヒトRSウイルス
ニューモウイルス科	球形	あり	一本鎖	ヒトメタニューモウイルス
ラブドウイルス科	弾丸状	あり	一本鎖	狂犬病ウイルス
フィロウイルス科	糸状	あり	一本鎖	マールブルグウイルス エボラウイルス
ブニヤウイルス科	球形	あり	一本鎖	クリミア・コンゴ出血熱ウイルス SFTSウイルス
アレナウイルス科	球形	あり	一本鎖	ラッサウイルス

4 ヒトコロナウイルス *Human coronavirus*

- 飛沫感染し，上気道炎や**かぜ症候群**●を起こす．かぜの起因菌の5〜30％を占める．

関連疾患

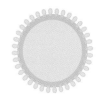

●かぜ症候群
→12章-1-A

▶ **重症呼吸器症候群（SARS）**

SARSコロナウイルスは新興感染症病原体であり，2002〜2003年にかけて，中国から全世界に感染が拡大した．致死率は10％を超え，死者774名を出した．

▶ **中東呼吸器症候群（MERS）**

MERSコロナウイルスは，ラクダからヒトに感染する呼吸器感染症として，中東で発見された．2015年に，中東への旅行者が感染し，帰国後，韓国で院内感染症として全土に広がった．韓国での致死率は10％であった．

▶ **新型コロナウイルス感染症（COVID-19）**●

　2019年以来世界大流行が継続している．全世界の患者数は6億人以上，死者
数は650万人以上に達した（2022年8月）．接触感染，飛沫感染する．潜伏期間
は1〜12.5日（多くは5〜6日）で，初期症状として頭痛や味覚異常，臭覚異常
が現れることがある．37.5℃以上の発熱と筋肉痛，倦怠感，咳や息切れ，さらに
呼吸困難を呈すると急激に症状が悪化することがある．致死率は80歳以上では
15％，全年齢では0.1％〜4％で，季節性インフルエンザ（0.1％程度）より高い．
予防には消毒用エタノールによる手指消毒，サージカルマスクの着用が有効であ
る．会食などでマスクを外しての会話は感染リスクが高い．PCR法による診断
が行われている．過剰な免疫反応を抑制する対症療法の有効性が示されている．

5 **インフルエンザウイルス** （図2）*Influenzavirus* 重要!

- 冬季に流行する**流行性感冒**の原因であり，全世界的な大流行を起こすことが
ある（**パンデミック**）．A型，B型，C型の3種類があるが，問題となるのは
A型と**B型**である．

- 接触感染，飛沫感染する．

- インフルエンザウイルスは8分節したRNAを遺伝子としてもち，エンベロー
プ表面には**ヘマグルチニン（H）**と**ノイラミニダーゼ（N）**の2種類のスパイ
クタンパク質がある（表5）．ヘマグルチニンスパイクタンパク質を介して宿
主細胞表面のシアル酸糖鎖に結合し，吸着侵入する．このHとNのスパイク
タンパク質の組み合わせによって，100種類以上の**亜型**（サブタイプ）に分
けることができる．これらのスパイクタンパク質が毎年少しずつ突然変異す
ることから，毎年新たな流行が起こる（**連続変異**）．

COVID-19の関連用語

　新型コロナウイルス（SARS-CoV-2）の出現により，大きく社会生活が変わっ
た．そのなかで，これまで一般では使用されることがなかった用語が，広く使わ
れるようになった．**3密**とは，人が密閉，密集，密接することであり，新型コロ
ナウイルスの集団感染発生の要因であることが判明した．これを避けるため**ソー
シャル・ディスタンス**をとることが求められている．
　クラスターとは，感染者の集団のことを指す．COVID-19では，限定された空
間で感染者から健常者に感染が広がり，感染者集団が発生した状況をクラスター
発生とよぶ．また，**オーバーシュート**とは，患者数が激増し爆発的な感染拡大が
起こったことを指す．新型コロナウイルス診断法としては，患者の喀痰や気道吸
引液，肺胞洗浄液，咽頭拭い液，鼻腔吸引液または鼻腔拭い液を検体として，**リ
アルタイム・ポリメラーゼ連鎖反応（RT-PCR）法**により，ウイルス遺伝子を
増幅して検出する．

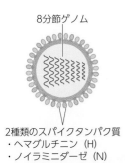

8分節ゲノム

2種類のスパイクタンパク質
・ヘマグルチニン（H）
・ノイラミニダーゼ（N）

**図2　インフルエンザウイルス
　の構造**
RNAは8分節し，HとNの遺伝子はそ
れぞれ異なる分節にある．

表5　スパイクタンパク質

スパイク	抗原型	働き
ヘマグルチニン (H)	H1〜H16	このスパイクを使用してウイルスは宿主細胞の受容体に結合する
ノイラミニダーゼ (N)	N1〜N9	増殖ウイルスが細胞から放出する際に，Hスパイクと受容体との結合を切断する

亜型（サブタイプ）は，H16種類×N9種類144通りの組み合わせが可能．

- 一個体の動物に，2種類の異なる亜型のインフルエンザウイルスが感染すると，8分節した遺伝子がまざり合い，この結果，新しいHとNの組み合わせをもつ新型ウイルスが出現する．これを**不連続変異**とよび，このような遺伝子交雑現象を**遺伝子再集合**とよぶ．その結果，新しい亜型の**新型インフルエンザウイルス**が出現することになる．このような新型ウイルスでは，ウイルスに対する免疫をヒトがもたないため，**パンデミック**が起こる．これまでにも，1918年のスペインかぜ（H1N1）から2009年の新型インフルエンザ（H1N1）まで，変異が生じるたびにパンデミックがくり返されてきた（図3, 4）．

関連疾患

▶ **インフルエンザ（流行性感冒）**●

　数日の潜伏期の後，突然の発熱と頭痛，全身倦怠感などの症状を伴い発病する．小児では重症化することがあり，年間100例程度の**インフルエンザ脳症**患者が発生する．

●インフルエンザ
→12章-1-G

▶ **ライ症候群**

　インフルエンザを発症した5歳以上の小児では，解熱剤としてアスピリンなどを服用すると，意識障害，痙攣や肝不全などを呈するライ症候群を起こすことがある．このため解熱剤としては，アセトアミノフェンを推奨する．

予防

　A新型（H1N1），A香港型（H3N2），B型（山県，ビクトリア）の**4価成分ワクチン（HAワクチン）**が用いられる．65歳以上では定期接種B類に指定されている．それより若い年齢層は，任意接種である．

診断

　イムノクロマトグラフィーによる迅速診断が行われる．咽頭や鼻粘膜の擦過物中のウイルスを検出することで診断する．

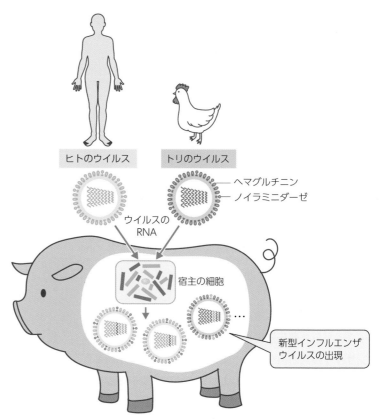

ヒトのウイルス　　　トリのウイルス

ヘマグルチニン
ノイラミニダーゼ

ウイルスの
RNA

宿主の細胞

新型インフルエンザ
ウイルスの出現

図3　遺伝子再集合による新型ウイルスの出現

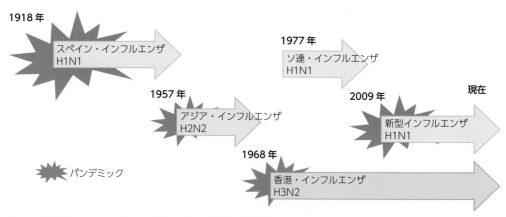

1918 年

スペイン・インフルエンザ
H1N1

1977 年

ソ連・インフルエンザ
H1N1

1957 年

アジア・インフルエンザ
H2N2

2009 年

新型インフルエンザ
H1N1

現在

1968 年

パンデミック

香港・インフルエンザ
H3N2

図4　流行するインフルエンザウイルス亜型の変遷
「新型インフルエンザ等対策 鳥インフルエンザA（H5N1）ウイルス」（内閣官房HP）をもとに作成.
20世紀初頭から現在までに4回のインフルエンザパンデミックがあった. 1918年のスペイン・インフルエンザ（H1N1）
では2000万〜4000万人が, 1957年のアジア・インフルエンザ（H2N2）では200万人が, 1968年の香港・インフ
ルエンザ（H3N2）では100万人が死亡した. 1977年には再びスペイン・インフルエンザ由来のソ連・インフルエンザ
（H1N1）が流行した. 2009年には, 新型インフルエンザウイルス（H1N1）のパンデミックが起こっている. 現在, A
型インフルエンザとしては新型（H1N1）と香港型（H3N2）にくわえて, B型が季節性インフルエンザとして流行する.

治療

　ノイラミニダーゼ阻害薬である経口剤の**オセルタミビル**，吸入薬の**ラニナミビル**，ザナミビル，注射薬のペラミビルなどがある．また，キャップ依存性エンドヌクレアーゼ阻害剤である**バロキサビル**も用いられている．発症後48時間以内に投与すれば効果が期待できる．

6 パラインフルエンザウイルス *Parainfluenza virus*

● 飛沫感染と接触感染により伝播する．

関連疾患

▶ かぜ症候群●

　潜伏期間は2〜6日間と短い．小児では重症の下気道感染症の原因となる．年齢が上がるにつれ症状は軽くなり，成人ではかぜ症状を呈する．

●かぜ症候群
→12章-1-A

7 ムンプスウイルス *Mumps virus* 重要!

● 飛沫感染，接触感染により伝播し全身的症状を示す．

関連疾患

▶ 流行性耳下腺炎●

　潜伏期間は2〜3週間で，気道粘膜に感染した後，全身の臓器に広がる．唾液腺の腫脹がみられるため，俗に**おたふくかぜ**とよばれる．

●流行性耳下腺炎
→12章-7-D

予防

　任意接種として，弱毒生ワクチンにより予防可能である．以前は，風疹，麻疹とともにMMRワクチンとして実施されていたが，ムンプスウイルスによる無菌性髄膜炎の副作用があり，現在はムンプス単独で任意接種として行われる．

8 麻疹ウイルス *Morbillivirus measles virus* 重要!

● 感染力が強く，飛沫核感染，飛沫感染，接触感染により伝播する．初感染で90％以上が発症し，不顕性感染は稀である．

関連疾患

▶ 麻疹（はしか）●

　10〜14日の潜伏期の後に発症し，発熱とともに，上気道炎，結膜炎などを呈する（**カタル期**）．口腔粘膜に現れる**コプリック斑**は診断の決め手となる．この時期には，患者の分泌液中に大量のウイルスが排出され，他者への飛沫感染が起こりやすい．その後，一度解熱するが再び発熱し，全身に発疹が出現する（**発疹期**）．3〜4日後に回復期に至る．他の発疹性感染症と比較して，脳炎などの中枢神経症状を呈することが非常に多い．

●麻疹（はしか）
→12章-8-D

> ▶ 亜急性硬化性全脳炎

遅発性ウイルス感染症として，麻疹から回復した後，10年を経て10万人に1人の割合で発症する．数年以内に死亡する．

予防

定期接種として**麻疹・風疹（MR）二種混合弱毒生ワクチン**が接種されている．定期接種A類に指定されている．1歳のときと，小学校入学の前年の2回接種する．

9 ヒトRSウイルス *Human orthopneumovirus*

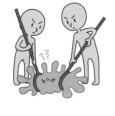

- 乳児の肺炎や気管支炎の原因の大きな部分を占めている．1歳までに半数以上が感染する．
- 飛沫感染と接触感染より伝播し，潜伏期は4〜6日である．
- 乳児においては重症化しやすく，肺炎に進展することがある．

予防

抗RSV免疫グロブリン製剤，またはモノクローナル抗体製剤が，早産児と慢性肺疾患を有する小児に対して，予防目的で使用されている．

10 ヒトメタニューモウイルス *Human metapneumovirus*

- 乳幼児の細気管支炎や肺炎の原因として，ヒトRSウイルスについで頻度が高い．
- 飛沫感染と接触感染により伝播し，通常4〜6日の潜伏期間の後に発症する．
- 1〜2歳児の感染が多く，5歳までにほぼ全員が感染する．

11 風疹ウイルス *Rubella virus*

- 飛沫感染し，通常2〜3週間の潜伏期間ののちに発症する．接触感染することもある．

●風疹
→12章-8-E

> ▶ 風疹●

三日はしかともよばれ，麻疹に類似した症状を呈するが，軽症である．小児では発熱，発疹，リンパ節の腫れなど麻疹に類似した症状を呈するが，予後はよい．一方，成人が発症した場合，重症化することがある．

●先天性風疹症候群
→12章-8-E

> ▶ 先天性風疹症候群●

妊婦が妊娠3カ月以内に初感染した場合，胎児に垂直感染し，死産，流産の原因となる．また，無事出産しても，**先天性風疹症候群（難聴，心奇形，白内障）**を起こすことがあるため，妊婦は注意が必要である．**TORCH症候群**の1つである．

予防

麻疹・風疹（MR）二種混合弱毒生ワクチンで予防する．定期接種A類に指

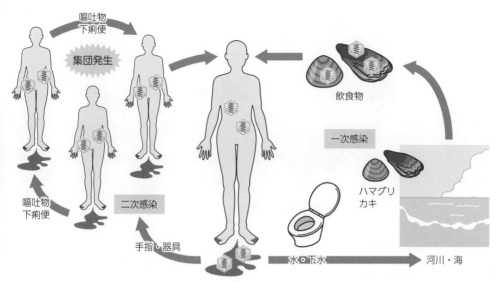

図5　ノロウイルスの感染経路
「わかる！身につく！病原体・感染・免疫 改訂3版」（藤本秀士／編），p292，南山堂，2018を参考に作成

定されている．生ワクチンのため，妊娠中の接種は禁忌である．

12 ロタウイルス *Rotavirus* 重要!

- 経口感染し，乳児の下痢症●の第1の原因となっている．嘔吐と**水様白色下痢**を呈する．

●下痢症
→12章-2-E

予防

経口弱毒生ワクチンが，定期接種A類に指定されている（2020年10月より）．

13 ノロウイルス *Norovirus* 重要!

- 冬季の**感染性胃腸炎**●の原因である．潜伏期間は，12〜48時間である．嘔吐，激しい下痢がみられる．

●感染性胃腸炎
→12章-2-E

- 糞便や吐瀉物が下水道を通じて川，さらに海へと流れる（図5）．カキなどの二枚貝は海水とともにウイルスを取り込み濃縮し，これを加熱不十分で食すると感染する（一次感染）．

- 感染者の嘔吐物や糞便中のウイルスに，他の人が触れて感染する（二次感染）．特に学校，介護保健施設などでは集団発生の原因となる．

- ノロウイルスはエンベロープをもたないため，頑強で壊れにくい．消毒にはアルコールは無効であり，**次亜塩素酸ナトリウム消毒**，または**85℃，1分間加熱**を行う．

14 フラビウイルスの仲間

- 日本脳炎ウイルス，黄熱ウイルス，デングウイルス，ウエストナイル，ジカウイルスなどがある．

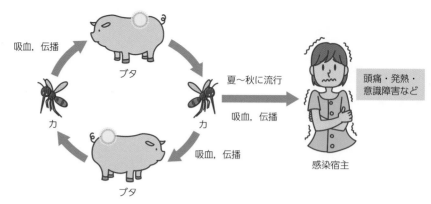

図6 日本脳炎ウイルスの感染経路

● いずれもカを媒介動物として感染する．日本脳炎以外は，輸入感染症である．

日本脳炎ウイルス *Japanese encephalitis virus*

●日本脳炎
→12章-5-A

関連疾患

▶ 日本脳炎●

ウイルスに感染したブタを吸血した**コガタアカイエカ**により媒介され，夏から秋に流行する（図6）．感染すると300〜1,000人に1人が発症し，頭痛，発熱，意識障害が起こる．発症者の4人に1人が死亡し，半数に後遺症が残る．

予防

不活化日本脳炎ワクチンが接種される．定期接種A類に指定されている．

15 狂犬病ウイルス *Rabies virus*

● イヌ科の動物（キツネやオオカミ）やオオコウモリなどが保有動物となっている．

● 日本や北欧，イギリス，アイスランド，ニュージーランドなどの島国を除き，ほぼ全世界に広く分布している．

関連疾患

▶ 狂犬病

感染動物の刺咬により，皮膚からウイルスが侵入し，脊髄内，さらに脳内へと中枢神経系で増殖する．傷口から中枢神経に到達するまでに，1カ月から，場合によっては1年以上かかることもある．そのため，刺咬を受けてからただちに予防ワクチンを接種すれば，発症を予防できる可能性がある（**曝露後ワクチン**）．一度発症すると，食欲不振や頭痛，精神不安などの症状が現れ，次第に幻覚や興奮などの症状を呈する．最終的には嚥下困難さらには恐水症状が現れ，全身筋肉の麻痺をきたし，死亡する．発症した場合の致死率は100％である（図7）．

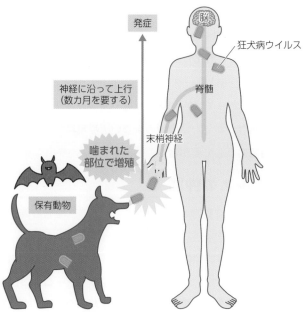

図7 狂犬病ウイルスの感染経路

16 アレナウイルスの仲間

- アレナウイルス科にはラッサウイルスなどが属する.
- ヒトはダニや保有動物から感染する. さらに，患者の血液，体液との接触によって感染する.
- ラッサ熱，南米出血熱，ボリビア出血熱，アルゼンチン出血熱，ベネズエラ出血熱はいずれも感染症法において**一類感染症**に指定され，その原因ウイルスは，**バイオセーフティーレベル4（BSL-4）**[*2]の施設で取り扱わなければならない，最も危険な病原体である. ヒトに致死的な出血熱[*3]を起こす.

17 マールブルグウイルス，エボラウイルス

Marburgvirus / Ebolavirus

- コウモリ，サルなど保有動物から感染する. さらには，患者の体液などや，吐物・排泄物を介して粘膜感染あるいは血液媒介感染する.
- ともにきわめて致死性の高い**出血熱ウイルス**であり，感染症法において**一類感染症**に指定され，ともに**バイオセーフティーレベル4（BSL-4）**の施設で取り扱わなければならない. 最も危険な病原体の1つである.

関連疾患

▶ マールブルグ病

　1960年代に，ドイツのマールブルグで，アフリカから輸入されたサルを実験動物として扱った人が感染し，死亡する事故が起こった.

★2　バイオセーフティーレベル
バイオセイフティーレベル（biosafety level：BSL）とは，病原微生物などを取り扱う実験室や施設の病原体封じ込めレベルの格付けである. 個々の病原体についてその危険度に応じて，封じ込めに必要な設備，入室制限などがBSL1～4までの4段階で規定されている. 例えば，最も危険なウイルスの1つであるエボラ出血熱ウイルスの取り扱いには，最も厳しい封じ込めレベルであるBSL4の実験室が，新型コロナウイルスではBSL3の実験室が必要である

★3　出血熱
発熱と出血などを起こすウイルス感染症の総称である. 具体例としては，エボラ出血熱，クリミア・コンゴ出血熱，南米出血熱，マールブルグ熱，ラッサ熱などがある. これらはヒトからヒトへ感染し，致死率も高いことから，感染症法においては最も危険な一類感染症に指定されている

エボラ出血熱
- 致死率が高い
- ヒトからヒトに感染する＝感染力が強い

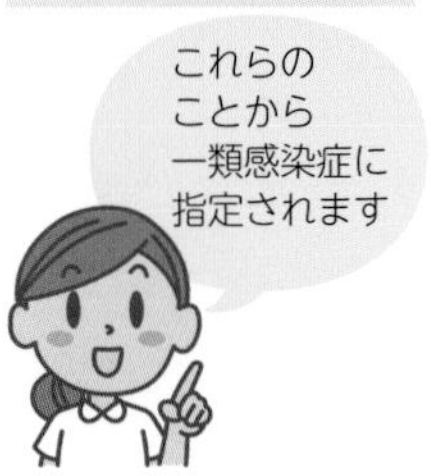

▶ **エボラ出血熱**

38℃以上の高熱，下痢や嘔吐などの胃腸炎症状を呈する．鼻血や歯肉出血からはじまり，進行すると消化管出血，脳内出血を起こし死亡する．1970年代に，中央アフリカのザイールとスーダンで発生し，その致死率は90％近くに達した．2014年，西アフリカのギニア，リベリア，シエラレオネなどでも大流行し，10,000人以上の死者があった．設備の少ない医療現場では，注射器の再利用などが原因で院内感染として広がった．

18 ハンタウイルスの仲間

- 野生のげっ歯類が保有動物となっており，ウイルスを含む糞尿の飛沫などから，直接ヒトに感染する．
- 重要な感染症としては腎症候性出血熱，ハンタウイルス肺症候群などがある．
- 関連するウイルスとして，マダニ媒介性の**クリミア・コンゴ出血熱ウイルス**や**重症熱性血小板減少症候群（SFTS）ウイルス**がある．ダニなどの節足動物を媒介動物としてヒトに感染し，出血熱や脳炎などの致死的疾患を起こす．

海外旅行のとき気をつけるウイルス

南米・アフリカ
- アレナウイルス
- エボラウイルス
- マールブルグウイルス
- 黄熱ウイルス

アジア
- 新型インフルエンザウイルス

世界どこでも
- 狂犬病ウイルス
- 新型コロナウイルス

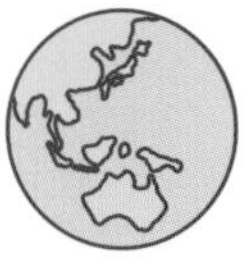

関連疾患

▶ **重症熱性血小板減少症候群（SFTS）**

2011年に中国で見つかり，2013年に日本でも患者がいることが判明した新興感染症である．媒介マダニが生息する西日本で患者が報告される．マダニ刺咬より6～14日後に発熱とともに発症し，嘔吐，腹痛，下痢，出血などを呈する．年間50～90例程度の患者報告があり，致死率は約15％と高い．

19 レトロウイルスの仲間

後天性免疫不全症候群（エイズ）ウイルス（HIV），ヒトT細胞白血病ウイルス（HTLV-1）など**逆転写酵素**★4をもつのが特徴である．また，もう1つの特徴として，ヘルパーT細胞（CD4陽性T細胞）に感染することがあげられる．

★4　逆転写酵素
逆転写酵素（reverse transcriptase：RT）とは，通常の生物が行っている「DNAからRNA」への転写とは逆の「RNAからDNA」への転写を触媒する酵素である．この酵素をもつヒト免疫不全ウイルスやヒトT細胞白血病ウイルスは，レトロ（逆）ウイルスとよばれる

1）ヒト免疫不全ウイルス（HIV） *Human immunodeficiency virus* 重要!

- 血液，精液などの体液を介する性行為や，血液製剤，輸血などの医療行為を通じて感染する．最も多いのは男性の同性間性接触である（図8）．
- **ヘルパーT細胞**に感染し，これを死滅させるため，**免疫不全症**となる．
- 感染後およそ2～4週間後には半数以上の人に，インフルエンザ様の症状（発熱，咽頭痛，倦怠感，筋肉痛，発疹，リンパ節腫脹など）の初期症状が現れるが，数日から数週間で治まる．数年～10年程度は無症候期（潜伏期）となり，やがてCD4陽性Tリンパ球の数が減少しはじめると**エイズ**を発症する（図9）．

①新規HIV感染者およびエイズ患者報告数の年次推移（2017年まで）

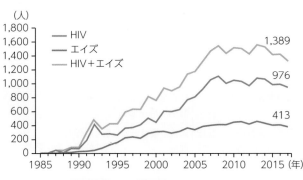

②2017年に報告された新規HIV感染者の感染経路別内訳

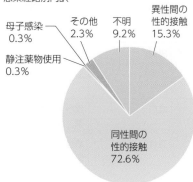

母子感染 0.3%
静注薬物使用 0.3%
その他 2.3%
不明 9.2%
異性間の性的接触 15.3%
同性間の性的接触 72.6%

図8　HIVの感染者数と感染経路
厚生労働省広報誌「特集1 守りたい，自分自身と大事な人の未来　エイズ・性感染症を正しく知る」（https://www.mhlw.go.jp/houdou_kouhou/kouhou_shuppan/magazine/2018/12_01.html）より引用

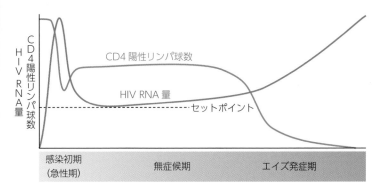

図9　HIVの感染経過
「HIV感染症『治療の手引き』第23版」（日本エイズ学会 HIV感染症治療委員会），p6，2019より改変して転載.
セットポイント：感染数カ月後，HIV RNA量が減少して達する一定の値のこと．この値のまま数年～10年程度は無症候期が続くが，この値が高いほど病気の進行が早い．

感染初期（急性期）　無症候期　エイズ発症期

関連疾患

▶ **後天性免疫不全症候群（AIDS）**

　結核，マラリアとならぶ世界三大感染症の1つである．日本では，年間1,000名程度のHIV新規感染者と，400名程度のエイズ発症者が報告される（図8）．免疫不全となり，さまざまな日和見感染やがんなどを引き起こし，5年以内に死亡する．直接的な死亡原因としては，日和見感染症の**ニューモシスチス肺炎**や，**カポジ肉腫**などのがんがあげられる．

●後天性免疫不全症候群（AIDS）
→12章-3-F

治療

　多くの治療薬が開発されているが，免疫不全の発症を予防するのが目的であり，体内からの完全なウイルスの排除はまだできていない．そのため，生涯にわたって薬を服用する必要がある．

2）ヒトT細胞白血病ウイルス（HTLV-1）

Human T-lymphotropic virus 重要!

● **ヘルパーT細胞**に感染し，これを不死化させるため，**白血病**となる．30～40年の潜伏感染を経て，一部が白血病を発症する．

表6　肝炎ウイルスの特徴

	A型肝炎	B型肝炎	C型肝炎	D型肝炎	E型肝炎
原因ウイルス	A型肝炎ウイルス	B型肝炎ウイルス	C型肝炎ウイルス	D型肝炎ウイルス	E型肝炎ウイルス
ウイルス遺伝子	RNA	DNA	RNA	RNA	RNA
感染源	カキなど	血液，体液	血液	血液，体液	シカ，イノシシの生肉など
感染経路	経口	性行為，輸血，血液製剤，母子感染	血液製剤，輸血	性行為，輸血，血液製剤，母子感染	経口
肝疾患	急性肝炎のみ	急性，慢性肝炎，肝硬変，肝臓がん（20％）	急性，慢性肝炎，肝硬変，肝臓がん（80％）	急性，慢性肝炎，肝硬変	急性肝炎 妊婦で劇症肝炎
キャリア化	なし	あり	あり	あり	なし
予防ワクチン	任意接種	B型肝炎ワクチン 定期接種A類	なし	なし B型肝炎ワクチンが有効か？	なし

関連疾患

▶ **成人T細胞白血病（ATL）**

西日本に多い．日本ではキャリアは100万人と推定される．キャリアの母体より**母乳**を介して乳児に感染する．垂直感染を防ぐため，人工哺育する．

20 肝炎ウイルス

●ウイルス性肝炎
→12章-2-C

医療の現場では，肝炎ウイルスはA〜E型に分類されている（表6）．肝細胞に感染し，ウイルス性肝炎●を起こす共通の性質があるが，分類学上はそれぞれ全く別のウイルスである．

B型肝炎ウイルスはDNAウイルスであるが，ほかはRNAウイルスである．また，A型とE型は経口感染するが，一方B型，C型，D型は血液を介して感染する．同じ肝炎を起こす性質から，本書では一緒に取り扱う．

これら肝炎ウイルスは，肝細胞に感染すると，これを異物と認識した細胞傷害性T細胞が攻撃し感染肝細胞ごと排除する．このため肝臓に炎症が起こり，肝臓の実質細胞が破壊されるとともに，壊れた細胞を埋めるように結合組織が増殖するため，肝臓の硬化（**肝硬変**）が起こる．肝硬変が起こると血流が悪化し，血液が肝臓を通過せずに食道や胃などの血管に流れるため動脈瘤を形成する．これが破裂すると吐血や下血が起こり，命にかかわる．さらに，慢性化した場合は**肝臓がん**へ移行することがある．

1）A型肝炎ウイルス *Hepatitis A virus* 重要！

- 汚染された食物（特に**カキ**）や水から**経口感染**し，一過性の肝炎を呈する．一般に予後はよいが，高齢者では劇症肝炎となることがあるので注意が必要である．
- 任意接種の予防ワクチンがある．

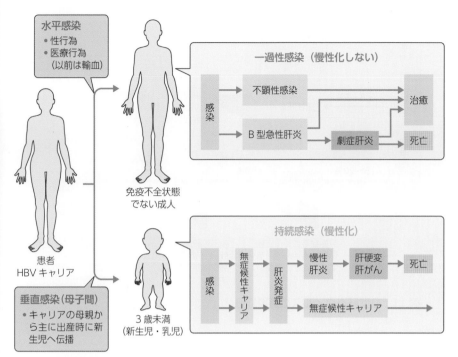

図10　B型肝炎の感染経過
「わかる！身につく！病原体・感染・免疫 改訂第3版」（藤本秀士／編），p301，南山堂，2018より引用

2）B型肝炎ウイルス *Hepatitis B virus* 重要!

- 患者およびキャリアを感染源として，**血液**，**医療行為**（**針刺し事故**など），**性行為**などで感染する．現在最も問題なのは，母体がキャリアであるときの出産時の新生児への垂直感染である（図10）．また，1988年頃まで行われた集団予防接種では，注射器の使い回しによるB型肝炎の集団感染が起こった．そのような経緯もあり，2011年に**B型肝炎救済法**が成立した．

- 成人が感染した場合は，多くは一過性の急性肝炎に終わるが，1％程度は致死性の高い劇症肝炎となる．

- 日本には100～140万人のキャリアがおり，母子感染した場合は持続感染し，思春期以降に発症する．一部は肝炎が持続し（**慢性肝炎**），**肝硬変**と移行する．さらにそのうちの一部は肝臓がんに進行することがあり，実際にウイルス性肝臓がんの20％はB型肝炎ウイルスが原因である．

- **新生児のキャリア化防止**として出生後ただちに抗HBs免疫グロブリンの投与，B型肝炎接種を行う．HBs抗原は，このウイルスのエンベロープ上にある抗原である．

治療

　ペグインターフェロン，抗B型肝炎治療薬（エンテカビル，テノホビルなど）がある．

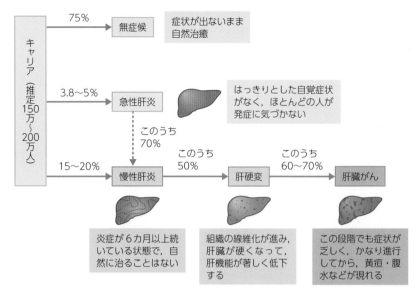

図11　C型肝炎ウイルスの感染経過

（図中のテキスト）

75%　無症候　症状が出ないまま自然治癒

3.8〜5%　急性肝炎　はっきりとした自覚症状がなく，ほとんどの人が発症に気づかない

このうち70%

15〜20%　慢性肝炎　このうち50%　肝硬変　このうち60〜70%　肝臓がん

キャリア（推定150万〜200万人）

炎症が6カ月以上続いている状態で，自然に治ることはない

組織の線維化が進み，肝臓が硬くなって，肝機能が著しく低下する

この段階でも症状が乏しく，かなり進行してから，黄疸・腹水などが現れる

予防

　現在はすべての新生児に対して，定期接種として**B型肝炎ワクチン（HBワクチン）**が接種される．定期接種A類に指定されている．

3）C型肝炎ウイルス *Hepatitis C virus* 重要!

- C型肝炎の原因となるC型肝炎ウイルスは，マイケル・ホートン（イギリス），ハーヴェイ・オルター（アメリカ），チャールズ・ライス（アメリカ）によって発見され，2020年にノーベル生理学・医学賞を受賞した．この発見によって全世界で数百万人の命が救われた．

- **輸血，血液製剤**などを介して感染する．日本ではキャリアが150万〜200万人いると推定される．母体から垂直感染することはほとんどない．

- 血液が付着した注射器の再利用で感染が広がった．日本では，1980年以降，出産後に使用した止血剤**フィブリノーゲン**で感染した事例がある（**薬害C型肝炎**）．1万人程度が感染したと推定され，2008年に**C型肝炎被害者救済法**が成立した．

- 感染者の一部が発症するが，75％は無症候に終わる（図11）．慢性化しやすく，肝硬変，肝臓がんへと移行する．**ウイルス性肝臓がんの80％**はC型肝炎ウイルスが原因である．

治療

　以前は，ペグインターフェロンとリバビリンの併用療法がおこなわれていたが，完治できない症例が多かった．現在は，インターフェロンを用いない（インターフェロンフリー）で治療可能な**ウイルス直接作用薬**（DAA：**グレカプレビル，レジパスビル，ソホスブビル**などの合剤）が開発され，12週間程度の服用で，治療できるようになった．

4）D型肝炎ウイルス *Hepatitis D virus*

- 感染経路はB型肝炎ウイルスと同様であり，B型肝炎ウイルスと同時感染することでD型肝炎を発症する．もともとB型肝炎ウイルスに感染していたところに，さらにD型肝炎ウイルスに感染すると，肝炎は重症化し，劇症化しやすくなる．

5）E型肝炎ウイルス *Hepatitis E virus*

- イノシシ，シカなどの生肉，豚レバーなどを食べることで経口感染する．**妊婦の場合劇症化**し，死亡することもある．

以下の問いに○か×で答えよ.

　　□□　**Q1**　水痘・帯状疱疹ウイルスは，生殖器にいぼを形成する.

　　□□　**Q2**　ヒトアデノウイルスは，流行性角結膜炎や咽頭結膜熱（プール熱）の原因となる.

　　□□　**Q3**　インフルエンザに，抗菌薬が有効である.

　　□□　**Q4**　風疹に感染すると，口腔粘膜にコプリック斑がみられるようになる.

　　□□　**Q5**　妊婦が妊娠初期に風疹ウイルスに感染すると，新生児の先天性風疹症候群を起こすことがある.

　　□□　**Q6**　乳児の下痢症の原因として，ロタウイルスがあげられる.

　　□□　**Q7**　ノロウイルス感染症は，夏季に流行する.

　　□□　**Q8**　ヒトT細胞白血病ウイルスは，経母乳感染する.

　　□□　**Q9**　HIVは，性行為だけでなく，血液を介して感染する.

　　□□　**Q10** C型肝炎ウイルスより，B型肝炎ウイルスの方が慢性化しやすい.

　　□□　**Q11** B型肝炎ウイルスの最も重要な感染経路は，垂直感染（母子感染）である.

　　□□　**Q12** A型肝炎は，針刺し事故で感染する.

第9章 真菌学各論

● 代表的病原真菌の感染経路，引き起こす感染症の病態などについて説明できる．

　真菌は，多細胞性のキノコやカビと単細胞性の酵母など，多様な形態を示す真核生物である．真菌に起因する**真菌症**には，真菌が宿主に感染して病気を起こす**真菌感染症**，真菌の菌体あるいは胞子をヒトが吸入して引き起こされる**真菌アレルギー性疾患**，真菌の産生する**カビ毒（マイコトキシン）**を含む食品などを摂取して起こる**真菌中毒症**の3種類ある（表1）．

　真菌感染症は感染が全身の内臓まで及ぶ**深在性真菌症（全身性真菌症，内臓真菌症）**と，皮膚深部の真皮や皮下組織に及ぶ**深部表在性真菌症**，皮膚の角質などにとどまり真皮に及ばない**表在性真菌症**の3つに分けられる．深在性真菌症は，何らかの基礎疾患を有する易感染者に日和見感染症として起こることが多い．深部表在性真菌症は熱帯などの風土病の輸入感染症として起こることがあるが，日本では稀である．表在性真菌症は，いわゆる**水虫**であり，日本では人口の10％以上が罹患している．本章では，このうちに日本での発生頻度が高い深在性真菌症と表在性真菌症の2つについて，原因真菌とその病態を解説する．

　なお，真菌は真核生物であり，原核生物の細菌とは細胞構造が大きく異なるため，真菌に抗菌薬は無効である．

Q検索
日本医真菌学会

表1　真菌症の種類

真菌症の種類		特徴	真菌の種類
真菌感染症	深在性真菌症（全身性真菌症，内臓真菌症）	真菌の感染が全身の内臓まで及ぶ	カンジダ・アルビカンス，アスペルギルス・フミガーツス，クリプトコッカス・ネオフォルマンス，ニューモシスチス・イロベチイ，コクシジオイデス・イミチスなど
	深部表在性真菌症	真菌の感染が真皮や皮下組織に及ぶ．熱帯にみられることが多い	スポロトリックス・シェンキ，フォンセケア・ペドロソイトなど
	表在性真菌症	真菌の感染が角質などで起こる．水虫，田虫，いんきんなどがこれに該当する	白癬菌（トリコフィトン属，ミクロスポルム属，エピデルモフィトン属など），カンジダ・アルビカンス，マラセチア・フルフルなど
真菌アレルギー性疾患		菌体か胞子を吸入して起こる	クラドスポリウム属，アルテルナリア属，ペニシリウム属，アスペルギルス属，カンジダ属など
真菌中毒症		カビ毒（マイコトキシン）が原因となる	アスペルギルス・フラブス，麦角菌など

1 カンジダ・アルビカンス *Candida albicans*（図1）重要!

- ヒトの消化管，上気道，腟などの粘膜や腋窩，股などの皮膚に常在し，内因性感染を起こす．病原性は弱いが，血流に入って**カンジダ血症**（菌血症）を起こすと，さらに全身に広がり，髄膜炎，心内膜炎，肺炎，関節炎，腹膜炎，咽頭炎，尿路感染症など，さまざまな疾患を引き起こす．

- 日和見感染症，院内感染症，さらには抗菌薬の長期服用患者で，菌交代症として起こることがある．

- 表在性真菌症での特徴は後述．

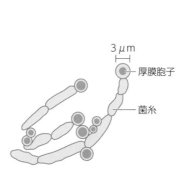

図1 カンジダ・アルビカンスの菌糸と厚膜胞子

培養環境により酵母型と菌糸型の2形態をとる．菌糸型では，厚膜胞子を形成することがある．

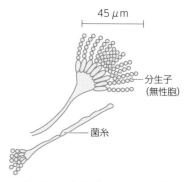

図2 アスペルギルス・フミガーツスの菌糸と分生子

空中に向かって菌糸を伸ばし，先端に分生子（胞子の集合体）を形成する．

2 アスペルギルス・フミガーツス *Aspergillus fumigatus*（図2）重要!

- 自然環境中に広く生息し，これを吸入することで飛沫核感染する．

関連疾患

▶ 肺アスペルギローマ

　肺結核症などの後遺症として肺に生じた空洞にアスペルギルスが定着して増殖し，大きな菌糸と白血球などが絡まった菌球ができる．血痰，喀血，呼吸困難，全身倦怠感，体重減少，発熱などの全身症状が現れる．

▶ 侵襲性肺アスペルギルス症

　急性アスペルギルス肺炎ともよぶ．急性に進行し重度化する．気管支肺炎の形をとる場合が多く，急激な発熱，全身倦怠感に加え，咳嗽，喀痰，血痰，呼吸困難などの呼吸器症状を呈する．

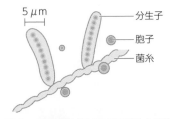

図3 白癬菌（ミクロスポルム属）
菌糸と巨大な分生子をもつ.

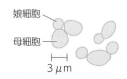

図4 マラセチア（酵母型）
卵形の酵母型真菌で，出芽で娘細
胞に分裂増殖する.

3 クリプトコックス・ネオフォルマンス *Cryptococcus neoformans*

- ハトの糞を含む土壌中に生息する. 経気道感染して肺に病巣を形成し，播種性に中枢神経，皮膚などに病変を広げる.

4 ニューモシスチス・イロベチイ *Pneumocystis jirovecii*

- 患者の飛沫を介して上気道から侵入し，肺に定着し，増殖する.

関連疾患

▶ ニューモシスチス肺炎
　後天性免疫不全症患者の肺炎の原因菌となることが多い. 発熱，乾性咳嗽，呼吸困難などがみられる.

2 表在性真菌症

1 白癬菌 *Trichophyton* 属，*Microsporum* 属 重要！

- 土壌中や動物，ヒトに寄生している. 感染した皮膚に触れることで接触感染する. **トリコフィトン属菌**や**ミクロスポルム属菌**（図3），エピデルモフィトン属菌などがあげられる. 角質のケラチンを分解して栄養源としている.
- **皮膚糸状菌**ともよばれ，感染部位により，頭部では「しらくも」，体幹では「ぜにたむし」，陰部では「いんきんたむし」，爪では「爪水虫」とよばれる. 日本では人口の10％以上が罹患している. 院内感染症として起こることがある.

2 カンジダ・アルビカンス *Candida albicans*（図1）

- 白癬に次いで発生率が高い. 皮膚・粘膜のカンジダ感染を起こす.
- エイズの患者では，口腔咽頭のカンジダ感染が高頻度にみられる.
- 免疫の発達が未熟な乳児では，口腔粘膜の鵞口瘡[1]を引き起こす.
- 深在性真菌症での特徴は前述.

★1　鵞口瘡
乳幼児の口腔粘膜や舌に
カンジダが感染すること
で，粘膜表面にミルクのか
すが付着しているようにみ
える病態を呈する. 不潔な
乳首やほ乳瓶などを介して
感染すると考えられる. 通
常，治療を必要としない

3 マラセチア・フルフル *Malassezia furfur* (図4)

- 成人の頭皮，顔面などの皮膚の常在菌で，発育に脂質を必要とする．

- ヒトの白癬，皮膚カンジダ症に次いで発生率の高い癜風の起因菌であり，表皮に鱗屑（うろこ状のくず）を伴う変色斑を形成する．

- またマラセチア毛包炎，**脂漏性皮膚炎**やフケ症の発症に関与する．

第**9**章 チェック問題

※解答は巻末参照

以下の問いに○か×で答えよ.

☐☐ **Q1** 真菌は，細胞構造の点では細菌と同じ仲間である．

☐☐ **Q2** 皮膚糸状菌は，いわゆる水虫の原因となる．

☐☐ **Q3** カンジダ菌は，きわめて病原性の高い真菌である．

Q検索
千葉県臨床検査技師会
寄生虫アトラス

第10章 原虫学各論

ポイント

◉ 代表的病原原虫の感染経路，引き起こす感染症の病態などについて説明できる.

　第2章-4で述べたように，原虫は単細胞生物の寄生虫で，その構造により**根足虫類**，**鞭毛虫類**，**胞子虫類**，**繊毛虫類**の4つに分けられる．本章では，このうち繊毛虫類を除く3つの原虫について，どのようなものがあり，臨床的に重要な感染症としてどのような病気を引き起こすかを説明する.

1 根足虫類

　根足虫類は，細胞から一時的に形成される突起（偽足）を伸縮させて運動する．アメーバともいう.

1 赤痢アメーバ *Entamoeba hystolytica* （図1）重要!

● 糞便中に排泄された赤痢アメーバのシストは環境中で生存し，患者からヒトに性行為感染，あるいは飲食物を介して経口感染する.

● 上下水道の完備が不十分な東南アジア，南アジアにかけて，約5億人の感染者がいる.

関連疾患

▶ **アメーバ赤痢**●

　感染後，栄養型に変わると大腸に潰瘍をつくり，アメーバ赤痢を引き起こす．下痢，腹痛を呈し，重症例では血便がみられる．さらに肝臓や肺にも転移して，膿瘍が破裂すると腹膜炎を起こし，致命的となることがある．障害者施設での集団感染が起こったことがある.

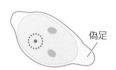

偽足

図1　赤痢アメーバ（栄養型）
栄養型は15〜50 μmで，偽足を出して活発に運動する.

●アメーバ赤痢
→12章-2-G

2 アカントアメーバ *Acanthamoeba*

● 消毒が不十分な**コンタクトレンズ**の使用，あるいは目の外傷により，アメーバが侵入して増殖し，アカントアメーバ角膜炎を起こす．眼痛，結膜の充血，視力低下，角膜の混濁などを起こす.

2 鞭毛虫類

鞭毛虫類は，1〜数本の鞭毛を鞭のように振り動かして運動する．

1 腟トリコモナス *Trichomonas vaginalis*

関連疾患

▶ 腟トリコモナス症

性行為を通じて直接感染し，子宮頸管炎，卵管炎などをおこす．

2 ランブル鞭毛虫 *Giardia lamblia*（図2）

- イヌ，ビーバーなどの動物が保有動物となる．
- それらの糞便中に排泄されたシストで汚染された水を介して，ヒトに経口感染する．

関連疾患

▶ ジアルジア症

2〜8週の潜伏期の後，下痢，腹痛，食欲不振，胆嚢炎様症状などを示す．世界に広く分布し，特に衛生状態の悪い地域で蔓延する．汚染地域への海外旅行で感染することがある．

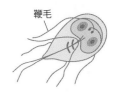

図2 ランブル鞭毛虫（栄養型）

栄養型虫体は短径6〜10 μm，長径10〜15 μm程度の大きさで，洋ナシ型である．鞭毛で運動する．

3 胞子虫類

胞子虫類は，有性生殖と無性生殖を交互に営み，その際に宿主の転換を行う．運動器官をもたない．

1 クリプトスポリジウム属

Cryptosporidium hominis, Cryptosporidium parvum（図3）重要!

- ウシなどの家畜やペット，野生動物の腸内に感染し，糞便中に排出される．
- 汚染された水や食物を介してヒトに経口感染する．

関連疾患

▶ クリプトスポリジウム症●

下痢は2週間程度で自然治癒するが，免疫不全症患者では激しい水様下痢が続き，死亡することもある．免疫不全者では，院内感染のリスクがある．環境中ではオーシストとなっているため，塩素消毒に耐性である．そのため，適正に塩素消毒された上水道を介しても感染を起こす．

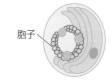

図3 クリプトスポリジウム（オーシスト）

短径と長径が約5 μm，環境中ではオーシストとして存在し，経口感染すると感染宿主内で増殖型に変わる．

●クリプトスポリジウム症
→12章-2-G

2 トキソプラズマ *Toxoplasma gondii*（図4）

● ネコの小腸で増殖し，糞便中に排泄された原虫の卵を経口的に取り込むか，あるいは原虫に感染したブタやヒツジの生肉を食して感染する．多くは無症状に経過する．

関連疾患

▶ 先天性トキソプラズマ症

妊娠中に母体が初感染を受けると，胎盤を介して胎児に移行して，新生児の網脈絡膜炎，**水頭症**，脳内石灰化，精神・運動障害などをおこす．**TORCH症候群**の1つである．

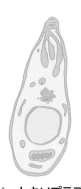

図4 トキソプラズマ
短径3 μm，長径5〜7 μm
の半円から三日月型をした
原虫である．

3 マラリア原虫 *Plasmodium*

● マラリアは，結核，後天性免疫不全症候群とともに**世界三大感染症**の1つである．世界人口の40％が流行地に居住し，1年間の死亡者は200万人とも300万人ともいわれる．マラリアの語源は，イタリア語の「悪い空気（mala aria）」である．現在は，国内での感染はなく，すべてが海外からの輸入感染である．

関連疾患

▶ マラリア

ハマダラカの吸血時に皮膚より侵入した原虫が肝細胞，さらには赤血球に感染し，赤血球を破壊して血液中に現れると39〜41℃の発熱が起こる．2〜4時間後に発汗をもって解熱する．このような発熱と解熱のくり返しが，原虫が赤血球内で発育するのに必要な時間と一致して起こる．

発熱と解熱のくり返しサイクルは，三日熱マラリアでは48時間ごと，熱帯熱マラリアでは48時間ごと（不規則），四日熱マラリアでは72時間ごと，卵形マラリアでは48時間ごとである．

熱帯熱マラリアは早期に治療しないと脳症，腎不全を合併し，死亡する．

_第10_章 チェック問題

※解答は巻末参照

以下の問いに○か×で答えよ.

- ☐☐ **Q1** コンタクトレンズを介した原虫感染はない.
- ☐☐ **Q2** クリプトスポリジウム症は,塩素消毒された水道水であれば感染は起こらない.
- ☐☐ **Q3** 妊婦がトキソプラズマに初感染すると,新生児のトキソプラズマを起こすことがある.
- ☐☐ **Q4** マラリアは,日本国内での感染はない.

第11章 蠕虫学各論

ポイント

◉ 代表的病原蠕虫の感染経路，引き起こす感染症の病態などについて説明できる．

蠕虫は，動物に分類される多細胞生物の寄生虫である．**線虫類**，**条虫類**，**吸虫類**などに分類される．宿主への寄生生活に適応するため，吸盤や鉤など，宿主に固着するための器官を発達させた．大部分が卵生で，虫卵が外界に出て発育し，幼虫が経口的あるいは経皮的に感染する．

🔍検索
千葉県臨床検査技師会
寄生虫アトラス

1 回虫 Ascaridia

● 線虫の一種で，長さ15～35 cmに達する．糞便中の虫卵が野菜などに付着し，これを経口摂取すると，腸で幼虫となり，増殖すると腹痛や腸閉塞を起こす．肺に移行すると発熱，咳などを呈する．成虫が胆管，膵管に詰まると激しい腹痛が起こる．このように体内を動き回ることから回虫とよばれる．

● 日本では衛生環境の改善で激減したが，全世界では10億人以上が感染しているといわれる．下水道整備が不十分な地域や，糞便を肥料としている地域に感染がみられる．

2 アニサキス Anisakis

★1　中間宿主
幼生期の蠕虫が発育するために寄生する宿主のこと．一方，終宿主とは，成虫となった蠕虫が有性生殖を行うために寄生する宿主のことである

● 線虫の一種である．成虫はクジラやイルカなどの腸に寄生し，糞中に卵が排泄される．中間宿主★1の魚類やイカの体内で幼虫となる．ヒトはこの幼虫を含むサバ，ニシン，スルメイカなどの刺身などを摂取することで感染する．

● 初感染は軽症ですむ．再感染でアニサキス幼虫が胃腸壁に侵入すると，虫体に対するアレルギー反応が起こり，激しい痛みがでる．

● 日本では年間2,000～3,000症例が報告される．

関連疾患

▶ 胃アニサキス症
食後2～10時間後に，激しい腹痛と嘔吐が起こる．

▶ 腸アニサキス症

★2　臍部
臍（へそ）を含む周辺部のこと

食後数時間～数日後に，臍部★2を中心とした痛みと嘔吐症状が起こる．アニサキスはヒトの体内では1週間ほどで死滅するため，数日で症状はなくなる．

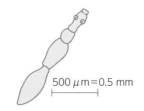

500 μm=0.5 mm

図1　エキノコックスの成虫

治療

胃アニサキス症は，内視鏡で幼虫を摘出することで治療する．腸アニサキス症では，腸閉塞などの危険がある場合は，開腹して摘出する．

予防

魚介類を加熱調理するか，−20℃で24時間以上冷凍することで，アニサキスは死滅する．

③ エキノコックス *Echinococcus*（図1）

● 条虫の一種である．虫卵が**キタキツネ**などの糞便中に排出され，これをヒトが水などとともに経口摂取することで感染する．虫卵は宿主体内で包虫（条虫の幼虫）となり肝臓に定着し，10年以上を経て，肝臓の腫大，黄疸，腹水貯留を呈する．さらに進行すると，さまざまな臓器に感染する．北海道では年間5〜20名の患者が報告される．

治療

包虫を含む肝組織の完全切除により行われる．

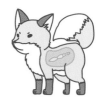

④ 蟯虫 *Oxyuridae*

● 蟯虫（ぎょうちゅう）は線虫の一種である．その虫卵は経口摂取されて，腸内で幼虫となる．寄生による症状はほとんどないが，成虫は肛門の周囲に産卵するため，肛門周囲のかゆみが起こる．環境中では虫卵は3週間生存し，手指を介してヒトからヒトへ経口感染する．

⑤ 肺吸虫 *Paragonimus*

● 第二中間宿主であるモクズガニやサワガニに寄生する幼虫を経口摂取することで感染が起こる．幼虫は腸管を貫通して腹壁筋肉内に移行し，胸腔内に移行する．感染すると，咳，喀血，胸痛などが起こる．

衛生仮説（アレルギー疾患，自己免疫疾患と蠕虫感染の関係）

　蠕虫は寄生虫の一群であり，ヒト体内に寄生しさまざまな病気を引き起こす厄介な存在であった．その撲滅は人類の健康を守るために解決すべき課題であった．大村智博士は抗寄生虫薬イベルメクチンを開発し，アフリカのフィラリア（線虫の一種）感染に起因するオンコセルカ症（河川盲目症）撲滅に多大な貢献をした（第1章）．さらに先進国では衛生環境の改善により，寄生虫感染症は激減した．一方，アレルギーや自己免疫疾患などの現代病は増加している．現代病の増加は，寄生虫などの感染症が減少したためではないかという考えがある（衛生仮説）．

　I型糖尿病は膵臓に分布するインスリン（血糖を下げるホルモン）産生細胞に対する細胞傷害性T細胞が誘導され，高血糖となる自己免疫疾患である．マウスにある種の寄生虫を感染させると腸内でトレハロースという糖を産生し，これを栄養源とする腸内細菌群が増加した．それが刺激となり免疫反応にブレーキをかける制御性T細胞が増加した．その結果インスリン産生細胞に対する細胞傷害性T細胞の働きにブレーキがかかり，症状が改善したのである．現代人は寄生虫感染なくなったことで，制御性T細胞の増殖が不十分な状態にあるため，アレルギーや自己免疫疾患が増えていると考えられている．

チェック問題

以下の問いに○か×で答えよ.

☐☐ **Q1** 蠕虫は,単細胞の微生物である.

☐☐ **Q2** アニサキスは,原因となるサバなどを冷凍することで感染を予防できる.

☐☐ **Q3** エキノコックスは,キタキツネの糞便中に排泄され,感染源となる.

感染症の臨床編

ここで学ぶこと

ポイント

代表的感染症の病態，治療，予防法を説明できる．
代表的院内感染の制御方法について説明できる．

第12章 臓器・組織別感染症

1 呼吸器系感染症

はじめに

上気道とは，鼻から鼻腔，鼻咽頭，咽頭，喉頭までをいう（図1）．下気道とは，気管，気管支，細気管支，肺を指す（図2）．一般的なかぜ（上気道炎）は，ほとんどが上気道感染症である．一方，下気道感染症の代表は肺炎である．

A 上気道炎，咽頭炎，気管支炎

　上気道感染症において，**上気道炎**（**かぜ症候群**）は最もありふれた感染病態で，鼻汁，くしゃみ，発熱，咽頭痛などを呈する．飛沫感染または接触感染する．80％以上はウイルス感染が原因であるため，抗生物質をはじめとする抗菌薬は無効である．4～5日で自然治癒する．主な病原体としては，ライノウイルス，ヒトコロナウイルス，ヒトアデノウイルス，エンテロウイルス，コクサッキーウイルス，ヒトRSウイルスが多い．細菌性としては，肺炎マイコプラズマ，肺炎クラミジアなどがかかわる．細菌が直接原因となることは少ないが，化膿レンサ球菌（A群β溶血性レンサ球菌），肺炎球菌，インフルエンザ菌などの二次感染で咽頭炎や扁桃炎などが起こる．

　下気道感染症は，まず上気道炎にはじまり，**咽頭炎**（図3），さらに**気管支炎**

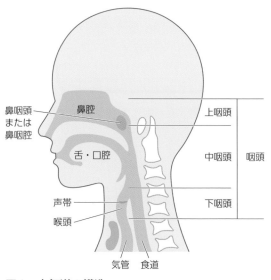

鼻咽頭
または
鼻咽腔

鼻腔

上咽頭

舌・口腔

中咽頭 咽頭

声帯

下咽頭

喉頭

気管 食道

図1 上気道の構造

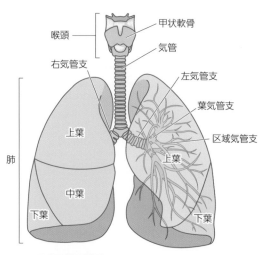

喉頭

甲状軟骨

気管

右気管支

左気管支

葉気管支

区域気管支

上葉

上葉

肺

中葉

下葉

下葉

図2 下気道の構造

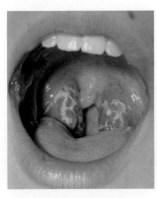

図3 咽頭炎
©James Heilman, MD, クリエイティブ・コモンズ・ライセンス：CC BY-SA 3.0 (https://commons.wikimedia.org/wiki/File:Pos_strep.JPG)

などの下気道へと拡大していく．小児に多く，かぜ症状ではじまり，喀痰，咳嗽，発熱などを呈する．2歳未満の乳幼児ではヒトRSウイルスによる細気管支炎が問題となる．

▶ ライノウイルス

代表的な鼻かぜの原因ウイルスである．多くの血清型が存在するため，1年

■ 上気道炎，咽頭炎，気管支炎の俯瞰図

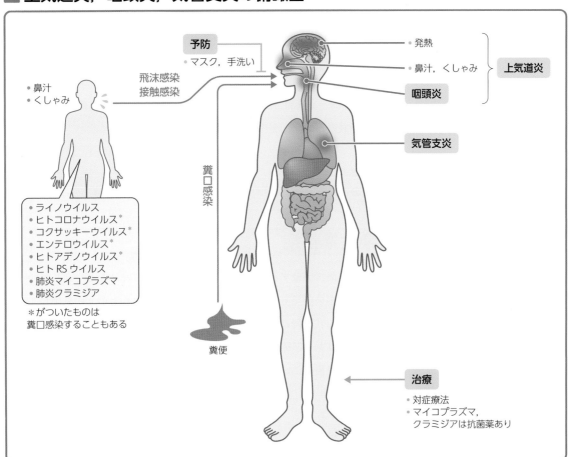

に何回もかぜを引くことになる.

▶ ヒトコロナウイルス

冬季のかぜの原因の5～30％を占める. 危険なコロナウイルスとしては, 重症急性呼吸器症候群 (SARS), 中東呼吸器症候群 (MERS) がある. 2019年に新型コロナウイルス感染症 (COVID-19) も出現した.

▶ ヒトアデノウイルス

小児の夏かぜの原因となる. 糞口感染するものもある. また, プールの水を介して口腔粘膜や目の粘膜からヒトからヒトへ感染し, 咽頭結膜熱 (プール熱) の原因となる.

▶ エンテロウイルス, コクサッキーウイルス

乳幼児の夏かぜである手足口病やヘルパンギーナの原因となる. 手足口病は, 飛沫感染, 糞口感染, 水疱から接触感染する. 発熱と咽頭痛が出現し, 手足, 口に水疱性発疹ができ, 破れて潰瘍となる. ヘルパンギーナでは, 軟口蓋に小水疱がみられ, 発熱性の咽頭炎を呈する.

▶ ヒトRSウイルス

乳児の冬季のかぜの原因として一番多い. 発熱, 鼻炎, 咽頭炎を呈するが, 全身感染はない.

▶ 肺炎マイコプラズマ

小児の肺炎起因菌として重要な細菌である (後述).

▶ 肺炎クラミジア

潜伏期間は3～4週間と長い. 呼吸器感染症の数～10％を占めるといわれる. 家族内や学校などで集団発生を起こす.

> 治療

抗菌薬の投与は, 化膿レンサ球菌, 肺炎マイコプラズマ, 肺炎クラミジアなどが対象となる. ウイルス性はインフルエンザ以外は対症療法のみとなる.

Ⓑ 伝染性単核症

口腔粘膜に潜伏感染するEBウイルス (EBV) が, キスなどを通じて経口感染する. 急性感染症である. 日本では, 幼児期にほとんどの人が感染し, 潜伏状態となる. 10代以降に初感染を受けると, 伝染性単核症となる. 一般に, 発熱, 咽頭痛, リンパ節腫脹を特徴とする. 特異的な治療方法はないので, 対症療法となる. 予後はよい.

> 治療

対症療法であるが, ペニシリン系薬を誤って使用すると発疹の誘発や重症化することが知られる.

C 細菌性肺炎

　細菌性肺炎の起因菌には，肺炎球菌，インフルエンザ菌，肺炎マイコプラズマ，肺炎クラミジア，さらにレジオネラなどさまざまな細菌が原因となる（図4）．

　肺炎は肺実質[★1]に病原体が感染し急性炎症を起こした状態である．どこで感染が起こったかで，市中肺炎，院内肺炎，医療・介護関連肺炎（院内感染症）に分けられる．炎症部位により，大葉性肺炎，気管支肺炎，間質性肺炎[★2]に分類される．高齢化社会の到来で，肺炎による死亡率は10万人あたり96人と増加中である．高齢の肺炎の70％は誤嚥が原因である．大葉性肺炎は，X線写真で肺の陰影が確認できる．一方，X線写真で，肺の陰影がはっきりしないが肺

★1　肺実質
細気管支，肺胞道，肺胞嚢および肺胞の各内腔を気腔といい，これに肺胞上皮細胞を加えたものを肺実質という．これら以外の肺胞，および気管支細動静脈周囲の結合組織を間質という

★2　間質性肺炎
空気の入る肺胞以外の肺組織炎症

■ 肺炎の俯瞰図

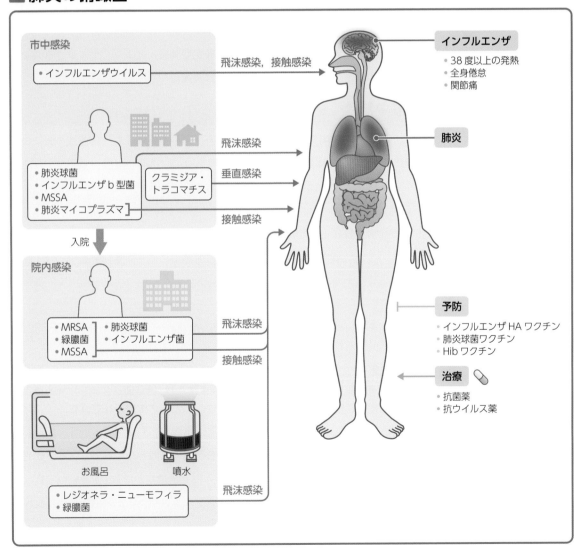

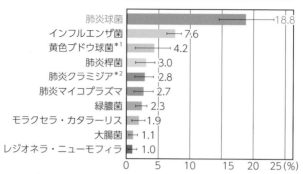

国内9研究（市中肺炎3,077症例），上位10病原微生物
（メタアナリシスにより95％信頼区間を追加）

病原微生物	割合(%)
肺炎球菌	18.8
インフルエンザ菌	7.6
黄色ブドウ球菌[*1]	4.2
肺炎桿菌	3.0
肺炎クラミジア[*2]	2.8
肺炎マイコプラズマ	2.7
緑膿菌	2.3
モラクセラ・カタラーリス	1.9
大腸菌	1.1
レジオネラ・ニューモフィラ	1.0

*1：MSSA，MRSAを区別している201株のメタアナリシスではMRSAは28.4％（95％Cl 13.2-43.6）であった．
*2：Micro-IF法による診断率（2論文）28/922＝3.0％，ELISA法による診断率（5論文）71/2,022＝3.5％

図4　主な肺炎の起因病原体
「成人肺炎診療ガイドライン2017」（日本呼吸器学会成人肺炎診療ガイドライン2017作成委員会／編），p10，2017より転載

炎症状がみられる場合を**異型性肺炎（非定型肺炎）**とよぶ．マイコプラズマ肺炎，クラミジア肺炎などがあげられる（後述）．

1 市中肺炎

　一般の生活環境で感染が起こった場合，市中肺炎とよぶ．細菌性の肺炎の原因の50％が肺炎球菌であり，次に多いのがインフルエンザ菌，黄色ブドウ球菌である（図4）．

▶肺炎球菌

　健常者，特に小児の鼻粘膜に存在し，これが高齢者などに飛沫感染する．ウイルス性上気道炎を原因として，その続発感染により大葉性肺炎や気管支肺炎を起こすことがある．

治療

　治療にはペニシリン系薬が有効であったが，ペニシリン耐性菌（PRSP）が出現し，これには効果がない．

予防

　肺炎球菌ワクチンが，小児には定期接種A類（13価ワクチン），65歳以上の高齢者に定期接種B類（23価ワクチン）として実施されている．

▶インフルエンザb型菌

　Hibとよぶ．乳幼児の肺炎，細菌性髄膜炎の原因として重要である．致死率は3～5％，15～20％に難聴，てんかんなど後遺症がでる．1歳児の半数は本菌を鼻腔に保有する．飛沫感染し，インフルエンザウイルス感染後の二次性肺炎の原因となる．

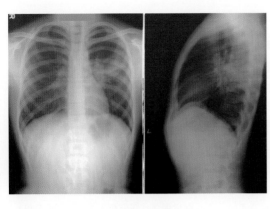

図5　マイコプラズマ肺炎の小児の胸部Ｘ線写真（異型性肺炎）
すりガラス状の陰影がみえる
撮影：アメリカ疾病予防管理センター（https://phil.cdc.gov/Details.aspx?pid=21528）

予防

　Hibワクチンは小児の定期接種Ａ類に指定されている.

▶ メチシリン感受性黄色ブドウ球菌（MSSA）

　健常者の手指や鼻粘膜などに存在する常在菌である. 接触感染し, 毒素型食中毒や皮膚のとびひ（伝染性膿痂疹）などさまざまな感染症の原因となる. 多剤耐性化するとメチシリン耐性黄色ブドウ球菌（MRSA）となる.

▶ マイコプラズマ肺炎（図5）

　肺炎マイコプラズマの潜伏期は2～3週間と長く, 頭痛, 発熱, 悪寒, 倦怠感などを比較的穏やかな症状ではじまる. 乾燥性咳嗽とよばれる痰を含まない乾いた咳が, 解熱後も長期間にわたって持続する. 10代の肺炎ではマイコプラズマが半数以上を占める. 小学校などで集団感染が起こることがある.

治療

　マクロライド系薬が第一選択薬となる. 耐性の場合は, 細胞内移行性のよいニューキノロン系薬, テトラサイクリン系薬を選択する.

② 院内肺炎

　入院患者が病院内で感染し, 肺炎を発症した場合を指す. 患者は何らかの基礎疾患を有し, 免疫能の低下がみられる. そのため, MRSA, 緑膿菌, 肺炎球菌などの日和見感染菌や薬剤耐性菌が原因となる.

▶ メチシリン耐性黄色ブドウ球菌（MRSA）●

　健常者の手指や鼻粘膜などに存在する常在菌である. 最も院内感染リスクの高い病原体の1つである. 多剤耐性であり, ほとんどの抗菌薬は無効である. 病院環境において, 医療従事者はMRSAを保有しても不顕性感染に終わるが, 易感染宿主では日和見感染症として発病する.

治療

　バンコマイシン, テイコプラニン, リネゾリド, デジゾリド, アルベカシン, ダプトマイシンなど限られた抗菌薬しかない. 鼻粘膜からの除菌にはムピロシンを使用する.

●メチシリン耐性黄色ブドウ球菌(MRSA)
→6章-2-7

メチシリン耐性黄色ブドウ球菌（MRSA）を含む黄色ブドウ球菌感染症

必要な対策：標準的予防策，接触感染対策

院内感染症の予防措置：MRSAは，接触感染がほとんどであるので，十分な手洗い，手指消毒を徹底する．消毒には，低水準消毒液である逆性石けん，中水準消毒液である消毒用アルコールや複合消毒液，ポビドンヨードなどを使用する．患者に接触する際は，手袋，必要に応じてガウンを着用する．医療者のMRSA鼻粘膜保菌者は，ムピロシン軟膏による除菌を行う．MSSAと化膿レンサ球菌は，皮膚のとびひを引き起こし院内感染を起こすことがある．とびひは小児で感染が起こりやすい．引っかき傷から感染が広がるので爪を短くし，感染部位はガーゼで覆う．手洗い，手指消毒を徹底する．

院内感染が起きやすい状況：MRSAに対して，易感染者には最大の感染制御が必要である．感染リスクが高い患者としては，大手術直後の患者，血管カテーテル設置患者，長期間の抗菌薬使用患者，抗がん剤使用患者，免疫不全患者，未熟児などである．聴診器などの器具を介した感染，創部からの感染，血管カテーテル感染の頻度が高い．これらの処置の際には，膿など汚物からMRSAが病室内に拡散しないよう消毒を徹底する．

院内感染が起きた際の対応：MRSA感染者は多いため，全患者を隔離することは困難である．一方，感染すると重症化するリスクの高い患者を収容する集中治療室や心臓外科病棟では厳しい患者の隔離対策が必要である．周囲に汚染を拡大するリスクの高い患者を隔離対象とし，一方，感染した場合の重症化リスクが高い高齢者や慢性疾患の患者を逆隔離することで，施設全体として感染制御を行う．

▶ 緑膿菌

　手指や環境中（特に流し台などの水回り）など至るところ分布する．病原性は弱いが，消毒薬や抗菌薬にはもともと抵抗力が高いため，手指を介して接触感染し，院内感染症として発生するリスクが高い．

治療

　β-ラクタム系薬でも抗緑膿菌活性があるピペラシリンや第3世代セフェム系薬，第4世代セフェム系薬，カルバペネム系薬，ニューキノロン系薬が用いられる．これらの抗菌薬に耐性菌の**多剤耐性緑膿菌**●（Multidrug resistant *Pseudomonas pneumoniae*：**MDRP**）も増加して問題となっている．

●多剤耐性緑膿菌
→6章-2-7

多剤耐性緑膿菌（MDRP）を含む緑膿菌感染症

必要な対策：標準的予防策，接触感染対策

院内感染症の予防措置：医療者は環境衛生に気を配り，標準的予防策と接触感染予防策を適用し，日常的な手洗い，手指消毒を行う．患者に触れる際は，手袋を着用する．栄養の少ない精製水中でも増殖し，清掃が不十分な滅菌水生

成装置由来の水から検出されることもある．洗面台での手洗い後は，ペーパータオルで手をふき，水道の栓はそのタオルで閉める．逆性石けんなど低水準消毒薬中でも増殖する株もあることから，消毒用アルコール，ポビドンヨードなどの中水準消毒液を用いる．消毒を調製する際は，保存容器に継ぎ足さずに，容器を洗浄後，補充する．人工呼吸器，ネブライザー，吸痰チューブなどの汚染にも注意する．

院内感染が起きやすい状況：慢性感染創，気管切開症例などの呼吸器感染症，尿路カテーテル留置症例の尿路感染症の原因であることが多い．深部手術部位からの感染，熱傷など創傷感染を起点として，菌血症，さらに致命的な敗血症に発展することがある．長期の抗菌薬服用者では，菌交代症としての内因性感染が起こることがある．

院内感染が起きた際の対応：患者は隔離する．ただちに，カテーテルを抜去し，有効性が期待できそうな抗菌薬投与を行う．

▶ 多剤耐性アシネトバクター（MDRA）

Multidrug resistant *Acinetobacter*（MDRA）．院内感染起因菌で，日和見感染症を引き起こす．肺炎から敗血症までさまざまな疾患の原因となる．多くの抗菌薬に耐性である．国内では感染者が少ないが，海外では患者が多いため，海外からの患者の受け入れ時には，感染の有無を検査することが必要である．

［臨床で重要］

多剤耐性アシネトバクター属細菌（MDRA）感染症

必要な対策：標準的予防策，飛沫，接触感染対策

院内感染症の予防措置：抗菌薬の適正使用，環境衛生を徹底する．接触感染対策として，使用済み医療器具や医療従事者の手指消毒などを徹底する．環境中でも長期間生存するので患者が触れた環境表面の消毒が重要である．人工呼吸器，ネブライザー，トイレ蓄尿システム，流し台，清拭タオル，清掃用具など湿潤環境に加え，マットレス，枕，カーテン，手すり，玩具など比較的乾燥した環境でも生存できる．環境消毒に次亜塩素酸ナトリウムが有効である．尿や糞便からもMDRAが検出されることがあるので，糞便の処理にも注意をはらう．本菌の呼吸器感染症では，飛沫感染することがあるので，マスクを患者に着用させる．過去の保菌者に対しては，定期的に検体を採取して感染がないことを確認する．退室時の清掃を通常より徹底的に実施するターミナルクリーニングを行う．

院内感染が起きやすい状況：海外での感染率が高いため，海外からの患者の受け入れの際には，感染の有無を調べる．

院内感染が起きた際の対応：ただちに個室に収容し接触感染対策を実施する．また，感染源，感染経路の特定，さらに環境の消毒を徹底する．

D 肺結核

肺結核の起因菌である結核菌は，飛沫感染，飛沫核感染，あるいは接触感染する．健常者では感染しても多くは不顕性感染に終わる．一部が発症する．結核菌は骨を含む全身に感染するが，発症する疾患の90％は肺結核である．さらに，その後，長い年月潜伏感染を続け，二次結核を発症する．高齢者の結核のほとんどは，二次結核である．咳，痰，微熱，胸痛，呼吸困難，倦怠感などであるが，自覚症状が乏しいこともある．

診断

胸部X線撮影や喀痰からの鏡検による結核菌の検出などが行われる．疑診患者では，インターフェロン-γ放出試験（クオンティフェロン）で診断行う．

治療

イソニアジド（INH），リファンピシン（RFP），ピラジナミド（PZA），エタンブトール（EB）の4剤併用療法で，2カ月治療し，その後，INH，RFPを4カ月継続する．服薬インコンプライアンス★3となることを防ぐため，直接監視下短期化学療法（DOTS）が行われる．患者は毎日，医療従事者の立ち会いのもと，抗結核薬の服用を行う．

予防

弱毒ウシ型結核菌（BCG）の経皮接種が定期接種A類に指定されている．接種より10年は免疫が持続する．

★3 服薬インコンプライアンス
患者が医療者の服薬指示に従わずに，服薬を勝手に中止したり，正しく服用しないこと

臨床で重要

結核

必要な対策： 標準的予防策，飛沫核，飛沫，接触感染対策

院内感染症の予防措置： 排菌症例，またはその疑いのある症例を早期に発見し，飛沫核感染対策を行うことが重要である．結核患者には，サージカルマスクを着用させ，医療者はN95マスクを着用する．患者が咳をする場合は，ティッシュペーパーなどで口を覆う．患者の喀痰などで汚染された器具，器物は，高圧蒸気滅菌，消毒液であればグルタルアルデヒド，消毒用アルコールなどで殺菌する．手の触れる箇所は，消毒用エタノール，両性界面活性剤，次亜塩素酸ナトリウムなどで清拭する．病室は通常の清掃で十分で特別な消毒は必要ない．陰圧室以外の場合は，1時間に少なくとも6回以上，できれば12回以上換気するべきである．

院内感染が起きやすい状況： 喀痰の採取は感染リスクが高いので，陰圧換気のされた採痰用簡易ブース内で行うことが理想である．

院内感染が起きた際の対応： 2〜3週間持続する咳がみられる患者は感染を疑い，早期に結核の診断（胸部X線検査，喀痰の抗酸菌染色検査など）を実施する．潜伏期間が数カ月〜1年以上に及ぶことがあるため，感染が疑われる場合は曝露から6〜8週間後に，クオンティフェロンなどの結核診断を行い，2年間は経過観察を行う．感染が確定した患者は陰圧隔離室に収容する．

E レジオネラ肺炎

　循環式風呂，給湯設備などの人工的水環境からレジオネラ・ニューモフィラがエアロゾルとなって散布され，飛沫感染する．基本，高齢者など免疫能の低下したヒトの感染症である（日和見感染症）．2〜10日の潜伏期の後に発症し，倦怠感，筋肉痛，頭痛など非特異的症状が現れる．急に40℃以上の発熱を呈する．

治療

　通性細胞内寄生菌であるので，細胞内移行性がよいニューキノロン系薬（レボフロキサシン，シプロフロキサシン）か，マクロライド系薬のアジスロマイシンを使用する．

臨床で重要

レジオネラ肺炎

必要な対策：標準的予防策，飛沫感染対策

院内感染症の予防措置：易感染者への感染を防ぐことに注視する．感染源となる人工的水環境の設備水からレジオネラ検出を定期的に行う．貯水タンク，空調の冷却塔は定期的清掃を行い，消毒を行う．ネブライザー，加湿器は毎日洗浄し乾燥させる．本菌は，浴槽内や排水口にぬめりとなってバイオフィルム形成するので，毎日洗浄する．シャワーヘッドは，必要に応じて分解して内部清掃を行う．レジオネラの増殖を阻止するには，給湯器の湯温は65℃以上に設定する．

院内感染が起きやすい状況：糖尿病，慢性呼吸器疾患，悪性腫瘍，血液疾患，重喫煙者，大量飲酒者，免疫抑制剤使用者，臓器移植後，自己免疫疾患などでは，肺炎を起こすリスクが高い．レジオネラが増殖した給湯器の湯で調製されたミルク，循環式浴槽からエアロゾル感染した事例がある．また，洗浄が不十分なシャワーヘッドからレジオネラが検出されている．

院内感染が起きた際の対応：ヒトからヒトへの感染はないので，患者の隔離は必要ない．ただちに設備の使用を中止し，保健所へ届ける．感染源の特定のため浴槽水などはそのままの状態で保存する．感染源が特定された後は，消毒を行う．給湯器の湯温を測定し，65℃以上を確保する．

F 百日咳

　飛沫感染する．咳嗽発作が約100日続くことからこの名前がついた．百日咳の経過は，感染より7〜10日の潜伏期の後，カタル期，痙咳期，回復期の順に進む（図6）．カタル期とは，発症し，鼻水，発熱，倦怠感や軽度の結膜症状などの軽い症状ではじまり，1〜2週間症状が続く期間である．かぜとの鑑別は難しい．痙咳期とは，咳が悪化し，症状が2〜6週間続く期間である．息をする

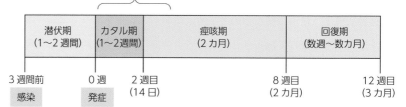

周囲への感染が広がる期間
（発症から約3週間）

潜伏期 （1〜2週間）	カタル期 （1〜2週間）	痙咳期 （2カ月）	回復期 （数週〜数カ月）

3週間前 　　　　　　0週 　　　2週目 　　　　　　　　8週目 　　　　　　12週目
感染 　　　　　　　　発症 　　（14日） 　　　　　　　（2カ月） 　　　　　（3カ月）

図6　百日咳の経過

ときにヒューヒューとなるのが特徴である．回復期とは，咳の回数が減じて，2〜3週間で回復する期間である．1歳以下の乳児では重症化しやすく，生後6カ月以下では死亡の危険性が高い．

治療

マクロライド系薬が有効である．

予防

百日咳ワクチンを含むDPT-IPV四種混合ワクチンが定期接種A類に指定されている．

Ｇ　インフルエンザ

主に飛沫感染，接触感染する．感染より数日間の潜伏期間の後，38℃以上の発熱，倦怠感，関節痛などを呈する．高齢者では死亡することもある．また，年間1,000人程度の小児がインフルエンザ脳症を起こしている．

予防

ヘマグルチニンスパイクタンパク質を主成分とするHA成分ワクチンの接種が行われる．

診断

イムノクロマトグラフィーに基づく迅速抗原検査が行われる．

治療

ノイラミニダーゼ阻害剤であるラニナミビルなどや，キャップ依存性エンドヌクレアーゼ阻害剤であるバロキサビルが用いられる．48時間以内に服用しないと十分な効果が期待できない．

臨床で重要

インフルエンザ

必要な対策： 標準的予防策，飛沫，接触感染対策

院内感染症の予防措置： 非常に変異しやすいウイルスなので，冬の流行期の到来する11月より前に毎年予防接種を受ける．飛沫感染，および接触感染対策を厳密に行う．本症が疑われる外来患者については，別の待合室を用意し，

サージカルマスクを着用させる．飛沫感染に対しては咳エチケットを含む標準的予防策を行い，患者との距離を 2 m 以上とることで，かなり予防できる．飛沫に接触するリスクがある作業時は，サージカルマスク，ガウン，手袋，ゴーグルやフェイスシールド，キャップを着用する．エンベロープウイルスなので，作業前後には，普通石けんを用いた手洗い，アルコールによる手指消毒で不活化する．特に高齢者，基礎疾患をもつ患者に対する感染制御を実施する．健康管理のため毎日の体温測定を行う．

院内感染が起きやすい状況：抗原検出診断のための咽頭擦過物の採取作業は，目，鼻，口などの粘膜を介した患者からの飛沫による感染リスクが高い．

院内感染が起きた際の対応：感染が疑われる場合は，迅速抗原検出診断を受ける．感染が確定した場合は，発症より 48 時間以内に抗インフルエンザ薬の投与を開始する．病室は，陰圧室である必要はない．複床室の場合は，カーテンなどで仕切る．患者が触れたドアノブ，手すりなどは，消毒用アルコールや次亜塩素酸ナトリウムによる消毒を行う．

Ⓗ 新型コロナウイルス感染症（COVID-19）

　飛沫感染，接触感染，あるいは糞便を介して感染する．1 ～ 12.5 日（平均 5 ～ 6 日）の潜伏期間の後，鼻水や咳，37.5℃以上の発熱，咽頭痛，筋肉痛や倦怠感など，かぜのような症状が生じる．嗅覚・味覚障害を起こすこともある．重症化すると，肺炎を発症し，呼吸困難となり死亡することもある．60 歳以上の患者では，重症化や死亡のリスクが高い．日本での死亡率は約 4 ％であり，死者の 80 ％以上を 70 代以上が占め，特に 80 代以上は患者の約 30 ％が死亡している．

臨床で重要

新型コロナウイルス感染症

必要な対策：標準的予防策，飛沫，接触感染対策

院内感染症の予防措置：飛沫感染および接触感染対策を厳密に行う．本症が疑われる外来患者については，インフルエンザの予防措置とほぼ同様である．

院内感染が起きやすい状況：患者からの咽頭擦過物の採取などは，飛沫による目，鼻，口などからの感染リスクが高い．糞便中にも排泄されるため，患者の使用したトイレの床を含む消毒を行い，トイレを水洗する際は便座の蓋をして，飛沫の拡散を防ぐ．

院内感染が起きた際の対応：感染患者は，個室に隔離するが，飛沫核感染はしないので陰圧室である必要はない．患者の収容エリアとそれ以外のエリアを厳密に分ける（ゾーニング）．収容エリア内では，飛沫感染，接触感染対策をとる．患者が触れたドアノブ，手すりなどヒトが触る場所は，消毒用アルコールや次亜塩素酸ナトリウムで消毒する．

2 消化器系感染症

はじめに

消化管は，食物を摂取・消化し，栄養素を吸収し，排泄するための口，咽頭，食道，胃，小腸，大腸，肛門で構成される．これに加えて栄養素の消化・吸収を助ける消化管外臓器である膵臓，肝臓，胆嚢も含む（図7）．

消化器系感染症のなかで最も頻繁にみられるのは感染性腸炎であり，その多くは食物の摂取が原因となるため食中毒といわれている．衛生環境の改善により，チフスや赤痢などが原因の消化器系感染症は減少した．食中毒の原因として，以前は細菌性のものが多かったが，現在はノロウイルスによる事例が増え，患者の大半を占めるまでに至った．年間20,000人ほどの患者が発生している．学校，介護施設，病院などで大規模感染が起こることが問題となっている．

Ⓐ 急性虫垂炎

虫垂炎は虫垂の化膿性炎症疾患であり，生涯罹患率は6〜7％である．10〜20代半ばまでの若年層に多くみられる．虫垂炎の多くは，虫垂内部で腸内細菌であるグラム陰性桿菌や嫌気性細菌が増殖し炎症が起こる内因性感染である．初期症状は，虫垂の内腔圧の上昇による内臓痛が，その後，炎症が拡大すると右下下腹部痛がみられるようになる．典型的な症状がないことも多い．

治療

虫垂の外科的切除が根本的な治療であるが，軽症の場合にはセフェム系薬や広域ペニシリン系薬の抗菌薬を投与する．

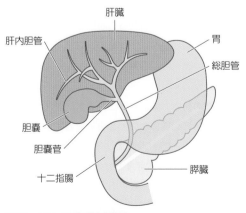

図7　胃と消化管外臓器

Ⓑ 急性胆嚢炎，胆管炎

　原因の90〜95％は胆石による．胆石が胆嚢管あるいは総胆管を閉塞し，こ
れに細菌感染が加わることで発症する．胆嚢あるいは総胆管に炎症をきたし，
急性腹症を起こす．多くは消化管内からの腸内細菌の逆行性感染である．大腸
菌群やクレブシエラなどのグラム陰性桿菌や腸球菌によるものが多い．

治療

　胆嚢炎の根本的治療には胆嚢摘出を行う．抗菌薬を使用する場合はグラム陰
性桿菌に有効なセフェム系薬やペニシリン系薬，重症例ではカルバペネム系薬
を選択する．重症例では，胆嚢ドレナージ★4を行い，その後手術による切除を
行う．

★4　胆嚢ドレナージ
胆嚢にたまった胆汁を
チューブなどを介して体外
へ排出させること

Ⓒ ウイルス性肝炎

　ウイルス性肝炎の起因菌としては，A型，B型，C型，D型，E型肝炎ウイル
スがある．いずれも急性肝炎の原因となるが，B型，C型では慢性肝炎，さら

■ 急性虫垂炎，急性胆嚢炎，胆管炎の俯瞰図

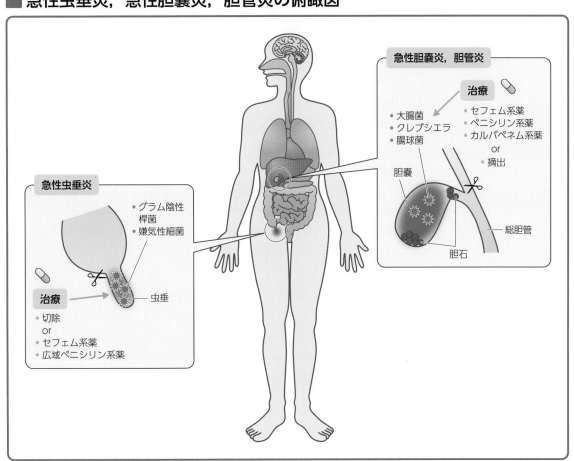

には実質細胞が破壊されることで結合組織が増殖し，肝硬変となる．肝臓がんまで進展することがある．

1 A型肝炎

カキなどの二枚貝の生食による食中毒として起こる．通常は感冒様症状，発熱，食欲不振などの症状後に黄疸が出する．急性的経過をとり，慢性化しない．予後はよい．

治療
特異的な治療方法がなく，対症療法となる．

予防
不活化A型肝炎ワクチンによる任意接種が可能である．

2 B型肝炎

医療行為などを通じて血液を介して感染し，20～30％が急性肝炎を呈するが，多くは治癒し終生免疫となる．感染者は微熱，食欲不振，全身倦怠，さらに黄疸を呈し通常症状は1カ月程度で消失する．

母体から新生児へ母子感染した場合には，持続的な感染状態となりキャリアとなる（慢性B型肝炎）．思春期以降に免疫能が成熟すると細胞傷害性T細胞が感染肝細胞を攻撃することで肝炎症状を呈する．肝炎が沈静化に向かうとHBe抗原陰性，HBe抗体陽性（セロコンバージョン）となるが，10～15％が肝硬変へと進行する．

輸血などの医療行為などを通じて感染が起こったが，現在では検査体制が確立しているため問題とならない．現在問題なのはキャリア母体からの垂直（母子）感染である．

治療
急性肝炎は自然治癒することが多い．対症療法としてタンパク質の摂取制限，糖質によるカロリー補給などが行われる．慢性肝炎では，原則ペグインターフェロンを週1回，28～48週間投与する．肝硬変に至っている場合は，エンテカビル，テノホビルなどが第一選択薬となる．

予防
新生児すべてに定期接種A類として，B型肝炎ワクチン接種を実施している．

3 C型肝炎

血液製剤などを介して感染する．1～3カ月の潜伏期の後，急性肝炎症状を呈する．6カ月以上持続すると慢性肝炎と診断される．一部は，肝臓がんへと進行する．肝臓がんの80％がC型，20％がB型が原因である．

治療
ウイルス直接作用薬（グレカプレビル，レジパスビル，ソホスブビルなどの

合剤）の8〜12週間経口投与によって，95％以上でウイルス消失を達成することが可能になった．

> **臨床で重要**
>
> **血液媒介性ウイルス感染症**
> **（B型肝炎ウイルス；HBV，C型肝炎ウイルス；HCV，HIVなど）**
> **必要な対策：**標準的予防策
> **院内感染症の予防措置：**標準的予防策を遵守する．特に患者の血液に接触する
> リスクがある際は，サージカルマスク，手袋，ガウン，ゴーグルを着用する．
> HBVについては，医療者はHBs抗体を測定し，陰性であればHBsワクチン
> の接種を行う．HCV，HIVに対する予防ワクチンはない．
> **院内感染が起きやすい状況：**採血後の注射針，血液汚染器具類の取り扱い時に，
> 皮膚を傷つけたり，粘膜への曝露で感染が起こる．針はリキャップせずに，専
> 用の黄色のバイオハザードマークの容器に廃棄する．血液汚染物品に対して
> は，グルタルアルデヒド，あるいは次亜塩素酸ナトリウムによる消毒を行う．
> **院内感染が起きた際の対応：**針刺し事故などの場合は，曝露部位を多量の流水
> と石けんで洗浄する．眼粘膜曝露の場合は大量の流水で洗浄する．すみやか

■ ウイルス性肝炎の俯瞰図

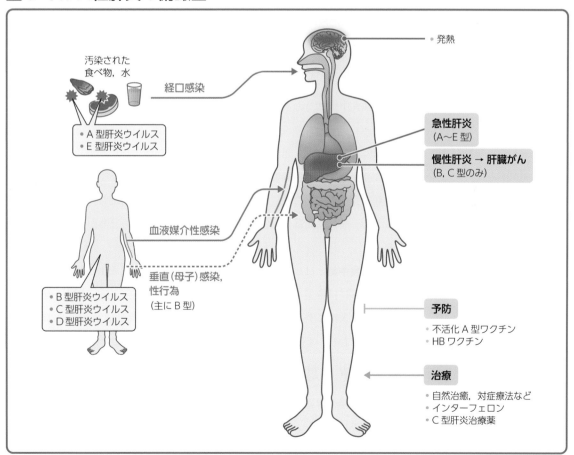

に責任者と連絡をとり，予防内服に関する指示を仰ぐ．HBVワクチン未接種者では，遅くとも1週間以内に高力価抗HBs免疫グロブリン投与を行い，その後HBsワクチン接種が推奨される．HBVワクチン接種者は，曝露後6カ月までHBs抗原，抗HBc抗体を測定する．HCVに対する確立された曝露後予防策はない．曝露後6〜12カ月間まで抗HCV抗体を測定する．HIVでは，抗HIV薬を必要に応じて予防的服用を行う．4〜6週後および3カ月後，6〜12カ月後に抗HIV抗体を測定する．

4 D型肝炎

血液を介して感染する，B型肝炎ウイルスと共感染するため，B型肝炎の単独感染より重症化，慢性化する．

治療

B型肝炎に準ずる．

5 E型肝炎

ブタ，イノシシ，シカの生肉で感染する．一過性感染で終わるが，妊婦が感染した場合には劇症化し死亡することがある．

治療

特異的な治療はない．

D 細菌性食中毒

細菌性食中毒は，毒素型食中毒と感染型食中毒に分けることができる（表1，図8）．

毒素型食中毒とは，起因菌が食品中で産生した毒素をヒトが経口摂取することにより発症する食中毒である．食品中に生きた菌がいなくても，毒素が残っていれば食中毒は起こる．食品中に産生された毒素がただちに中毒症状を発生するため，潜伏期間は短い．また，菌の増殖がないため発熱がないのが特徴である．

感染型食中毒とは，食品中に付着した起因菌を経口摂取すると，腸管内で増殖し，さらには毒素を産生して発症する食中毒である．下痢，嘔吐，発熱などの症状を引き起こす．菌の増殖が必要のため，潜伏期間は通常12〜24時間，長いものでは数日〜1週間に及ぶこともある．発熱を伴うことが多い．

1 黄色ブドウ球菌毒素型食中毒

ヒトの手指の常在菌であり，調理者の手指から食品に混入し，食品中で増殖してエンテロトキシンを産生する．汚染食品の摂取から数時間程度で，エンテ

表1　主な食中毒の原因病原体と発生状況（2018年）

	病原体	特徴	原因食品	潜伏期間	臨床症状	発生事件数	患者数
細菌 毒素型	黄色ブドウ球菌	調理者の手指の常在菌が混入し増殖，毒素エンテロトキシン産生．エンテロトキシンは100℃耐性	にぎりめし，弁当など調理品など	1〜5時間	嘔吐，下痢，腹痛	26	405
	ボツリヌス菌	食品中の芽胞が嫌気的環境下栄養型となり毒素産生	ソーセージ，缶詰，レトルト食品，いずしなど	8〜36時間	神経の弛緩性麻痺，死亡することがある	0	0
	セレウス菌（嘔吐型）	嘔吐毒セレウリドは，120℃，15分耐性	ご飯，パスタなど	1〜5時間	嘔吐	8	86
感染型	カンピロバクター	100個程度の少数で感染	鶏肉，肉類など	2〜7日	下痢，嘔吐，腹痛，発熱	319	1,995
	サルモネラ属菌（腸炎菌，ネズミチフス菌）	鶏卵内（腸炎菌）	鶏卵などネズミの糞便など	12〜48時間	下痢，嘔吐，腹痛，発熱	18	640
	ウエルシュ菌	嫌気的な鍋底で芽胞が発芽増殖	大鍋で調理した食品	6〜18時間	下痢，嘔吐，腹痛，発熱	32	2,319
	腸管出血性大腸菌	100個程度の少数で感染二次感染で感染拡大	肉類など	3〜5日	血便，腹痛，下痢，発熱	32	456
	腸炎ビブリオ	海産性魚に付着，夏場100万個以上の摂食	海産性魚介類	10〜24時間	下痢，嘔吐，腹痛，発熱	22	222
ウイルス ノロウイルス		冬季に流行二次感染で感染拡大	カキなどの二枚貝など	1〜2日	下痢，嘔吐，腹痛，発熱	256	8,475
寄生虫	アニサキス	蠕虫の一種，線虫	サバ，イカ，アジなど	1〜8時間	寄生虫が胃粘膜に潜り込み，アレルギー反応誘発，腹痛，嘔吐	468	478
	クドア	原虫，胞子虫の一種	養殖ヒラメ	2〜数時間	下痢，嘔吐一過性で1日で自然治癒	14	155

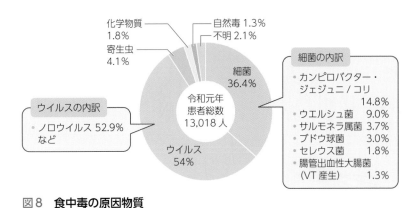

図8　食中毒の原因物質

厚生労働省：「令和元年物質別月別食中毒発生状況」をもとに作成

ロトキシンにより嘔吐，下痢などの症状が引き起こされる．手袋などをして食品を取り扱うことが肝要である．

治療

通常は無治療で回復する．

2 ボツリヌス菌毒素型食中毒

酸素が含まれない嫌気的条件下でレトルトパックなどの食品中でボツリヌス菌が増殖して，神経麻痺性のボツリヌス毒素を産生する．筋肉を弛緩性麻痺させる．その結果，食後数時間程度で呼吸麻痺が起こり，治療を行わなかった場合，致死率は30％にも達する．

治療

ただちに抗ボツリヌス抗毒素血清を接種し，毒素を中和することが必要である．

■食中毒の俯瞰図

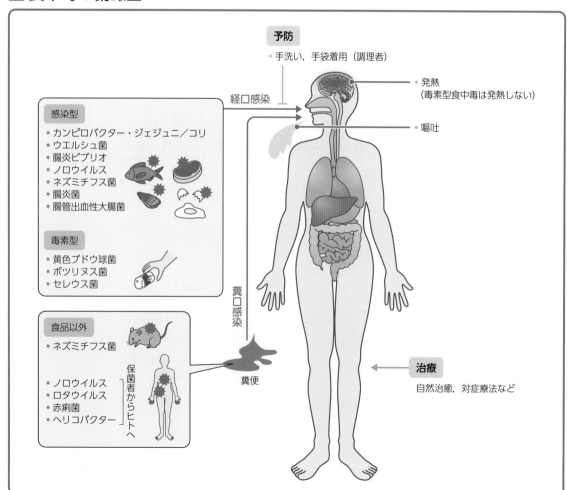

3 カンピロバクター感染型食中毒

　家畜の腸内に存在するカンピロバクターで汚染された肉の摂取で感染する．潜伏期間は2〜7日間と長く，発熱，頭痛，全身倦怠やその後激しい嘔吐，腹痛，下痢がみられる．続発症状として，ギラン・バレー症候群などがみられることがある．加熱不十分な鶏の唐揚げが原因であることが多い．食材を十分に加熱することが肝要である．

　治療

　下痢による脱水症状を回復させるため，輸液を行うなどの対症療法が中心となる．

4 サルモネラ属菌感染型食中毒

　腸炎菌が混入した生卵や生卵を使用したクリームなどの摂取により中毒が起こる．食中毒のなかでは致死率が高く，毎年1〜3名の死亡者が出ている．

　ネズミチフス菌は，ネズミの糞便中に排出され，調理した食品が汚染されることにより中毒が起こる．

　治療

　輸液を行うなどの原因に対する対症療法が中心となる．

5 ウエルシュ菌感染型食中毒

　シチューや，煮魚，野菜の煮付けなどの煮物が主な食中毒の原因となる．6〜18時間の潜伏期間の後，腹痛と下痢を引き起こす．大鍋を底まで混ぜて，酸素をいれ嫌気的環境をなくすることで予防できる．一般家庭の小さな鍋では嫌気的環境にはならないので，この食中毒は起こることはない．

　治療

　症状は比較的軽く1〜2日で回復する．

6 病原性大腸菌感染型食中毒

　腸管出血性大腸菌は，集団食中毒の原因として度々みられる．加熱不十分な牛肉やレバーなど汚染されたものを摂取することで感染し，潜伏期間は3〜5日で，下痢，腹痛，嘔吐で発症する．典型的な例では，血性下痢となる．小学生低学年や乳幼児では，溶血性尿毒症症候群（HUS）を発症し，致命的となることがある．また脳炎を合併することがある．肉を十分に加熱することが重要である．

　治療

　軽症例は無治療で回復する．

7 腸炎ビブリオ感染型食中毒

夏季に，鮮度の落ちた魚介類などを生で食べることによって感染が起こる．12時間ほどの潜伏期間の後，発症し腹痛，水様性や粘液性の下痢，稀に血便がみられる．発熱や吐き気がみられる場合もある．加熱調理して食べれば問題はない．

治療

通常3日以内に排菌が止まるので無治療でも回復する．

Ⓔ ウイルス性腸管感染症

起因ウイルスとしては，ノロウイルスとロタウイルスがほとんどであるが，他にもヒトアデノウイルスなども急性胃腸炎を引き起こすことがある．

1 ノロウイルス感染性胃腸炎

ウイルス性腸管感染症の原因としては，最も頻度が高い．加熱不十分なカキなどを食べることにより一次感染する．また感染者の糞便や吐瀉物などを介して二次感染が起こる．1～2日の潜伏期間の後，吐き気，嘔吐，下痢，腹痛を引き起こす．一般に，軽症であり対症療法により数日で治るが，高齢者では致命的になる場合がある．消毒には次亜塩素酸ナトリウムを使用する．85℃，1分間の加熱で感染力が失われる．

治療

輸液補水や整腸薬などの対症療法が中心となる．

2 ロタウイルス下痢症

乳幼児における主要な下痢症である．幼児での潜伏期は約2日程度で，腸炎は急性経過をとり，発症後は嘔吐が認められ，その後4～8日程度の重篤な下痢が続く．脱水症状を起こしやすいので，下痢の重篤度に応じて経口補液の投与を行う．

予防

乳児を対象として経口弱毒生ワクチンが定期接種A類に指定されている．

> **臨床で重要**
>
> **ノロウイルス，ロタウイルスなどウイルス性腸管感染症**
>
> **必要な対策：**標準的予防策，飛沫核，飛沫，接触感染対策
>
> **院内感染症の予防措置：**急性胃腸炎を起こすノロウイルス，ロタウイルスはいずれも患者の糞便中にウイルスが排泄され，糞口感染するので，接触感染対策，飛沫感染対策を徹底する．エンベロープをもたないウイルスなので，手指消毒には，アルコールは効果がない．石けんと流水で物理的にウイルスを

洗い流す．ノロウイルスは，きわめて乾燥に強く，衣類や環境に残存すると乾燥し飛沫核感染する．吐瀉物は，乾かないうちに次亜塩素酸ナトリウムで，汚染衣類，リネンなどは85℃，1分間以上熱水につけてウイルスを不活化する．

院内感染が起きやすい状況：感染者の糞便や吐瀉物の処理作業は感染リスクが高いので，サージカルマスク，ガウン，手袋を着用する．ノロウイルスでは飛沫感染のリスクもあるので，トイレにこれらを流す際は，便座の蓋をして飛沫感染を防ぐ．

院内感染が起きた際の対応：患者を隔離し，接触感染対策，飛沫感染対策を行う．

F 細菌性腸管感染症

1 細菌性赤痢

現在では国内の発生はほとんど輸入症例である．経口感染し，潜伏期は1〜3日で下痢，発熱，腹痛をもって発症する．その後，下痢は粘血便となる．また，幼児の場合には重症化しやすく神経症状，循環器症状を呈することがあり，これを**疫痢**とよんでいる．疫痢は腸管出血性大腸菌の溶血性尿毒症症候群と類似する．

2 コレラ

水や食物を介して糞口感染し，数時間〜4日の潜伏期の後，典型的な米のとぎ汁様下痢を起こす．患者はコレラ毒素により，小腸からの水分の吸収を阻害され，脱水症状となって死亡する．腹痛や発熱は少ない．

治療

脱水症状を改善するため輸液が行われる．現在は，経口補水液が積極的に使用されるようになった．重症例は抗菌薬を投与する．

臨床で重要

腸管出血性大腸感染症，コレラ，赤痢など細菌性腸管感染症

必要な対策：標準的予防策，接触感染対策

院内感染症の予防措置：糞口感染であるので，患者への接触後は手洗い，逆性石けんなど低水準，消毒用アルコールなど中水準の消毒液による手指消毒を行う．患者にも排便後などの手指消毒を指導する．患者排泄物は逆性石けんで5分以上消毒した後流す．患者の使用したトイレや洗面台などは直接触れる部分を中心に消毒を行う．

院内感染が起きやすい状況：患者の排泄物の処理は最も感染リスクが高いので，ゴム手袋を使用する．

3 腸チフス，パラチフス

水や食物とともに経口摂取することにより感染する．チフス菌は小腸粘膜から侵入し血液中に移行し全身感染を起こし敗血症を起こす．そのため，10～14日の潜伏期の後に，持続的な発熱が起こり39～40℃に達する．皮膚にはバラ疹，肝臓や脾臓の腫大がみられる．近年は輸入症例がほとんどである．

治療

キノロン系薬を2週間投与する．

G 原虫腸管感染症

原虫が原因となる腸管感染症としては，アメーバ赤痢，クリプトスポリジウム症，ジアルジア症などがある．ジアルジア症は，ほとんどが発展途上国への海外旅行での感染による輸入感染症である．

1 アメーバ赤痢

開発途上国では赤痢アメーバの嚢子で汚染された水，食物を介して経口感染する．一方，先進国では同性愛の感染者との肛門性交により感染することがある．大腸粘膜に潰瘍を形成し，下痢，血便を呈する．

治療

メトロニタゾールが第一選択薬である．

2 クリプトスポリジウム症

クリプトスポリジウム原虫で汚染された飲料水を介して経口感染する．この原虫はウシなどの動物の糞便中に排泄され環境水を汚染する．適正に消毒された浄水でも，この原虫オーシストは感染力を維持している．水様下痢を主症状とする．10～14日で，無治療で回復する．

H 偽膜性大腸炎 （図9）

健常者の5～10％が腸内にクロストリディオイデス・ディフィシルを保有している．正常な腸内細菌叢の存在下では増殖は抑えられているが，広域抗菌スペクトルのセフェム系薬やリンコマイシンの連用により菌交代症を起こす．猛烈に増殖し大腸に偽膜を形成する．抗菌薬投与中に高熱と腹痛，下痢，血便など呈すれば本症を疑う．長期入院患者やがん患者などで起こりやすい．

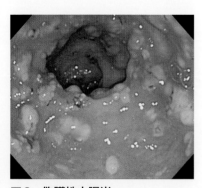

図9 偽膜性大腸炎
©Samir，クリエイティブ・コモンズ・ライ
センス：CC BY 3.0
(https://commons.wikimedia.org/wiki/
File:Pseudomembranous_colitis_1.jpg)

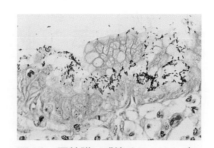

**図10 胃粘膜に感染するヘリコバク
ター・ピロリ**

「感染症の病理アトラス 英語版」(https://
pathos223.com/en/) よりつつみ病理診断
科クリニック 堤 寛 院長から許可を得て転載

【治療】

　原因となる抗菌薬を中止するとともに，バンコマイシンやメトロニダゾール
を経口投与する．

▌ 胃潰瘍，十二指腸潰瘍など（図10）

　ヘリコバクター・ピロリは幼少期に親などから経口感染し胃粘膜に生息する
と考えられている．70歳以上であれば70％，40代では50％以下，10代では
10％以下が感染している．慢性感染により胃粘膜に炎症が起こり，さらに慢性
胃炎，胃潰瘍，十二指腸潰瘍，胃がんの危険因子となる．

【診断】

　内視鏡で採取した胃粘膜組織中のウレアーゼ活性を測定する迅速ウレアーゼ
試験や，尿素呼気試験，血清中抗体の検出などで行われる．

【治療】

　アモキシシリン，クラリスロマイシン，プロトンポンプ阻害剤の3剤併用除
菌を1週間行う．近年，クラリスロマイシン耐性が問題となっており，その場
合は，クラリスロマイシンに代えてメトロニダゾールを加えた3剤で二次除菌
を行う．

3 性行為感染症（性感染症）

はじめに

性行為感染症（sexually transmitted disease：STD）は性行為を通じて直接伝染するが、その病変形成は性器だけでなく、口腔粘膜、皮膚など全身に及ぶこともある。また、女性は不妊の原因となることがある。妊婦の感染では、胎児、新生児への垂直感染も問題となる。したがって、STDの多くは、母子感染する疾患と重複する。STDではクラミジアなどのように不顕性感染も多く、そのために気づかずに感染源となっているケースも多い。必ずしも病変が生殖器に限るわけではなく、口腔粘膜、皮膚などに感染が及ぶ場合があること、複数の性病病原体に感染することが稀ではないなどの特徴がある。STDの予防には、まずSTDに関する教育や情報の提供を行うことが重要である。STDとして性器クラミジア感染症、淋菌感染症、性器ヘルペスウイルス感染症、尖圭コンジローマ、梅毒、後天性免疫不全症候群が感染症法五類感染症として報告が義務付けられている。

■ 性行為感染症の俯瞰図

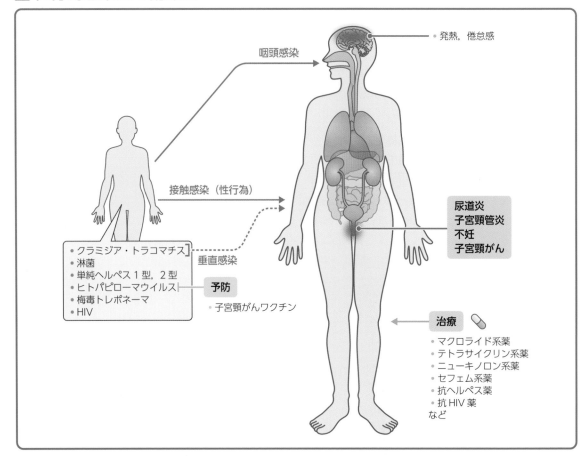

A 性器クラミジア感染症

　性器クラミジア感染症は日本では年間2～3万人の患者が発生し，STDとしては最も患者が多い．若年層，特に10～20代の女性に多い．健常な妊婦の3～5％がクラミジアを保有している．男性では副睾丸炎が最も多い．女性では子宮頸管炎，子宮内膜炎などを起こし，不妊の原因ともなる．妊婦の感染では新生児に垂直感染し，新生児クラミジア肺炎や封入体性結膜炎を引き起こす．女性では感染を受けても自覚症状に乏しいため，無自覚のうちに男性パートナーや出産児へ感染させることもある．

治療
　細胞内移行性のよいアジスロマイシン・ドライシロップ単回投与，またはテトラサイクリン系薬，ニューキノロン系薬を7日間投与する．

B 淋菌感染症（淋病）

　年間1万人前後の患者が出ている．感染者は20代が最も多く，女性より男性が圧倒的に多い．女性では自覚症状が少なく未受診であることが原因である．男性では尿道に淋菌が感染すると2～9日で膿，排尿痛などが現れる．一方，女性では上行性に炎症が波及して腟炎，子宮頸管炎に移行することもある．また，オーラスセックスによる咽頭感染もみられる．

治療
　セフトリアキソン，セフォジジムなどのセフェム系薬の注射剤が推奨される．

C 性器ヘルペスウイルス感染症

　主に口腔粘膜などの上半身に感染する単純ヘルペスウイルス1型（HSV-1）と主に生殖器粘膜などの下半身に感染する2型（HSV-2）の2つに分類できるが，この棲み分けは厳密なものではない．HSVは神経節に潜伏感染するため，無症状でも口腔粘膜，性器粘膜や分泌液中にウイルスが存在する．

　感染から2～21日後に外陰部の不快感，掻痒感などさらに発熱，倦怠感，リンパ節腫脹，疼痛などが現れ，外陰部に水疱が出現する．女性では排尿困難や歩行困難となることもある．年間1万人前後の患者発生が報告されている．

治療
　抗ヘルペス薬であるアシクロビル，バラシクロビルを使用する．

D 尖圭コンジローマ，子宮頸がん

尖圭コンジローマは，ヒトパピローマウイルス（HPV）6型，11型などが性行為を通じて性器粘膜に感染し，外陰部に乳頭状，鶏冠状の良性の腫瘍（いぼ）を形成する．自然治癒することが多いが，HPVの型によっては悪性化することもある．年間5,000人程度の患者が報告されている．

血清型16型，18型などは**子宮頸がん**の原因となる．子宮頸がんは，国内では毎年約1万人の女性が発症し，約3,000人が死亡している．

予防

子宮頸がんワクチンであるサーバリックス（2価ワクチン，16型，18型）は子宮頸がんを，ガーシダル（4価ワクチン，6型，11型，16型，18型）は，子宮頸がんに加え尖圭コンジローマも予防できる．性行為により感染するため，性的活動前の女子に対する定期接種A類に指定されている．さらに9価ワクチンも認可される方向である．

HPVワクチン接種後に慢性の痛みや運動機能の障害などの副反応が報告されたが，現時点では接種と副反応の明らかな因果関係を示す報告はなされていない．

E 梅毒 （図11）

性行為によってのみ感染する．粘膜，および皮膚から感染し，約3週間後，感染局所に硬い潰瘍，硬性下疳が形成され，所属リンパ節の腫脹を呈する（第1期）．3カ月～3年後，血流を介して全身に拡散し，皮膚や粘膜にバラ疹，扁平コンジローマ，膿疱，白斑などを生ずる（第2期）．感染から3～10年を経て粘膜，関節，目，骨などに病変を起こし，内臓のゴム腫を認めるようになる（第3期）．10年をかけて中枢神経が侵される（第4期神経梅毒）．梅毒に感染した母体から胎盤を経由して胎児に感染し，**先天梅毒**となる．近年，日本で患者が急増し，年間10,000人を超える．

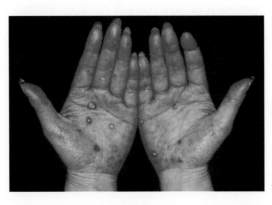

図11 梅毒Ⅱ期患者の手のひらに見られる皮疹

「感染症の病理アトラス 英語版」(https://pathos223.com/en/)よりつつみ病理診断科クリニック堤 寛 院長から許可を得て転載

　経口ペニシリン系薬を第1期では2〜4週間，第2期では4〜8週間投与する．

F 後天性免疫不全症候群（AIDS）

　最も深刻なSTDである．日本では毎年1,500人程度の新規患者が発生し，その多くは男性同性愛者である．ヒト免疫不全ウイルス（HIV）は精液や性分泌液中に存在し，性器粘膜より侵入し，ヘルパーT細胞（CD4陽性細胞）に感染する．5〜10年の潜伏期を経て発病する．全身倦怠，体重の減少，慢性下痢，発熱，喉炎症，咳などかぜによく似た症状を呈する．さらにヘルパーT細胞が200個/mm^{3}以下になると免疫不全となり，ニューモシスチス肺炎などの日和見感染症やカポジ肉腫，悪性リンパ腫，皮膚がんなどの悪性腫瘍を生ずる．脳の神経細胞にまで感染を広げると精神障害や認知症をおこす（HIV脳症）．ヘルパーT細胞が350個/mm^{3}以下となる前に，抗HIV薬による治療を開始する．若年者のSTDの予防には，STDに関する教育や情報の提供を行うことが重要である．

治療

　複数の抗HIV薬を併用し，キードラッグとしてインテグラーゼ阻害薬，プロテアーゼ阻害薬などとバックボーンとして核酸系逆転写酵素阻害剤を併用した多剤併用療法cARTが行われる．

4 尿路感染症

はじめに

尿路感染症は，腸管の常在菌である大腸菌が尿道へ異所性感染（内因性感染）する場合と，淋菌，性病クラミジアなどの性行為感染症の2つに分けられる．解剖学的特性から，尿道が短い女性の方が上行性感染による膀胱炎，腎盂腎炎を起こしやすい．一方，男性は尿道が長いため尿道炎の頻度が高くなる（図12）．

A 尿道炎

男性の方が尿道が長いため，発症する頻度が高い．基本的には性行為感染症であり，**淋菌性尿道炎**と**非淋菌性尿道炎**（大部分が性器クラミジア）に分類される．性行為感染症なので本人だけでなく性的パートナーの治療も必要となる．淋菌，クラミジアの治療に準ずる．

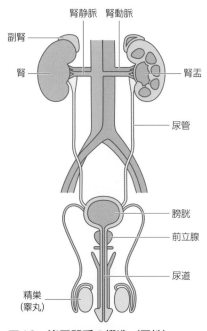

副腎

腎静脈 腎動脈

腎

腎盂

尿管

膀胱

前立腺

尿道

精巣
（睾丸）

図12 泌尿器系の構造（男性）

Ⓑ 膀胱炎

腸管由来の大腸菌などが尿道から上行性感染する．女性に好発し，頻尿，排尿痛，尿混濁，および残尿感を認める．

治療

尿中に未変化体が排泄されるニューキノロン系薬，セフェム系薬などを用いる．

Ⓒ 腎盂腎炎

腎盂腎炎は，腎盂や腎臓実質に炎症を認める感染性疾患である．原因としては大腸菌が多くを占める．急性腎盂腎炎は性的活動期にある女性に好発する．膀胱炎では発熱はないが，腎盂腎炎は発熱などの全身症状が強い．

治療

β-ラクタム系薬やニューキノロン系薬の経口投与行う．

■ 泌尿器系感染症の俯瞰図

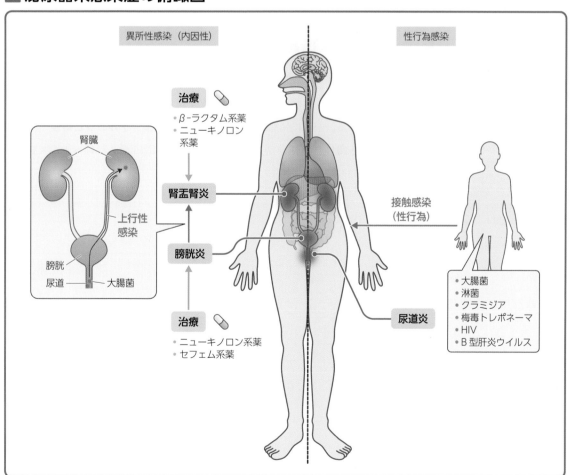

5 中枢神経系感染症

はじめに

髄膜は，脳および脊髄を包む膜の総称で，外側から硬膜，くも膜，軟膜の三層からなる（図13）．髄膜炎とは，この髄膜およびその内部にあたる髄液に起こる感染症である．病原体の多くは血中から中枢に達する．髄液中にはもともと免疫細胞が少ないため，病原体が侵入すると感染が起こりやすい．髄膜炎のみでは意識障害を示さないが，感染が脳実質にまで及ぶと脳炎となり意識障害，痙攣などを起こす．

脳炎や髄膜炎は，細菌，真菌，ウイルスなどが原因となる．宿主に感染した病原体が，血液を介して脳脊髄に感染を広げる．ウイルスが原因のものを無菌性髄膜炎とよぶ．脳炎は脳実質におけるウイルス性急性脳炎によることが多い．発熱，頭痛，項部硬直，意識障害，痙攣，嘔吐や羞明などさまざまな症状がみられる．羞明とは，強い光を受けた際に，まぶしさや目の痛みなどを感じることをいう．さまざまな原因が想定できるが，多くは網膜や視神経などの異常である．

A ウイルス性脳炎

★5 ケルニッヒ徴候
項部硬直と同様に髄膜刺激症状の1つで，膝を抑えながら下肢を伸展すると伸展制限が起こる

★6 ブルジンスキー兆候
髄膜刺激症状の1つで，仰臥位（仰向け）の状態で頭部を前屈させると，股関節や膝関節が自動的に屈曲が起こる状態を指す

単純ヘルペスウイルス1型，水痘・帯状疱疹ウイルス，ポリオウイルス，日本脳炎ウイルス，麻疹ウイルス，風疹ウイルス，インフルエンザウイルスなどが原因になる．一般に発熱，頭痛，悪心，**項部硬直，ケルニッヒ徴候**[★5]，**ブルジンスキー徴候**[★6]意識障害，精神症状が現れる（図14）．単純ヘルペス脳炎は脳炎全体の10〜20％を占める．

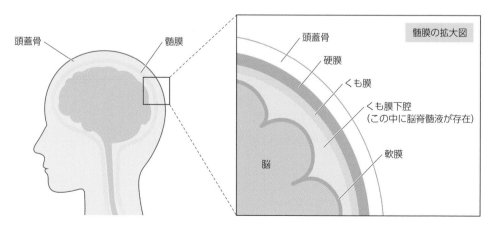

図13 髄膜の構造

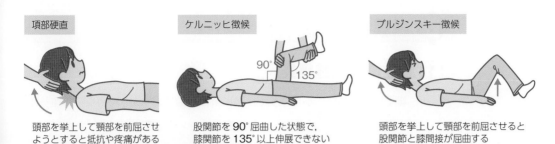

項部硬直	ケルニッヒ徴候	ブルジンスキー徴候
頭部を挙上して頸部を前屈させようとすると抵抗や疼痛がある	股関節を 90° 屈曲した状態で,膝関節を 135° 以上伸展できない	頭部を挙上して頸部を前屈させると股関節と膝間接が屈曲する

図 14　脳炎・髄膜炎にみられる髄膜刺激症状

治療

　ヘルペスウイルス感染はアシクロビルなどの抗ヘルペスウイルス薬で治療できる.

予防

　ポリオ,日本脳炎,麻疹,風疹,ムンプスは予防接種により予防可能である.

■ ウイルス性脳炎の俯瞰図

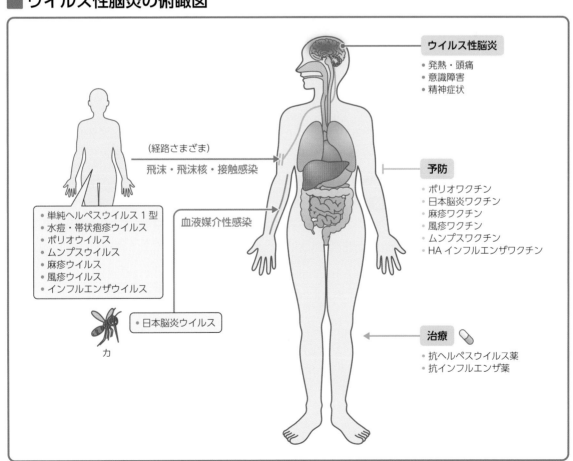

B 髄膜炎

1 急性細菌性髄膜炎

　新生児，乳幼児，小児で多く，起因菌は年齢により大きく異なる．生後3カ月未満の乳児では，大腸菌，B群β溶血性レンサ球菌（ストレプトコッカス・アガラクティエ）が多く，生後3カ月以降はインフルエンザb型菌（Hib）が重要である．成人では肺炎球菌やインフルエンザ菌の頻度が高い．患者の年齢により症状が異なるが，一般には発熱や頭痛，嘔吐などの症状から，全身倦怠，呼吸困難を呈する．典型的髄膜刺激症状である項部硬直がみられる．重症化すると意識障害や痙攣，麻痺などを引き起こす．生命にかかわる病態であるので，迅速な診断と治療が求められる．

治療

　血液脳関門により隔絶されているため，抗菌薬は髄液や脳への移行性がよいことが重要である．起因菌が不明な場合に抗菌スペクトルが広い第3世代セフェム系薬が推奨される．

予防

　乳児の髄膜炎予防にはHibワクチン，ならびに小児肺炎球菌ワクチンが定期接種A類に指定されている．

2 ウイルス性髄膜炎（無菌性髄膜炎）

　85％は夏季に流行するエンテロウイルス，コクサッキーウイルスやエコーウイルスによる．他にムンプスウイルス，単純ヘルペスウイルス1型，ヒトアデノウイルス，麻疹ウイルス，風疹ウイルス，インフルエンザウイルスなどが原因となる．頭痛，発熱，および髄膜刺激症状である項部硬直などを呈する．急性細菌性髄膜炎に比べ，重症になることは少ない．

治療

　ヘルペスウイルスに関しては，アシクロビルなどの抗ヘルペス薬が有効である．その他のウイルスに対しては，対症療法のみとなる．

6 循環器系感染症

はじめに

循環器系は身体へ血液を循環させることで，栄養や酸素などを送達し，老廃物を回収するシステムである．心臓，動脈，静脈，毛細血管（血管系）より構成される（図15）．これに，リンパ液の循環システムであるリンパ系や関連する脾臓などの器官も加えることがある．

A 感染性心内膜炎

　抜歯などの歯科治療，妊娠の中絶などの産婦人科的処置や尿道カテーテルの挿入などが原因となって常在菌が血液中に入り菌血症が起こる．一過性の菌血症の結果，血流とともに送られた菌が心臓弁膜や心内膜に付着し感染病巣が形成される．ここから間欠的・持続的に血液中に細菌が散布され，敗血症をきたす．生命にかかわる重篤な疾患である．感染した心臓弁膜には細菌や白血球などが沈着し疣贅（いぼ）がみられる．

診断

　心臓超音波検査による疣贅の確認や，血液培養による起因菌の証明による．

治療

　長期にわたる抗菌薬投与が必要となる．A群溶血性レンサ球菌，腸球菌に対してはペニシリン系薬やアミノグリコシド系薬を，黄色ブドウ球菌に対してはセフェム系薬を選択する．

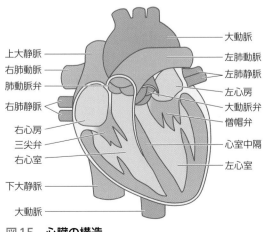

図15　心臓の構造

大動脈
左肺動脈
左肺静脈
左心房
大動脈弁
僧帽弁
心室中隔
左心室

上大静脈
右肺動脈
肺動脈弁
右肺静脈
右心房
三尖弁
右心室
下大静脈
大動脈

Ⓑ 胸膜炎

　胸膜には，肺表面を積む臓器側の胸膜と胸の壁の内側を覆っている壁側胸膜とがあり，その2枚の膜の間を胸腔とよぶ．胸腔にはわずかな水があり呼吸に伴って肺と胸の壁がこすれてしまわないよう潤滑剤の役割を果たしている．胸膜炎はこの肺をとり囲む胸膜に感染による炎症が生じている状態である．原因としては肺結核やその他の肺炎起因菌の感染がある．

診断

　胸水採取し，微生物学的検査を行い原因を特定する．

治療

　細菌感染の場合，初期にはペニシリンやセフェム系の抗菌薬の点滴を行う．起因菌が同定された場合には，効果的な抗菌薬を投与する．重症例にはカルバペネム系薬を選択する．結核が原因であれば抗結核薬の投与を行う．

■ 感染性心内膜炎の俯瞰図

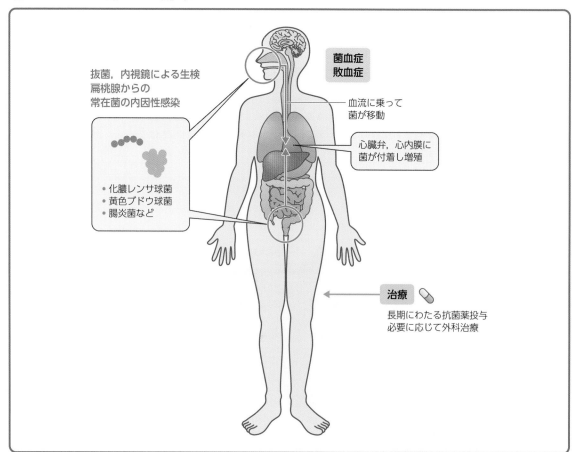

抜菌，内視鏡による生検
扁桃腺からの
常在菌の内因性感染

- 化膿レンサ球菌
- 黄色ブドウ球菌
- 腸炎菌など

菌血症
敗血症

血流に乗って
菌が移動

心臓弁，心内膜に
菌が付着し増殖

治療

長期にわたる抗菌薬投与
必要に応じて外科治療

C 菌血症

菌血症とは本来無菌であるはずの血液中に細菌が認められる状態を指す．外傷，皮膚の膿瘍，抜歯，歯肉炎，肺炎や尿路感染症などが原因となる．放置すると細菌性髄膜炎や感染性心内膜炎，敗血症など重症感染症へと進展する．早期に抗菌薬投与などの適切な治療を行うことが必要である．さまざまな細菌が原因となるが，腸球菌，化膿レンサ球菌，黄色ブドウ球菌であることが多い．

治療

ただちにエンペリック治療を開始する．菌の供給源と疑われるカテーテルなどは抜去する．起因菌が判明した後は，最適な抗菌薬に切り替える．

7 感覚器感染症

はじめに

感覚器とは，体外からの情報を受けとる（感覚を受容する）器官の総称である．感覚には視覚・聴覚・嗅覚・味覚・触覚などがあり，それぞれ対応する感覚器として，目（図16），耳（図17），鼻，舌，皮膚などがある．

Ⓐ 副鼻腔炎

副鼻腔炎は，**急性副鼻腔炎**と**慢性副鼻腔炎（蓄膿症）** に分けられる．急性副鼻腔炎では発症から4週間以内に鼻閉，鼻漏（鼻水がでる），後鼻漏（のど側に鼻水が流れる），咳嗽といった呼吸器症状を呈する．頭痛，喉の痛みや顔面圧迫などの症状が随伴する．多くの場合，ウイルス性上気道炎に伴う副鼻腔の炎症が発端となって，細菌性感染へ移行する．

慢性副鼻腔炎は，急性副鼻腔炎が慢性化した状態である．症状は，鼻閉，鼻漏，後鼻漏，悪臭，臭覚減退，頭痛を呈する．

起因菌としては，肺炎球菌，インフルエンザ菌，モラクセラ・カタラリスなど肺炎の原因菌がかかわっている．中耳炎の原因とも共通している．さらに慢

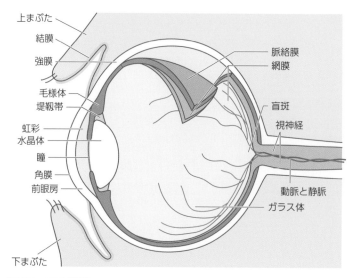

図16 目の構造

性副鼻腔炎では緑膿菌，黄色ブドウ球菌，嫌気性細菌などもこれに加わり，混合感染もある．

治療

自然治癒しない場合には，ペニシリン系薬やセフェム系薬の経口投与行う．

B 中耳炎

中耳炎は，**急性中耳炎**と**慢性中耳炎**に分けられる．急性中耳炎は，中耳の化膿性炎症で耳の痛み，発熱を伴うことがある．ウイルス性の上気道炎に続発した細菌感染による場合が多い．副鼻腔を介して耳管経由で中耳に感染する．起因菌としては，肺炎球菌，インフルエンザ菌，モラクセラ・カタラリスが多い．

慢性中耳炎は，急性中耳炎の治療が不十分であった場合や，再発をくり返した場合に慢性化する．外耳と中耳を分ける鼓膜の欠損により，外耳に存在する微生物が入り込んで難聴が進行したりする．黄色ブドウ球菌が原因となる頻度が高いが，緑膿菌などのグラム陰性菌の混合感染もある．

治療

高容量のセフェム系薬，カルバペネム系薬，ニューキノロン系薬の経口投与あるいは静脈内注射を行う．外科的な治療も検討する．

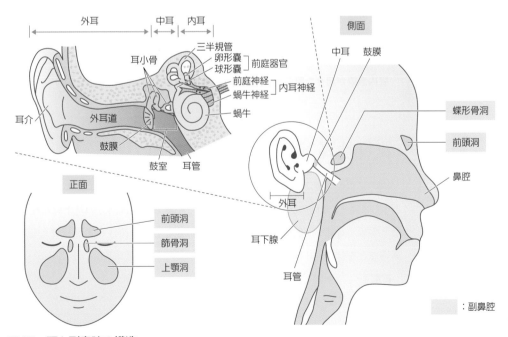

図17　耳と副鼻腔の構造

C 結膜炎

ウイルス性，一般細菌性，淋菌性，クラミジア性に分類され，これらが手指を介して目の結膜に感染する．ウイルス性結膜炎は，ヒトアデノウイルス，エンテロウイルス，ヘルペスウイルスなどが原因となることが多い．ウイルス性の場合には対症療法のみとなる．細菌との混合感染がある場合には抗菌薬の点眼を行う．

細菌性結膜炎は，インフルエンザ菌，肺炎球菌などは冬季の感冒に罹患した小児にみられる．ブドウ球菌感染は中高年齢層に多く，結膜の充血，結膜浮腫などがみられる．淋菌性結膜炎は感染母体より，新生児への垂直感染により起こる．**クラミジア結膜炎**は，トラコーマ・クラミジア感染による結膜炎で，以前は失明の原因にもなった．近年ではほとんどみられない．

治療

肺炎球菌に対してはセフメノキシム点眼薬を用いる．新生児の場合にはセフトリアキソン，あるいはスペクチノマイシンの点滴を行う．テトラサイクリン系薬，マクロライド系薬，ニューキノロン系薬の点眼を行う．

臨床で重要

アデノウイルス流行性角結膜炎

必要な対策：標準的予防策，接触感染対策

院内感染症の予防措置：流行性角結膜炎の原因となるヒトアデノウイルスは，乾燥した器物の表面でも2週間は感染力を維持し，接触感染する．患者に使用した医療器具は，消毒用アルコールまたは10％ポビドンヨードで清拭し，十分乾燥させる．

院内感染が起きやすい状況：患者の目の分泌物が最も感染リスクが高いので，素手では触れない．

院内感染が起きた際の対応：患者は，発症より2週間は自宅療養させる．

D 流行性耳下腺炎（ムンプス）

ムンプスウイルス感染による耳下腺の炎症性疾患であり，俗称おたふくかぜという．2～3週間の潜伏期を経て発症し，片側あるいは両方の耳下腺炎症を特徴とする．通常1～2週間で回復する．合併症として無菌性髄膜炎や睾丸炎，卵巣炎などを伴う．

予防

現在は弱毒生ワクチンの任意接種が行われている．

8 全身性感染症

はじめに

病原体が血液などを通じて全身に広がって全身的症状を呈する場合，これを全身性感染症という．本書では，局所で病原体が増殖し，産生された毒素が全身症状を引き起こすものもここに分類した．

A ジフテリア

感染による鼻咽頭などの上気道粘膜疾患である．飛沫感染し，2〜5日の潜伏期を経て咽頭痛，鼻汁，発熱などがみられる．扁桃や咽頭にジフテリア菌の偽膜が形成され，毒素が産生されると呼吸困難を生じ致死的になることがある．

治療

ジフテリア抗毒素をすみやかに投与する．

予防

ジフテリア毒素トキソイドを含むDPT三種混合ワクチン，またはDPT-IPV四種混合ワクチンで予防できる．定期接種A類に指定されている．

B 破傷風

破傷風菌芽胞は土壌中から傷口を介して侵入感染する．感染より2日〜8週間の潜伏期の後，破傷風菌の産生する神経麻痺毒素（テタノスパスミン）による硬直性痙攣（開口障害，嚥下障害）が起こる．

治療

抗破傷風毒素免疫グロブリン投与により，毒素を中和することが必須である．治療薬としては，ペニシリンG，メトロニダゾールが投与される．

予防

破傷風毒素トキソイドを含むDPT三種混合ワクチン，またはDPT-IPV四種混合ワクチンで予防できる．定期接種A類に指定されている．

C 劇症型溶血性レンサ球菌感染症

人食いバクテリアともよばれる化膿レンサ球菌による重篤な全身性感染症である．初期症状として咽頭炎，四肢の疼痛，発熱などがある．その後，発病よ

り数時間以内に軟部組織の壊死，多臓器不全に陥り最終的には死に至ることが多い．近年患者が増加（1,000人／年）している．

治療

ペニシリン系薬の大量投与とクリンダマイシンの併用が第一選択となる．

D 麻疹（はしか）

麻疹ウイルス感染は急性熱性発疹性疾患である**麻疹（はしか）**の原因となる．初春から夏にかけて流行する．38℃前後の発熱，咳，くしゃみなどの症状がみられ，さらに全身に発疹が現れる．発疹が現れる前に口腔粘膜に**コプリック斑**（図18）とよばれる特徴的な粘膜疹が出現する．感染するとほぼ100％発症し，治癒すると一生免疫が持続する．

予防

麻疹・風疹（MR）二種混合弱毒生ワクチンの接種が行われる．定期接種A類に指定されている．

臨床で重要

麻疹

必要な対策：標準的予防策，飛沫核，飛沫，接触感染対策

院内感染症の予防措置：飛沫核感染対策をとる．成人の初感染では重症化するので，感染歴やワクチン接種歴のない抗体陰性の医療従事者は予防接種を受けるべきである．患者に触れる際は，医療者側はN95マスク，手袋，必要に応じてガウンを着用し，患者にはサージカルマスクを着用させる．感染が疑われる外来患者に対しては，陰圧隔離室で受付，診察や検査を行う．エンベロープを有するウイルスであることから消毒液に対する感受性は高い．低水準消毒薬である逆性石けん，クロルヘキシジンも有効である．

院内感染が起きやすい状況：成人麻疹（18歳以上）では重症化し入院が必要なことがある．飛沫核感染するので，患者は陰圧室に隔離し，妊婦や新生児，白血病患者，移植患者，HIV感染者などのハイリスク患者と接触させない．

院内感染が起きた際の対応：感染が懸念される1歳以上の免疫が正常な者に対しては，曝露から3日以内であれば，予防接種を行う．これ以降の場合は，免疫グロブリン投与を行う．確定患者はただちに陰圧個室に隔離する．

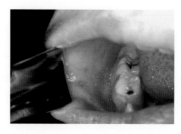

図18　コプリック斑
撮影：アメリカ疾病予防管理センター（https://commons.wikimedia.org/wiki/File:Koplik_spots,_measles_6111_lores.jpg）

E　風疹

風疹ウイルス感染に起因し**三日はしか**ともよばれ，麻疹より軽症である．14〜21日の潜伏期の後，発熱，発疹，リンパ節の腫脹を三大特徴とする．最も問題になるのは風疹に免疫がない妊婦が妊娠3カ月以内に感染した場合に，胎児に垂直感染が起こり，**先天性風疹症候群**となる．三主徴として，**白内障，難聴，先天性心奇形**がみられる．

予防

麻疹・風疹（MR）二種混合弱毒生ワクチンの接種が行われる．定期接種A類に指定されている．妊婦へのワクチン接種は行ってはならない．

F　伝染性紅斑 （図19）

ヒトパルボウイルスB19型感染に起因する．4〜5歳の幼児や小児が発症する．微熱，関節痛などの感冒症状が現れ，1週間後に顔面に蝶のような形の紅斑が現れる急性発疹性疾患である．頬が赤くなることから，**りんご病**ともよばれる．自然治癒し，一般に予後は良好である．

G　手足口病 （図20）

エンテロウイルス属のコクサッキーウイルス，エンテロウイルスによる急性発疹性疾患である．経口感染し，腸管内で増殖し，血液中に入り，ウイルス血症を起こす．3〜5日の潜伏期間の，後口腔粘膜に水泡が，やや遅れて手足などに水泡が現れ激痛を伴う．好発年齢は5歳以下の乳児で成人での感染はほとんどない．夏から秋を中心に流行する．手足口病の他にも**ヘルパンギーナ**，**無菌性髄膜炎**などの原因になる．

治療

予後は良好であるため特別な治療は行わない．対症療法のみである．

H　突発性発疹

ヒトヘルペスウイルス6型，7型による乳幼児の感染症であり，親から経口感染する．10〜14日の潜伏期の後，突然の40℃の高熱が3〜4日間続く．大幹部を中心に紅斑を認める．

治療

ほとんどは発熱と発疹のみで経過し自然治癒する．発熱に対してはアセトアミノフェンなどの解熱鎮痛薬で対応する．

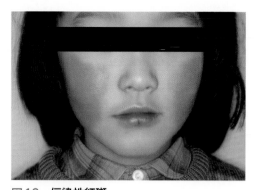

図19　伝染性紅斑
「伝染性紅斑とは」（国立感染症研究所HP）（https://
www.niid.go.jp/niid/ja/kansennohanashi/443-5th-
disease.html）より引用

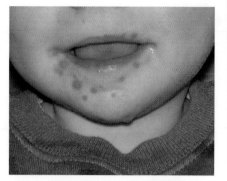

図20　手足口病による水疱性の発疹
©MidgleyDJ, クリエイティブ・コモンズ・ライ
センス：CC BY-SA 3.0
（https://commons.wikimedia.org/wiki/
File:Hand_Foot_Mouth_Disease.png）

I 水痘・帯状疱疹

1 水痘（水ぼうそう）（図21）

　　水痘・帯状疱疹ウイルスによる1歳前後を中心に幼児期に感染が起こる．
10～20日の長い潜伏期の後発病し，発熱，頭痛さらに紅斑，そして全身に水泡
が形成され最後には痂（かさぶた）となって脱落する．

治療

　　バラシクロビル，アシクロビルなどが用いられる．5日間投与する．

予防

　　小児を対象としたワクチンが定期接種A類に指定されている．

> **臨床で重要**
>
> 水痘
>
> **必要な対策**：標準的予防策，飛沫核，飛沫，接触感染対策
>
> **院内感染症の予防措置**：麻疹に準ずる．まず接触感染対策とそれに加え飛沫核
> 　感染対策を行う．エンベロープを有するウイルスであることから消毒液に対
> 　する感受性は高い．次亜塩素酸ナトリウム，消毒用アルコール，ポビドンヨー
> 　ドなど中水準消毒液が推奨される．
>
> **院内感染が起きやすい状況**：入院を必要とする水痘患者は，肺炎や脳炎などを
> 　合併する者や基礎疾患を有する小児である．飛沫核感染するので，妊婦，新
> 　生児，白血病患者，移植患者，HIV感染者などハイリスク患者と同室しない
> 　よう病棟管理に注意を払う．
>
> **院内感染が起きた際の対応**：麻疹に準ずる．水痘では，発疹が出現後，48時間
> 　以内に治療薬アシクロビル投与を開始する．

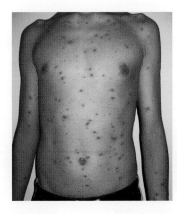

図21　小児の水痘
撮影：アメリカ疾病予防管理センター
(https://commons.wikimedia.org/
wiki/File:Varicela_Aranzales.jpg)

2 帯状疱疹

　快復後も神経に潜伏感染を続け，成人で回帰発症すると**帯状疱疹**の原因となる．神経節に沿って片側性に激痛が発生し発疹が現れる．5日以内に治療を開始しないと後遺症が残ることがある．

治療

　バラシクロビル，アシクロビルなどが用いられる．7日間投与する．

予防

　成人帯状疱疹予防のための任意接種がある．小児には弱毒生ワクチンの接種が行われている．定期接種A類に指定されている．

J 敗血症

　ほとんどの場合，レンサ球菌，ブドウ球菌，大腸菌，緑膿菌などにより，皮膚の化膿，肺炎などの呼吸器感染症や肝臓，腎臓，腸などの感染症などが最初に引き起こされ，免疫能が低いとさらに**敗血症**となることがある．重篤な全身性反応と重要な臓器の機能不全が引き起こされる．敗血症性ショックは，敗血症によって生命を脅かす低血圧，および臓器不全が引き起こされている病態を指す．ショックを起こした患者の約30～40％が死亡する．

　MRSAをはじめさまざまな院内感染起因菌が，敗血症の原因となる．最近は，カルバペネム耐性腸内細菌科細菌● (carbapenem-resistant *Enterobacteriaceae*：CRE) による敗血症をはじめとする院内感染が問題となっている．重症細菌感染症治療の切り札として位置づけられているカルバペネム系薬に耐性を獲得した腸内細菌科細菌をCREとよぶ．腸内細菌科細菌には，エシェリヒア属，クレブシエラ属，エンテロバクター属，シトロバクター属，プロテウス属，セラチア属など20数属の菌が含まれるが，CREとしてはメタロ-β-ラクタマーゼ産生大腸菌やカルバペネマーゼ産生肺炎桿菌などが特に問題となっている．尿

●カルバペネム耐性腸内
　細菌科細菌
→6章-2-7

路，呼吸器，肝胆道系，菌血症・敗血症，その他各種感染症の原因となる．その典型例として，カルバペネマーゼ産生肺炎桿菌による菌血症や敗血症では，患者の50％が死亡するという報告もある．CRE感染症は難治性であり，致死率も高い．全世界的な院内感染拡大が起こっていることも問題である．

治療

ただちにエンペリック治療を開始する．起因菌が判明した後は，最適な抗菌薬に切り替える．

臨床で重要

カルバペネム耐性腸内細菌科細菌（CRE）感染症

必要な対策： 標準的予防策，接触感染対策

院内感染症の予防措置： カルバペネム系薬および広域 β-ラクタム系薬に対して耐性を示す大腸菌や肺炎桿菌などの腸内細菌科細菌の総称である．標準的予防策，抗菌薬の適正使用，環境衛生を徹底する．腸管に長期間にわたって保菌する者がみられる．接触感染対策として流水と石けんによる手洗いやアルコール手指消毒を徹底する．定期的ICTによる病院内の環境の微生物学調査を行い，早期発見を心がける．

院内感染が起きやすい状況： 病院内において広域抗菌スペクトルの抗菌薬の乱用は，保菌者の増加を招く．免疫能の低下した患者や外科手術後の患者，抗菌薬を長期使用している患者などに接触感染が起こりやすい．手術後の創部の感染症などを起こすことがあるので，注意が必要である．経管栄養や尿路カテーテル留置症例は感染リスクが高い．保菌者のおむつの交換時は，糞便を介して介護者の手指に付着し感染を広げることがある．

院内感染が起きた際の対応： CRE感染者は個室対応とし感染源，感染経路の特定，さらに環境の消毒を実施する．

9 皮膚・軟部組織感染症

はじめに

軟部組織とは，生体における骨格以外の支持組織のことである．腱，靭帯，筋膜，皮膚，脂肪組織などと，血管，横紋筋，平滑筋，末梢神経組織を含む．軟部組織の1つである皮膚は，表皮，その下にある結合組織系の真皮，皮下組織で構成される（図22）．

Ⓐ 伝染性膿痂疹 （図23）

　黄色ブドウ球菌，または化膿レンサ球菌が表皮から感染し，水疱（水ぶくれ），または膿疱（膿を含んだ水疱）を形成する皮膚化膿性疾患である．水疱がつぎつぎと全身に広がる様子から，**とびひ**とよばれる．黄色ブドウ球菌の産生する毒素が原因である．患部を消毒し，清潔に保つとともに，抗菌薬の外用剤で治療する．

Ⓑ 丹毒

　主に化膿レンサ球菌が原因である．小児と高齢者にみられる真皮に達する浮腫性の紅斑で，悪寒，発熱を伴う．治療にはペニシリン系薬が用いられる．

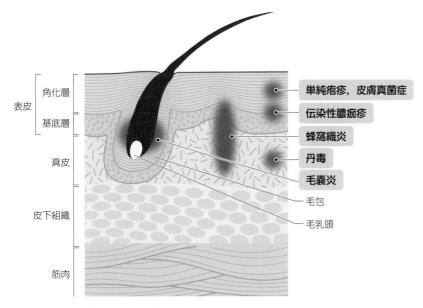

図22　皮膚の構造と皮膚感染症

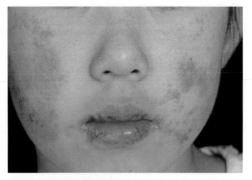

図23　伝染性膿痂疹
「感染症病理アトラス 電子版書籍（e-BOOK）」（堤寛/
著），2017より転載

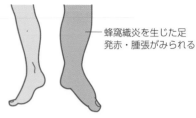

蜂窩織炎を生じた足
発赤・腫張がみられる

図24　蜂窩織炎

C 毛嚢炎

　黄色ブドウ球菌による毛包の感染症で表皮からさらに真皮に達する．毛嚢炎が1つの毛包に限局するものを「せつ」，複数に拡大したものを「よう」とよぶ．治療にはセフェム系薬を経口投与する．

D 蜂窩織炎 (図24)

　四肢に好発するびまん性の化膿性炎症で，皮膚の微細な傷から黄色ブドウ球菌などが侵入することで，感染が真皮から皮下組織にまで達し，局所の発赤・腫張を起こす．また，発熱や悪寒なども引き起こされる．主に，黄色ブドウ球菌，次に化膿レンサ球菌が原因となる．

E 単純疱疹（単純ヘルペス感染症）

　単純ヘルペスウイルス1型（HSV1），または2型（HSV2）の潜伏感染ウイルスの再活性化により皮膚や粘膜に水疱性の病変を形成する．出現する粘膜の部位により**口唇ヘルペス感染症**（図25），**角膜ヘルペス感染症**，**性器ヘルペス感染症**などがある．

治療

　抗ヘルペス薬であるアシクロビル，バラシクロビル，ビダラビンなどが用いられる．

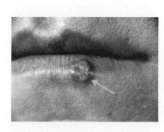

図 25　口唇ヘルペス感染症
撮影：アメリカ疾病予防管理センター
(https://commons.wikimedia.org/
wiki/File:Herpes(PHIL_1573_lores).
jpg)

F　皮膚真菌症

　ミクロスポリウムやトリコフィトンなどの白癬菌（皮膚糸状菌）の表皮感染
により起こる．皮膚のケラチンを栄養源として増殖する．手，足，爪（水虫），
体部（ぜにたむし），股部（いんきんたむし），頭部（しらくも）などを生ずる．
紅斑，水疱，搔痒感などの症状が出るが無症状の場合もある．

検査

　皮膚や爪を採取し水酸化カリウム処理して顕微鏡で観察する．

治療

　抗真菌薬の外用あるいは内服を行う．爪白癬の場合は，イトラコナゾールの
パルス療法を行う．7 日間服用を行った後，3 週間休薬する．これを 1 サイク
ルとしてこれを 3 回くり返す．外用薬では，ルリコナゾールやエフィコナゾー
ルを使用する．

臨床で重要

白癬菌（皮膚糸状菌）

必要な対策：接触感染対策

院内感染症の予防措置：皮膚糸状菌症は免疫不全患者で発症しやすい．通常は
日常的な清拭，洗浄，湿式清掃で十分である．低水準消毒薬には抵抗性であ
るので，中水準以上の消毒薬である次亜塩素酸ナトリウム液，アルコールを
用いる．熱水（80℃10 分間）でも死滅する．患者の患部に触れる際は，手
袋をする．角質化した皮膚の脱落片や爪水虫を切った爪からも感染が起こる
ので，清掃を丹念に行う．

院内感染が起きやすい状況：患者の皮膚との直接接触，あるいは角質化した皮
膚の脱落片からの感染が起こる．

院内感染が起きた際の対応：ただちに抗真菌薬での治療を行うとともに，他の
患者との皮膚接触を防ぐ．衣類などは，別に洗濯する．足拭きマットやスリッ
パの共同使用を中止する．

疥癬の対策（接触感染対策）

【院内感染症の予防措置】

疥癬虫（ヒゼンダニ，体長0.3〜0.4 mm：図26）は患者の皮膚から接触感染したり，寝具やリネンを介して間接感染する．ダニに対するアレルギー反応でありかゆみや皮疹が現れるまで約1カ月，高齢者では数カ月かかることもあるので，早期発見が難しい．患者の入院時に，疥癬の有無をよく調べることが大切である．定期的に顕微鏡などで，患者の皮膚上のダニや虫卵の有無を調べる．角化型疥癬（ノルウェー疥癬，100万匹以上のダニが寄生した状態）の患者に触れる際は，手袋やガウンを着用し接触感染対策を行う．患者の衣類は50℃以上，10分間以上湯に浸した後に洗濯する．

【院内感染が起きやすい状況】

免疫能が低下した高齢者で感染が起こりやすい．ヒトからヒトへの直接接触や寝具などを介した間接感染が問題となる．集団発生のほとんどは角化型疥癬の患者が感染源である．はがれ落ちたフケのような角質には多数のダニが含まれており，重大な感染源になる．病室を清潔にすることが重要である．粘着シートなどで部屋を掃除する．

【院内感染が起きた際の対応】

命にかかわることはないが，患者のQOLには大きく影響する．角化型疥癬の患者は隔離が必要である．患者には治療薬イベルメクチンの投与を行う．

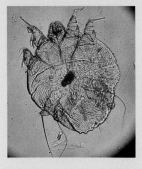

図26 疥癬の原因となるヒゼンダニ
©Kalumet，クリエイティブ・コモンズ・ライセンス：CC BY-SA 3.0
(https://commons.wikimedia.org/wiki/File:Sarcoptes_scabei_2.jpg)

チェック問題

以下の問いに○または×で答えよ.

- **Q1** かぜ症候群の多くは, 抗生物質で治療できる.
- **Q2** 冬場の鼻かぜの原因の第1位はマイコプラズマである.
- **Q3** 市中肺炎の原因の第1位は, 肺炎球菌である.
- **Q4** 結核の治療は, 半年の服薬が必要である.
- **Q5** インフルエンザの治療には, 発病から抗インフルエンザ薬を48時間以内に服用する必要がある.
- **Q6** B型肝炎では, キャリア母体から新生児への垂直感染が最も重要である.
- **Q7** C型肝炎は, 一過性の急性肝炎となるが, 慢性化はしない.
- **Q8** 黄色ブドウ球菌食中毒の予防には, 調理者が手袋をして食品を取り扱うことが重要である.
- **Q9** ウエルシュ菌食中毒の予防には, 大鍋をよくかき混ぜることも必要である.
- **Q10** ノロウイルス感染症では, ヒトからヒトへの感染予防のため, 手指のエタノール消毒が欠かせない.
- **Q11** ヘリコバクター・ピロリは, 3剤併用で胃粘膜より除菌できる.
- **Q12** クラミジア感染症では, パートナーの治療は必要ない.
- **Q13** 後天性免疫不全症候群は, 起因ウイルスがヘルパーT細胞に感染しそれを死滅させるので発症する.
- **Q14** 細菌性髄膜炎よりウイルス性髄膜炎の方が重症化する.

付 録

●感染症，病原微生物，免疫，治療などに関する情報サイト

検索サイト	得られる情報	URL
国立感染症研究所（NIID）	感染症情報一般	https://www.niid.go.jp/niid/ja/
国立感染症研究所感染症疫学センター	国内の感染症の発生動向	https://www.niid.go.jp/niid/ja/from-idsc.html
世界保健機関（WHO）	世界の感染症情報	https://www.who.int/
アメリカ疾病予防管理センター（CDC）	アメリカの感染症情報	https://www.cdc.gov/
厚生労働省	健康・医療・食中毒・医薬品・医療機器など	https://www.mhlw.go.jp/stf/seisakunitsuite/bunya/kenkou_iryou/index.html
農林水産省	食中毒	https://www.maff.go.jp/j/syokuiku/kodomo_navi/featured/afp1.html
日本感染症学会	感染症の現状と対策	http://www.kansensho.or.jp/modules/topics/index.php?content_id=1
日本ウイルス学会	ウイルス学	http://jsv.umin.jp/pub/publications.html
日本環境感染学会	院内感染対策・ワクチンのガイドラインなど	http://www.kankyokansen.org/modules/publication/index.php?content_id=10
日本臨床微生物学会	臨床微生物学	http://www.jscm.org/
日本免疫学会	免疫学	https://www.jsi-men-eki.org/general/q-a/
日本細菌学会	細菌学	http://jsbac.org/youkoso/index.html
日本医真菌学会	真菌学	http://www.jsmm.org/
日本寄生虫学会	寄生虫学	http://jsp.tm.nagasaki-u.ac.jp/academic/
千葉県臨床検査技師会 寄生虫アトラス	寄生虫の写真や動画	http://www.chiringi.or.jp/k_library/ippan/kisei/menu.htm
日本化学療法学会	抗菌化学療法の用語集	http://www.chemotherapy.or.jp/publications/glossary_online.html
日本医師会	医学	https://www.med.or.jp/
日本看護協会	看護学	https://www.nurse.or.jp/
医薬品医療機器総合機構（PMDA）	医薬品・医療機器など	https://www.pmda.go.jp/
国立国際医療研究センター研究所	新興・再興感染症，国際感染症の最前線	http://www.ri.ncgm.go.jp/index.html
厚生労働省検疫所	世界の感染症情報，海外渡航のための予防接種情報	https://www.forth.go.jp/index.html
地方衛生研究所	日本各地の感染症情報	http://www.chieiken.gr.jp/
全日本病院協会	医療関連感染防止対策	https://www.ajha.or.jp/
日本赤十字社	献血・輸血・血液製剤	http://www.jrc.or.jp/activity/blood/
日本骨髄バンク	骨髄移植ドナー登録	https://www.jmdp.or.jp/
株式会社サラヤ	正しい手洗い	https://family.saraya.com/tearai/index.html
Nursing Canvas Web	看護師国家試験（時期，出題内容，対策など）	http://nursing-canvas.jp/
ナースフル	看護師国家試験過去問	https://nurseful.jp/student/

■感染症の流行する時期

感染症分類	感染症	病原体	流行する月											
			4	5	6	7	8	9	10	11	12	1	2	3
感覚器感染症	流行性耳下腺炎（ムンプス）	ムンプスウイルス												
呼吸器系・全身感染症	溶血性レンサ球菌感染症	化膿レンサ球菌												
呼吸器系感染症	インフルエンザ	インフルエンザウイルス												
	ヘルパンギーナ	エンテロウイルス，コクサッキーウイルス，エコーウイルス												
	咽頭結膜熱（プール熱）	ヒトアデノウイルス												
	マイコプラズマ肺炎	肺炎マイコプラズマ												
	かぜ症候群	ライノウイルス，アデノウイルス，ヒトRSウイルスなど												
消化器系感染症	ロタウイルス下痢症	ロタウイルス												
	ノロウイルス感染性腸炎	ノロウイルス												
	腸炎ビブリオ食中毒	腸炎ビブリオ												
	カンピロバクター食中毒	カンピロバクター・ジュジュニ/コリ												
	サルモネラ属菌食中毒*	腸炎菌，ネズミチフス菌												
	腸管出血性大腸菌食中毒	腸管出血性大腸菌												
節足動物媒介性感染症	ツツガムシ病	ツツガムシ病リケッチア												
	日本紅斑熱	日本紅斑熱リケッチア												
全身性感染症	麻疹	麻疹ウイルス												
	風疹	風疹ウイルス												
	手足口病	エンテロウイルス，コクサッキーウイルス，エコーウイルス												
皮膚・軟部組織感染症	水痘	水痘・帯状疱疹ウイルス												

■：各感染症の流行する時期　　：やや流行する時期

＊サルモネラ属菌食中毒はこれまでは秋から流行があったが，今は1年中ある．

感染症マップ

■日本

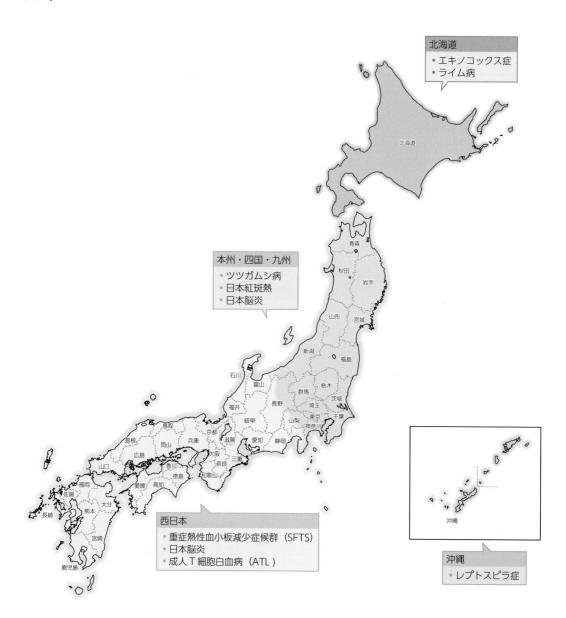

北海道
- エキノコックス症
- ライム病

本州・四国・九州
- ツツガムシ病
- 日本紅斑熱
- 日本脳炎

西日本
- 重症熱性血小板減少症候群（SFTS）
- 日本脳炎
- 成人T細胞白血病（ATL）

沖縄
- レプトスピラ症

■世界

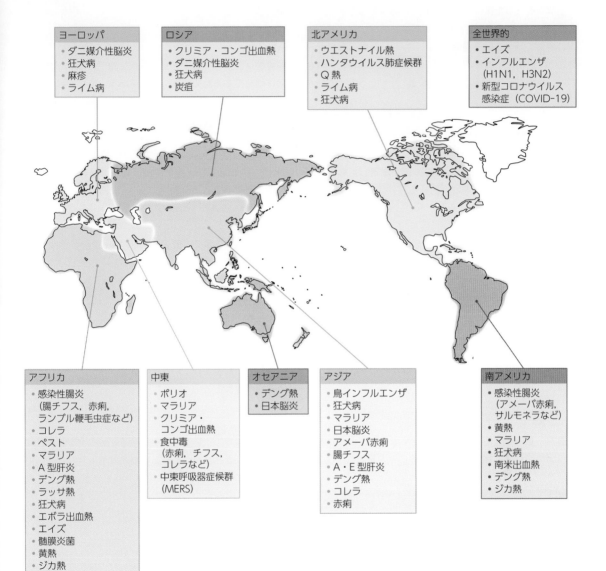

ヨーロッパ
- ダニ媒介性脳炎
- 狂犬病
- 麻疹
- ライム病

ロシア
- クリミア・コンゴ出血熱
- ダニ媒介性脳炎
- 狂犬病
- 炭疽

北アメリカ
- ウエストナイル熱
- ハンタウイルス肺症候群
- Q熱
- ライム病
- 狂犬病

全世界的
- エイズ
- インフルエンザ
  (H1N1，H3N2)
- 新型コロナウイルス
  感染症（COVID-19）

アフリカ
- 感染性腸炎
  (腸チフス，赤痢，
  ランブル鞭毛虫症など)
- コレラ
- ペスト
- マラリア
- A型肝炎
- デング熱
- ラッサ熱
- 狂犬病
- エボラ出血熱
- エイズ
- 髄膜炎菌
- 黄熱
- ジカ熱

中東
- ポリオ
- マラリア
- クリミア・
  コンゴ出血熱
- 食中毒
  (赤痢，チフス，
  コレラなど)
- 中東呼吸器症候群
  (MERS)

オセアニア
- デング熱
- 日本脳炎

アジア
- 鳥インフルエンザ
- 狂犬病
- マラリア
- 日本脳炎
- アメーバ赤痢
- 腸チフス
- A・E型肝炎
- デング熱
- コレラ
- 赤痢

南アメリカ
- 感染性腸炎
  (アメーバ赤痢，
  サルモネラなど)
- 黄熱
- マラリア
- 狂犬病
- 南米出血熱
- デング熱
- ジカ熱

チェック問題 解答解説

第1章

A1：◯
検視解剖を行った医師が管理する産科病棟では産褥熱の患者が多いことに気がつき，検死解剖後に病棟に行く前に手指の消毒を行うことを提案した．しかし，医師の手指が汚染されていることが理解されず，非業の死を遂げた．現在では，院内感染予防の父とよばれる．

A2：◯
液体培養では複数の微生物が存在すると混ざり合って増殖するため，それぞれの微生物を純粋に取り出せない．固形培地では，1つのコロニーは1つの菌が増殖したものであるため，純粋な微生物を取り出せる．

A3：◯
1950年頃までの日本では死亡原因の第1位であり国民病といわれた．ストレプトマイシン，イソニアジドなど抗結核薬が開発されると激減した．

A4：✕
抗菌薬の開発で多くの細菌性感染症は治るようになった．一方，抗菌薬の乱用によって薬剤耐性菌が出現し，このままでは将来使用できる抗菌薬がなくなることが危惧されている．

A5：✕
抗菌薬の乱用は耐性菌の出現を誘発するので控えなければならない．必要な場合のみ使用することが望ましい．

第2章

A1：✕
ウイルスは電子顕微鏡を使用しないと見ることができない．細菌の1/50程度の大きさである．

A2：◯
原核生物である細菌では，むき出しのDNAが細胞質に存在する．核膜に囲まれた核構造はない．

A3：◯
真菌は真核生物であり，核構造を有する．その他の細胞小器官も有する．

A4：◯
真菌のなかでも，糸状菌がいわゆるカビである．他に酵母型真菌もある．

A5：✕
酵母菌は真菌の仲間であり，真核生物である．一方，大腸菌は細菌であるため，原核生物である，全く細胞構造が異なる．

A6：◯
グラム陽性菌（代表：黄色ブドウ球菌）とグラム陰性菌（代表：大腸菌）に大別できる．病院の検査室で，細菌の鑑別の際に必ず行う染色法である．

A7：◯
栄養分や温度，水分，酸素などが増殖に最適な条件下において，大腸菌は30分に1回分裂する．腸炎ビブリオでは10分，一方結核菌は15時間ほどかかる．

A8：✕
すべての細菌が芽胞になれるわけではない．一部の細菌（バシラス属菌，クロストリジウム属菌など）は，栄養型から芽胞へ変化する．芽胞になると加熱や乾燥に対する抵抗性が高まる．

A9：✕
ウイルスは，二分裂で増殖する細菌などの他の生物とは全く異なり，宿主細胞に感染しこれをウイルスの合成工場に変える．ウイルスを形成するタンパク質や核酸を合成させ，これを組み合わせ完成型のウイルスが増殖する．この過程を素材の合成と組立てとよぶ．

A10：✕
リケッチアは偏性細胞内寄生菌であり，宿主細胞内において二分裂で増殖する．二分裂増殖する点からも，ウイルスではなく細菌である．

第3章

A1：◯
微生物に起因する病気を感染症とよぶ．感染症でもヒトからヒト，動物からヒトに感染しやすいものを，特に伝染病

とよぶ.

A2：✕
発病前の潜伏期間でも感染源となりうる.

A3：✕
見た目は健康でも病原体を排出することがある.

A4：✕
きわめて病原性の弱い微生物でも，身体の抵抗力の低下した高齢者や基礎疾患をもった患者，免疫不全者では感染発病する．これを日和見感染症という.

A5：✕
本来生体にいる微生物でも感染の原因となる．例えば腸管内の大腸菌が尿道に侵入すると膀胱炎，尿道炎を起こす．これを異所性感染という.

A6：✕
易感染性宿主とは，身体の抵抗力の低下した高齢者や基礎疾患をもった患者，免疫不全者など免疫能が低下した患者のことである．日和見感染の感染リスクが高い.

A7：✕
垂直感染あるいは母子感染という．水平感染は患者と通常の健常者間の感染を指す.

A8：✕
性行為を介して直接感染する．器物を介することは稀である.

A9：◯
結核菌は乾燥に強いため，呼気中の飛沫が乾燥して飛沫核となっても，そこに含まれる結核菌は感染力を維持している．そのため飛沫核感染（空気感染）する.

A10：✕
血液媒介性である．現在特に問題となっているのは，感染した母体から新生児への垂直感染である．他に性行為，医療行為，針刺し事故などでも感染することがある.

A11：✕
ヒト免疫不全ウイルス（HIV），ヒトT細胞白血病ウイルスは母乳を介して感染する.

A12：✕
再興感染症である．抗結核薬により治療できるようになっ

たが，薬剤耐性菌が出現したことで，再び脅威を増している.

第4章

A1：✕
免疫が不利益な例としてアレルギー反応がある．花粉症や喘息，かぶれなどである．それが急激に激しく起こると命にかかわることがある．例として，ペニシリンショックやハチ毒のショックなどがある.

A2：◯
免疫担当細胞はそのすべてが骨髄の幹細胞が分化したものである.

A3：◯
B細胞は骨髄で生まれ，骨髄で成熟するリンパ球であり，体液性免疫の主体となる．抗体を産生する状態のB細胞を特に形質細胞とよぶ.

A4：✕
好中球は細菌感染初期防御にあたり，食菌して微生物を排除する．Ⅰ型アレルギーにかかわるのは好塩基球である.

A5：✕
免疫の司令官にあたるヘルパーT細胞（CD4陽性T細胞）に感染し，細胞死に導く．このため免疫不全となる.

A6：✕
IgMである．1分子のIgMは，10分子の抗原を捕獲できる．これで感染初期の病原体の排除を行う．この後，IgGに切り替わり，より大量のIgGが産生され，病原体の排除にあたる.

A7：◯
IgGは主力の抗体である．胎盤を通じて母体から新生児へも移行し，免疫が未発達な新生児を病原体から守る.

A8：◯
二次免疫応答あるいは既往症反応ともよぶ．一度目の抗原侵入で免疫が成立し，二度目には，この抗原に対応する免疫細胞がすぐに増殖を開始するため，強い免疫反応がただちに起こる．予防接種を複数回行うのも，この反応を利用している.

A9：◯
花粉症の患者は花粉に対するIgEが産生されている状態に

あり，ここに花粉が侵入するとIgEと花粉抗原の複合体が形成され，好塩基球や肥満細胞などを刺激し，細胞内顆粒の放出を起こす．この顆粒中のヒスタミンの生理作用でアレルギー症状が起こる．

A10：○
結核菌成分であるツベルクリンを皮内に少量接種すると，結核感染者や過去に感染した経験のある者，BCG予防接種者では，結核菌に対する免疫担当細胞がすでに刺激されているため，マクロファージなどの炎症細胞が集結し，発赤を呈する．これは細胞性免疫反応である．

第5章

A1：✕
感染症指定医療機関に入院させる．これらの病院には，飛沫核感染を防ぐことができる陰圧室などの感染症に対する設備がある．

A2：✕
インフルエンザはB類疾病に指定され，65歳以上の高齢者が対象である．その他の年齢層は，任意接種として行う．

A3：✕
弱毒生ワクチンは，病原性は弱いが感染力のある病原体をワクチンとしているため，稀に感染発病のリスクがある．一方，不活化ワクチンは，加熱や化学処理で感染力をなくした病原体をワクチンとしているため安全性は高いが，免疫刺激力は弱い．

A4：○
芽胞を含むすべての病原体を不活化できる．

A5：✕
栄養型細菌は70℃，10分間程度で死滅するが，芽胞は180℃，1時間の乾熱滅菌，あるいは，121℃，水蒸気圧2気圧，15分間高圧蒸気滅菌することで滅菌できる．

A6：○
熱に弱いプラスチック器具は，γ線照射滅菌する．

A7：✕
消毒である．感染力のある微生物を減らすことができれば，完全になくさなくても感染リスクを低減できる．

A8：○
滅菌に近い強い殺菌力があるため，毒性も強く生体には使用できない．内視鏡など，加熱滅菌できない器物の消毒に使用する．

A9：✕
次亜塩素酸ナトリウムは生体には使用できないが，比較的安全性が高く，消毒力も強い．

A10：○
消毒用エタノールは，結核菌に有効である．

A11：✕
汗は対象外．対象は，血液や体液，糞便などの生体由来湿性成分と粘膜，傷のある皮膚である．

A12：✕
感染症でなくとも，傷病者はB型肝炎など何らかの血液媒介性感染症のキャリアかもしれないため，標準的予防策を実施する．

A13：○
医療者は飛沫核感染の防止のため，N95マスクを使用する．

A14：✕
リキャップ時に誤って自分の手を指すことがあるため（針刺し事故），行ってはならない．

第6章

A1：✕
乱用は薬剤耐性菌の出現の可能性を高めるため，起因菌が確定したら，デ・エスカレーションを行う．

A2：✕
患者の病状を改善させるため，臨床症状と経験にもとづいて起因菌を推定し，適切と思われる薬剤を投与する．多くの場合，広域抗菌スペクトルの薬剤を使用する．検査により起因菌が確定した後は，標的治療に移行する．

A3：✕
ただちに薬剤の服用を中止する．

A4：✕
抗菌薬によって，一部の腸内のビタミン産生菌も死滅するため，ビタミン欠乏となることがある．

A5：✕

病原性は変わらない．抗菌薬に対する抵抗性だけが異なる．

A8：◯

D：ジフテリア，P：破傷風，T：百日咳で1つのワクチンを構成している．これに不活化ポリオ（IPV）を加えたのが，DPT-IPV四種混合ワクチンである．

A6：◯

現在の抗HIV薬は発症を遅らせる薬であるため，感染者は一生服用を継続する必要がある．また，完治できる薬はない．

A9：◯

結核菌は乾燥に強いため，飛沫が乾燥して飛沫核となっても感染力を維持しており，飛沫核感染（空気感染）する．

A7：◯

C型肝炎については，2011年からウイルス直接作用薬（DAA）が開発されて，その治癒率が劇的に向上し，90％以上となった．

A10：◯

BCGは弱毒ウシ型結核菌よりなる予防ワクチンである．生後1歳までに接種し，約10年程度の予防効果がある．

第7章

A1：◯

手指の黄色ブドウ球菌が食品に混入し，増殖，エンテロトキシンを産生する．それを食すると毒素を食べることになるため，嘔吐・下痢などが起こる．食品は黄色ブドウ球菌にとって，格好の培地である．

A11：✕

カンピロバクターは鶏肉などによる食中毒起因菌である．胃潰瘍はヘリコバクター・ピロリにより起こされる．

A12：◯

胃潰瘍，十二指腸潰瘍の原因であり，さらに胃がんの危険因子である．

A2：✕

性行為を通じて，直接接触感染する．

A13：✕

偏性嫌気性芽胞形成菌で，レトルト食品や缶詰などの中で芽胞が栄養型となりボツリヌス毒素を産生する．毒素は神経を麻痺させ，呼吸不全で死亡することがある．

A3：◯

腸管出血性大腸菌はウシなどの腸管に生息し，食肉を汚染する．100個ほどの少数でも感染するため，生肉や焼き肉でも焼き方が不十分であると感染することがある．

A14：◯

性行為感染症であり，近年患者が急増し，5,000人／年（全国）の患者が出ている．

A4：◯

腸炎菌はニワトリに感染しており，卵の殻だけでなく内部にも存在する（in egg）．これらを生で食べることで感染する．

A15：◯

冬季に学校などで集団感染が起こることがある．細胞壁をもたないため，ペニシリン系薬，セフェム系薬など細胞壁合成阻害薬は無効である．

A5：◯

緑膿菌はヒトの手指や環境，特に水回りなどに普遍的に生息している．バイオフィルムを排水口内に形成しており，病院環境では流し台が感染源になることがある．

A16：✕

性器クラミジア感染症である．指定された医療機関からの報告（定点報告）でも，25,000人程度発生している．すべての医療機関であれば膨大な数になると考えられる．

A6：✕

腸炎ビブリオは海産性魚介類に付着している．刺身などの生魚が原因となる．

第8章

A1：✕

水痘・帯状疱疹ウイルスは，水痘（水ぼうそう），帯状疱疹の原因となる．生殖器のいぼとは，尖圭コンジローマの

A7：◯

レジオネラは土壌から水環境に侵入し，循環式浴槽ではそ

ことであり，ヒトパピローマウイルス（HPV）の一部が原因となる．良性のいぼである．一方，一部のHPVは，子宮頸がんの原因となる．

A2：○
夏季にプールの水を介して子どもの間で感染し，急な発熱，頭痛，咽頭炎，結膜炎などを呈する．

A3：✕
抗生物質などの抗菌薬はウイルスには無効である．抗インフルエンザ薬を発病より48時間以内に服用する．

A4：✕
コプリック斑とは，麻疹（はしか）発症から2，3日後にほおの内側にできる白色の水疱である．ほとんどの症例でみられるため，診断の決め手になる．

A5：○
妊娠初期（3カ月以内）に妊婦が風疹に初感染すると，流産，死産もしくは先天性風疹症候群（心奇形，難聴，白内障など）を引き起こす．

A6：○
乳幼児下痢症の主要な病原体で，糞便中に排泄されたウイルスを経口摂取することで感染する．定期接種の予防ワクチンがある（2020年10月より）．

A7：✕
冬季に流行する．特に，集団感染や重症化しやすい高齢者には注意が必要である．

A8：○
母親がキャリアの場合は，母乳を使用せず，人工保育することで感染を防ぐ．

A9：○
血液製剤，輸血，針刺し事故など血液を介する感染がある．

A10：✕
B型肝炎でも慢性化するが，C型の方がより慢性化しやすい．また，その後，肝臓がんへ移行しやすい．

A11：○
血液や性行為でも感染するが，最も問題となるのは，出産時の母体から新生児への垂直感染である．

A12：✕
経口感染する．一次感染では，汚染されたカキなどが原因となることが多い．一過性の急性肝炎を呈し，慢性化はしない．

第9章

A1：✕
真菌は真核生物である．一方，細菌は原核生物であるため，その細胞構造は大きく異なる．

A2：○
真菌の感染部位により，しらくも（頭部白癬），いんきんたむし（股部白癬），爪水虫（爪白癬）などに分けられる．

A3：✕
ヒトの常在菌であり，環境にも生息する病原性の弱い菌である．真菌であるため抗菌薬が効かず，菌交代症や日和見感染症の原因となる．

第10章

A1：✕
ある．アカントアメーバはコンタクトレンズを汚染し，角膜炎など目の感染を起こす．

A2：✕
クリプトスポリジウムは環境中でオーシストとして存在するため，塩素消毒に耐性である．適正に消毒された水道水でも感染が起こる．

A3：○
トキソプラズマに妊婦が初感染すると，胎児の先天奇形の原因となる．

A4：○
現在，マラリアは国内感染はない．しかし，海外旅行中に感染し，帰国後発症する輸入感染症例は多数ある．

第11章

A1：✕
多細胞の動物の寄生虫である．

A2：○
冷凍することでアニサキスは凍死する．細菌やウイルスはこのようなことはないため注意すること．

A3 : ◯

キタキツネなどの糞便中に虫卵が排出され，これをヒトが水などとともに経口摂取し，感染する．

第12章

A1 : ✕

かぜの多くはウイルスが原因である．抗生物質は抗菌薬の一種であり，細菌感染には効果が期待できるが，ウイルスには無効である．

A2 : ✕

ライノウイルスが最も多い．他にヒトコロナウイルス，コクサッキーウイルス，エンテロウイルス，ヒトアデノウイルス，ヒトRSウイルスなどが原因となる．

A3 : ◯

市中肺炎としては肺炎球菌，他にインフルエンザ菌などが原因となる．

A4 : ◯

6カ月間抗結核薬を服用する．途中で中止すると耐性菌となることがある．

A5 : ◯

インフルエンザウイルスが全身感染を起こす前に，抗インフルエンザ薬を服用する必要がある．

A6 : ◯

他に針刺し事故や性行為なども原因となる．検査が確立した現在では，輸血や血液製剤で感染することはない．

A7 : ✕

非常に慢性化しやすい．さらに肝臓がんへの移行するリスクも高い．

A8 : ◯

手指の常在菌である黄色ブドウ球菌が食品中でエンテロトキシンを産生することで，毒素型食中毒を起こす．ビニールの手袋が汚染予防に効果的である．

A9 : ◯

偏性嫌気性芽胞形成菌であるウエルシュ菌は，学校給食などの大鍋が冷える過程で嫌気的な鍋底で発芽し，増殖する．混ぜることで好気的にして増殖を防ぐことができる．

A10 : ✕

エンベロープをもたないノロウイルスに消毒用エタノールは無効である．次亜塩素酸ナトリウムを使用する．

A11 : ◯

アモキシシリン，クラリスロマイシン，プロトンポンプ阻害薬の3剤で除菌する．

A12 : ✕

パートナーも感染している可能性が高いので，両方治療する必要がある．

A13 : ◯

ヘルパーT細胞の死滅減少で免疫不全となる．

A14 : ✕

一般に細菌性髄膜炎は重症になる．肺炎球菌，インフルエンザ菌などは小児の死亡，後遺症などを起こす．

索 引
index

数 字

欧 文

A

B

C

D~F

H・I

L~N

index

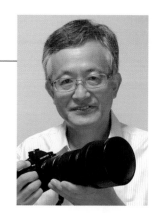

増澤 俊幸 （ますざわ　としゆき）

千葉科学大学・薬学部・教授（薬学博士）

【出身】 長野県岡谷市（諏訪湖のあるところ，八ヶ岳や霧ヶ峰高原など，温泉，諏訪湖上花火大会など見所は満載，7年に一度しか開催されないお祭り「御柱祭」も有名です）．

【学歴・職歴】 静岡薬科大学卒業，同大学院修士課程修了，静岡県立大学薬学部助手，同助教授を経て千葉科学大学薬学部教授となる．この間に薬学博士（静岡薬科大学大学院）を取得し，米国ミネソタ大学客員教授を務める．

【看護微生物学教育歴】 島田市立看護専門学校，静岡済生会看護専門学校，銚子市立銚子西高等学校（現 銚子高等学校），ならびに銚子市立銚子高等学校看護科，国保小見川総合病院付属看護専門学校，千葉科学大学看護学部．

【研究】 スピロヘータ，特に新興マダニ媒介性感染症である「ライム病」の病原体であるボレリアと，人獣共通感染症病原体であるレプトスピラの研究を行ってきた．国内，海外の野山，森林，原野を駆け回り，茂みにねずみ取りを仕掛け，旗を振ってはマダニを採取し，これらから病原体の分離を行ってきた．いわゆる病原微生物ハンターである．顕微鏡下で，元気に泳ぐレプトスピラを見るとつい，「今日も元気だね」と話しかけてしまう危険なやつである．

【趣味】 写真撮影，さらにコロナのStay homeの間に動画撮影とその編集もはじめた．インスタグラムなどのSNSに投稿中．

感染制御の基本がわかる微生物学・免疫学

2020年10月10日　第1刷発行	著　者	増澤俊幸
2023年 2月10日　第3刷発行	発行人	一戸裕子
	発行所	株式会社 羊 土 社

〒101-0052
東京都千代田区神田小川町2-5-1
TEL　03（5282）1211
FAX　03（5282）1212
E-mail　eigyo@yodosha.co.jp
URL　www.yodosha.co.jp/

ⓒ YODOSHA CO., LTD. 2020
Printed in Japan

表紙オブジェ　京楽堂 片山瑳紀（判子作家）
印刷所　株式会社 平河工業社

ISBN978-4-7581-0975-8

羊土社　発行書籍

解剖生理や生化学をまなぶ前の　楽しくわかる生物・化学・物理

岡田隆夫／著，村山絵里子／イラスト
定価 2,860 円（本体 2,600 円 + 税 10%）　B5判　215頁　ISBN 978-4-7581-2073-9

理科が不得意な医療系学生のリメディアルに最適！ 必要な知識だけを厳選して解説，専門基礎でつまずかない実力が身につきます．頭にしみこむイラストとたとえ話で，最後まで興味をもって学べるテキストです．

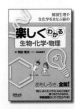

楽しくわかる栄養学

中村丁次／著
定価 2,860 円（本体 2,600 円 + 税 10%）　B5判　215頁　ISBN 978-4-7581-0899-7

「どうしてバランスのよい食事が大切なのか」「そもそも栄養とは何か」という栄養学の基本から，栄養アセスメント，経腸栄養など医療の現場で役立つ知識まで学べます．栄養の世界を知る第一歩として最適の教科書

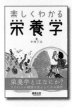

生理学・生化学につながる　ていねいな化学

白戸亮吉，小川由香里，鈴木研太／著
定価 2,200 円（本体 2,000 円 + 税 10%）　B5判　192頁　ISBN 978-4-7581-2100-2

医療者を目指すうえで必要な知識を厳選！ 生理学・生化学・医療とのつながりがみえる解説で「なぜ化学が必要か」がわかります．化学が苦手でも親しみやすいキャラクターとていねいな解説で楽しく学べます！

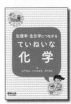

生理学・生化学につながる　ていねいな生物学

白戸亮吉，小川由香里，鈴木研太／著
定価 2,420 円（本体 2,200 円 + 税 10%）　B5判　220頁　ISBN 978-4-7581-2110-1

医療者を目指すうえで必要な知識を厳選！ 生理学・生化学・医療に自然につながる解説で，1冊で生物学の基本から生理学・生化学への入門まで．親しみやすいキャラクターとていねいな解説で楽しく学べます．

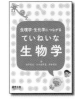

ていねいな保健統計学　第2版

白戸亮吉，鈴木研太／著
定価 2,420 円（本体 2,200 円 + 税 10%）　B5判　199頁　ISBN 978-4-7581-0976-5

看護師・保健師国試対応！ 難しい数式なしで基本的な考え方をていねいに解説しているから，平均も標準偏差も検定もこれで納得！ はじめの一冊に最適です．第2版では統計データを更新．国試過去問入りの練習問題付き．

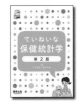

はじめの一歩の病理学　第2版

深山正久／編
定価 3,190 円（本体 2,900 円 + 税 10%）　B5判　279頁　ISBN 978-4-7581-2084-5

病理学の「総論」に重点をおいた内容構成だから，病気の種類や成り立ちの全体像がしっかり掴める．改訂により，近年重要視されている代謝障害や老年症候群の記述を強化．看護など医療系学生の教科書として最適．

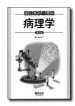

薬学生のための微生物学と感染症の薬物治療学

増澤俊幸／著
定価 5,720 円（本体 5,200 円 + 税 10%）　B5判　439頁　ISBN 978-4-7581-0945-1

オールカラーでイラスト満載！ 薬学モデル・コアカリ準拠．微生物の種類や生物的特徴，薬の作用機序，感染症の病態と薬物治療を丁寧に解説．本文の重要部分をアイコンで明示し，各章の冒頭に概略図・章末問題を掲載！

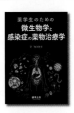

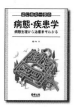
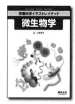
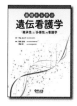
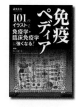
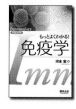
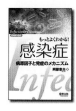